U0868637

中国中医药教育发展战略研究

主编　洪　净　石鹏建

中国中医药出版社
·北　京·

图书在版编目（CIP）数据

中国中医药教育发展战略研究/洪净，石鹏建主编．—北京：中国中医药出版社，2008. 11（2024.9 重印）

ISBN 978 －7 －80231 －466 －5

Ⅰ. 中…　Ⅱ. ①洪…②石…　Ⅲ. 中国医药学 －教育 －发展战略 －研究 －中国　Ⅳ. R2 －4

中国版本图书馆 CIP 数据核字（2008）第 146512 号

中 国 中 医 药 出 版 社 出 版

北京经济技术开发区科创十三街 31 号院二区 8 号楼

邮政编码　100176

传真　010 64405721

北京盛通印刷股份有限公司印刷

各地新华书店经销

*

开本 710 ×1000　1/16　印张 23. 25　字数 310 千字

2008 年 11 月第 1 版　2024 年 9 月第 2 次印刷

书　号　ISBN 978 －7 －80231 －466 －5

*

定价　48. 00 元

网址　www. cptcm. com

如有质量问题请与本社出版部调换

服务热线　010 64405510

读者服务部电话　010–89535836

书店网址　csln. net/qksd/

《中国中医药教育发展战略研究》编委会

李　娜	李　恒	李　铭	李广华	李可健
李伊为	李庆生	李和伟	李宝琴	李建国
李茂峰	李崇超	李梓廉	李盛青	李榆梅
杨广杰	杨天仁	杨文洲	杨　红	杨振宁
杨振宇	沈美萍	沈琴峰	苏　静	谷晓红
邵湘宁	陆莲舫	陈　蕾	陈宏志	陈和利
陈居伟	陈宪永	陈凌琦	陈嘉尧	周　杰
周　萍	周　静	周忠民	周晓明	周敦华
周景玉	孟庆全	季伟苹	尚　力	房耘耘
林　辉	林培政	武继彪	罗祥云	范昕建
郑守曾	金秀梅	侯　鲲	姚　旭	姜　岩
宫春博	战文翔	洪　净	祝培英	胡振宇
胡鸿毅	赵　明	赵海磊	郝　志	倪昊翔
唐炳舜	徐竹林	徐　佳	徐金香	徐　茵
徐传庚	徐超伍	徐燎宇	桑　珍	殷忠勇
涂雪峰	聂久胜	聂绍通	袁长津	谈美蓉
贾　勇	郭伟星	郭　炜	郭　威	郭　栋
郭兆刚	郭吉刚	郭建珍	郭晶磊	高　原
高宝忠	高　斌	崔利锐	袁　飞	康怀兴
曹德仁	梁红卫	阎晓天	黄学军	黄桂成
龚晋文	惠纪元	程鸿斌	葛林宝	蒋建华
谢建群	韩　涛	韩宇霞	赖小君	雷广宁
靳　琦	廖雅琪	翟双庆	蔡云海	谭　颖
滕佳琳	潘年松	薛　培	薛铁瑛	戴　慎
戴宝冬	魏高文			

序　一

中医药教育是中医药事业的根基，也是我国教育体系中独具特色和优势的重要组成部分。中医药事业与中医药教育相互促进，相得益彰，共同发展。

新中国成立以来，在党中央、国务院和有关部门的高度重视和正确指导下，中医药教育工作取得了有目共睹的成绩和发展。院校教育已经成为中医药教育的主体，初步实现了由传统教育方式向现代教育方式的转变，基本建立了多形式、多层次、多专业的中医药教育体系，为我国培养了大批中医药人才。与此同时，由于我国正处于经济转轨、社会转型的特定阶段，由于对中医药认识的偏差以及体制、机制、政策等方面的原因，中医医疗与中医药教育脱节、中医药教育供给与社会需求脱节、中医药理论教育与中医临床实践脱节的矛盾也在日益凸显，成为制约中医药事业又好又快发展的关键因素。

为认真贯彻落实党的十七大关于教育改革与发展的精神和吴仪同志提出的“切实加强中医药人才队伍建设，研究中医药人才成长规律，深化中医药教育改革，完善人才培养机制”的要求，努力解决制约中医药教育事业发展的关键问题，努力营造有利于中医药人才脱颖而出的良好环境，为中医药事业发展提供源源不断的人才保障和智力支持，国家中医药管理局积极配合教育部，根据人民群众对卫生和中医药服务的需求，紧密结合卫生改革与发展的实际，大力推动中医药教育改革，建立并完善适应21世纪经济、社会、科技、卫生发展需要的中医药教育体系；正确处理规模、结构、质量、效益协调发展的关系；提高各类中医药人才培养质量；进一步完善中医药教育管理体系，改善办学条件，全面推进中医药学术创新，不断扩大社会服务；切实加强中医药文化的传承，努力提高中医药教育国际化水平，满足社会对中医药人才的多层次、多样化需求，实现中医药教育健康、持续、协调发展，更好地为我国中医药事业服务。

为了适应新形势、新要求，国家中医药管理局原科技教育司、教育部高等教育司主持开展了中国中医药教育发展战略研究，并以此为基础形成了《中国中医药教育发展纲要》框架。研究报告在全面分析中医药教育发展的背景、现状和中医药人力资源需求趋势的基础上，阐述了中医药教育发展的战略目标和战略重点，提出了中医药教育发展的对策。报告资料翔实，理论与实证相结合，对策建议具有操作性，是近年来在中医药教育研究方面的一份有份量的报告，很有参考价值。希望研究报告的公开出版，能进一步增进人们对中医药教育发展的了解，为推动中医药教育教学改革，努力培养符合中医药事业发展要求的人才发挥应有的作用。

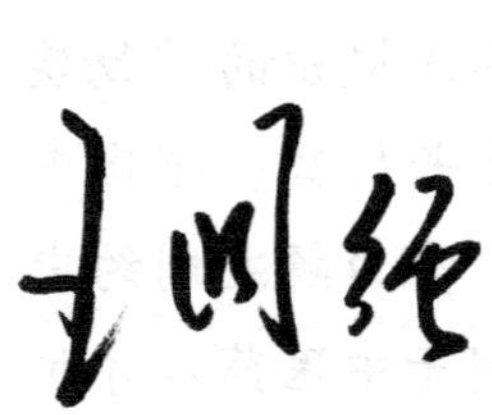

2008 年 8 月

序　二

进入21世纪，中医药事业发展的形势有喜有忧，然而总体看好，我们迎来了前所未有良好的机遇期。国家重申中西医并重，扶持中医药事业发展；经济实力增长对中医医疗、教育、科技与产业的投资大幅攀升；生物医药领域的还原分析引发困惑，中医药学以整体性与系统性倍受青睐，成为另类的医学科学；从大文化视角看，欧美文化中心论正在动摇，医学目标设立在以科技成果体现人文关怀，渐为民众所接受。当今科学与人文融合已成为时代的主题。晚近，全球的66位诺贝尔奖得主曾发表巴黎宣言，明确提出把脸朝向东方，学习中国孔丘、老聃等先贤的文化，调整人类文明发展的道路。比尔·盖茨在哈佛大学演讲曾论及：人们为消除不平等所付出的努力是最伟大的成就，例如，上个世纪六七十年代，中国人办卫生的经验，把握住面向农村、适宜技术与预防为主，成绩显著，应当坚持与推广。作为一名中医师与中医教师，我无限感慨，感受到笼罩在头上“中医不科学”的阴霾正在消散，中医受歧视的岁月即将结束。大好形势来之不易，我们当自强，建设好自己的队伍，认真做好自己的事情，无论医、教、研、产都要出人才成果，只有成功才会有美好的未来。

谈到中医药教育，从1911～1949年的近现代明显滞后于文、理、工、农与西医，虽曾有几所国医学院、中医专科学校及中医医院的设置，但规模不大；尽管课程设置、教务管理与考试制度也有可取之处，其毕业生不乏骨干、中坚，然而基本承袭着师承家传的方式。新中国成立后，高等中医药院校逐步发展，至今已构建起多层次、多模式、结构较为完善的中医药教育体系。由国家中医药管理局原科技教育司与教育部高等教育司主持的专家群体，面对社会、经济发展的新形势，为制定《中国中医药教育发展纲要》提供理论、实践和技术的支撑，已经完成了“中国中医药教育发展战略研究报告”。项目组通过认真考察、调研，对中医药教育发展的现状、人力资源的需求、战略目标与重点、发展对策与政策保障做了比较深刻的分析。毋庸置疑，《中国中医药教育发展战略研究》将对中医药事业与学科的发展产生积极的重要的影响，吾辈学人翘首以待并寄予厚望。

关于战略研究，不仅是求实准确的规划愿景，更要实施战略目标的措施。回顾上个世纪中医药事业在还原论、原子论居于统治地位，民族虚无主义盛行与党和国家政策未能落实致使中医药工作滑坡，吾辈学人痛心疾首。今读《中国中医药教育发展战略研究》倍受鼓舞，事业发展靠人才，人才培养靠教育。构建和谐社会、消除贫富差距也是从九年义务教育抓起，谋求平等的起跑线。当今提高自主创新能力，提高综合国力，建设创新型国家，激励着我们要推进中医药事业的发展，坚持我主人随地弘扬中医药学原创的思维和原创的优势，心系九亿农民，服务国人，为生命科学与科学的进步多做有益的工作。有感于软课题研究的成果将催生软实力的提高，项目专家群体要我作序，不敢懈怠，学习之余，互相勉励，乐观厥成。

王永炎

2008年8月

前　言

新中国成立以来，特别是党的十一届三中全会以后，我国中医药事业取得了长足发展。中医药教育作为中医药事业的坚实基础和重要组成部分取得了巨大成就：构建了结构较为完善的现代中医药教育体系，初步建立了适应经济发展和社会需求的人才培养机制，基本形成了富有特色的中医药人才培养模式，建立了培养质量保障体系和运行机制，培养了一大批中医药人才，推动了中医药事业和学术发展，为建设我国独具特色的医药卫生服务体系提供了适用的人力资源，为中医药走向世界作出了重要贡献。

经过50多年的发展，中医药教育的成就举目共睹，但我们也看到，在中医药教育的发展过程中仍有一些问题亟待解决。在全面建设小康社会和构建和谐社会的战略目标下，在未来的5~15年以至更长的时期，中医药教育既面临机遇，也面临挑战。如何抓住机遇、迎接挑战是每一位中医药教育工作者需要深刻思考的问题。

面对社会、经济发展的新形势，为促进中医药教育事业更好地服务于我国医药卫生服务体系建设，2005年底，国家中医药管理局原科技教育司与教育部高等教育司联合设立专项课题，组织开展了中国中医药教育发展战略研究，以期为制定《中国中医药教育发展纲要》提供必要的理论、实践和技术层面的支持。

本项目共组织12所中医药院校、两个省（市）中医药行政管理部门近200名研究人员，对项目设置的14个专题进行了系统深入的研究，经过一年多的研究，项目形成了以下研究成果：①专题研究报告14份。②《中国中医药教育发展战略研究报告》。③《中国中医药教育发展战略研究总报告》。④《中国中医药教育发展纲要》（讨论稿）。专家组认为，本项目以科学发展观为指导，以主动适应社会、经济发展为主线，较为系统地总结了中医药教育50年来的成就与经验，分析了中医药教育的现状和中医药教育面临的主要问题；阐明了中医药教育在我国医药教育中的地位；研究了社会、政策、经济文化因素对中医药教育发展产生的重要影响，初步总结了中医药教育的规律和特点，预测了未来5~15年中医药行业发展趋势和需求；阐述了中医药教育发展的战略目标、战略重点和任务；提出了中医药教育发展的政策建议。项目设计科学合理，组织严密，研究方法先进，研究内容广泛，为中医药教育发展提供了科学依据。

贯彻落实科学发展观，主动服务医药卫生体制改革需要，进一步提高教育质量，是中医药教育在新时期、新阶段改革发展的重要任务。项目组在《中国中医药教育发展战略研究报告》和《中国中医药教育发展战略研究总报告》的基础上，对研究成果进行了进一步梳理，将其编纂成书，以期对中医药教育发展提供参考，为中医药教育改革研究提供基础材料。

洪净　石鹏建

2008年7月

目　录

第一部分　中国中医药教育发展战略研究总报告

第二部分　中国中医药教育发展战略研究

第一部分
中国中医药教育发展战略研究总报告

一、中医药教育发展背景与现状

（一）中医药教育发展背景

中医药学是一个伟大的宝库，为中华民族的繁衍昌盛、为人类的卫生保健作出了巨大贡献。中医药教育作为中医药事业的一部分，在中医药事业发展中占有重要的地位，并对我国中医药事业的发展产生了积极影响。

1. 中医药事业的发展为中医药教育奠定了坚实的基础

新中国成立以来，特别是党的十一届三中全会以来，中医药事业蓬勃发展。中医药事业的发展适应了我国社会与经济的需要，也适应了我国医药卫生事业的发展需要。中医药事业的发展为中医药教育奠定了坚实的基础。

（1）中医药事业适应了社会与经济发展的需要

中医药是我国医药卫生事业的重要组成部分，随着我国经济的发展和社会的进步，在党和政府的关心与支持下，中医药事业取得了长足进步。2003 年 10 月 1 日起施行的《中华人民共和国中医药条例》，为中医药事业的发展提供了法规依据；中医药管理体制日趋完善，1986 年国家中医管理局（1988 年更名为国家中医药管理局）成立，对中医中药实行统一管理；中医药教育体系基本确立，至上个世纪末，中医药教育形成了高等教育、职业教育和继续教育并举的办学格局，教育结构不断完善，现代中医药教育体系基本形成；中医药学术研究经过50年的努力，以科研院所为主体、以学会为依托、以学术刊物为纽带的中医药学术研究体系不断完善；中医药服务领域不断扩大，形成了预防保健、社区医疗、健康教育和医疗为一体的中医药服务体系。

社会主义经济建设推动了中医药事业的发展。新中国成立以来，社会主义经济体制促进了国民经济的迅速发展，为我国卫生事业发展奠定了坚实的基础。社会主义市场经济的建立，使中药产业、商业日趋活跃繁荣，基本上满足了人们对医疗保健的需求，保证了疫情、灾情、军需用药。据统计，2000～2005年，中药产值年均增长12%，2006年，我国中药出口总值达到10.35亿美元。经济的腾飞为中医药事业的发展提供了强有力的支撑。1998～2005年，中医药事业经费用从18.08亿元增长到41.42亿元，经济体制的改革也为中医药事业的发展提供了广阔空间。

现代科学技术进步推动了中医药事业的发展。现代科技进步促进了中医病因病机学、诊断学的进步，使传统的宏观唯象辨证发展到与实验研究及微观、微量、超微结构检测、观察等高新技术相结合的水平，使中医诊断学实现了宏观与微观的辩证统一；现代科学技术丰富和发展了中医治疗学，中医经穴磁疗、中药离子导入等先进的治疗方法应运而生；中药注射剂、气雾剂、滴丸等丰富了中药剂型，标志着中药释药系统研究正朝着现代化方向迈进；现代科学技术推动了中药的研制与生产，从整体上提高了中药的水平；国家实行GMP、GSP、GAP、GLP等制度，加强了对中药全面质量的监督管理，保证了人们用药安全、有效。

（2）中医药事业的发展适应了医药卫生事业的发展需要

中医药是我国医药卫生服务体系的重要组成部分。新中国成立以来，党和政府确立了“面向工农兵、预防为主、团结中西医、卫生工作与群众运动相结合”的卫生工作方针，建立起由西医院、中

医院、中西医结合医院、卫生院、门诊部（所）、疗养院（所）、专科防治机构、卫生防疫站、妇幼保健站等卫生服务机构组成的中医药学与西方医学并存互补的医药卫生服务体系。截止到2005年，全国共有各级各类中医药医疗机构3792个，标准病床21万张，中医药人员46.5703万人。中医药在慢性病、疑难病、老年性疾病、功能性疾病、亚健康干预等方面的药效优势，以及中医“治未病”、中医药的诊疗特点得到社会广泛认同，并在急性传染病的防治中取得了较好效果。中医药在我国医药卫生服务体系的作用领域越来越广。

中医药在我国疾病控制体系中具有独特的优势。新中国成立以来，中医药在疾病预防控制领域一直发挥着积极的作用。在防治传染病及一些重大疑难疾病、非手术治疗的急腹症、针刺麻醉与中药麻醉、重症肌无力的治疗等方面取得了举世瞩目的成就；中医药应对突发性公共卫生事件的能力进一步增强。2003年，非典型传染性肺炎（SARS）在我国部分地区爆发流行，中医药界探索中医、中西医结合防治SARS的方法，不断完善中医药防治技术方案，抗SARS实践充分证明，中医药参与SARS治疗，早期介入恢复快，效果好；中医药在防治人禽流感、艾滋病、肝炎、难治性结核等重大传染病中发挥了重要作用，在医药卫生服务中，中医药所具有的丰富的行之有效的保健方法，以及药物及非药物干预等措施，在整个医药卫生服务体系中具有不可取代的地位。中药以其简、便、验、廉的特点，在社区、在农村卫生服务方面，为解决“看病难”、“看病贵”的问题继续发挥着重要作用。

2. 中医药教育在中医药事业发展中的作用

（1）中医药人才成为中医药事业发展的主要力量

50多年来，中医药教育培养的医疗、科研等各类人才已经成为中医药事业发展的重要支柱。截止到2005年，具有中医药执业资格人员已达到21.4231万人；中医药院校培养的教学、科研等各类人才已成为中医药事业的生力军。截止到2005年，我国高等中医药院校专任教师总数为1.4956万名；中医药教育培养的生产、管理、科研人才，促进了中医药产业的长足发展。

（2）中医药教育成为社会服务体系的重要组成部分

中医药教育机构为社会提供广泛的咨询服务。近年来，中医药院校积极开展健康教育方面的课题研究，相继出版培训教材和普及读物，并积极组织师生走进社区，开展“三下乡”活动，进行防病治病的宣传教育，在流行病、慢性病防治方面发挥了积极作用；临床教学基地直接为社会提供医疗服务。随着一大批具有专科特色的现代化大型中医综合性临床教学基地的建成，其在承担教学工作的同时，为社会直接提供高质量的医疗服务。随着计算机应用技术的普及和网络技术的发展，中医药教育机构为社会提供了大量的中医药文献、期刊、会议论文等信息服务，搭建起中医药成果咨询平台。

中医药教育机构直接参与社会物质资料的生产。据不完全统计，成都、长春、江西、天津等十余所中医药高等院校参与了全国或省（市）的中药产业现代化规划制定，并成为实施主体，为中药现代化起到了积极的促进作用。根据教育部科技发展中心公布的数据，在2000年科技型校办企业净利润超百万的学校排行榜上，江西中医学院和成都中医药大学分别以364.91万元和180.73万元列第14位和第25位。

（3）中医药高等院校成为科学研究的重要基地

中医药科学研究的发展对中医药事业的发展起着至关重要的作用。中医药院校作为科学研究的基地，推动了中医药基础理论的研究，整理了大量的中医药文化遗产，如《中医大辞典》、《中国医学百科全书》、《中华本草》、《中医方剂大辞典》等。在中医药理论研究的基础上，通过广泛实践，形成了新的诊疗方法和药物。现代科学技术在中医诊疗过程中的应用，如CT、MRI等技术手段提高了中医药对人体微观世界和病理变化的认识，在中西医结合诊断疾病方面发挥了积极作用。截止到2005年，中医药共取得新药证书22个，27个品种完成全部研究工作申报新药证书，115个品种进入临床试验阶段；根据新药研发特点，建立了六类药物研发通用平台，三个生物技术药物平台和两种中药质量标准研究关键技术平台，初步构建起国家创新药物研发技术联盟。申请国际专利114项并获授权35项，申请国内专利529项并获授权175项，为我国医药产业走自主创新的道路奠定了基础。

（4）中医药教育促进了中医药文化的传播与交流

伴随着人类回归自然的趋势和医学模式的转变，中医药在国际上越来越受到关注，来华留学生数量不断增加。2005年，全国中医药院校在校的留学生人数达到3913人，中医药在世界130多个国家和地区推广应用，在澳大利亚、泰国、新加坡等国家和我国的港、澳、台地区，中医药已经被纳入正规的医学教育体系。中医药对外教育的发展推动了中医药的国际交流与合作，截止到2004年，我国已与51个国家签署了含有中医药条款的卫生合作协议，并签订了17个专门的中医药合作协议，推动了政府间在中医药管理、科研、教育、医疗等方面的合作，促进了中医药的对外贸易和中医药传统文化在全世界的传播与交流。

3. 影响中医药教育发展的相关因素

（1）政策因素对中医药教育发展的影响

中医药政策是中医药教育发展的根本保障。党的中医药政策包括以下基本要点：团结中西医，把中医和西医摆在同等重要的地位，坚持“中西医并重”；努力继承、发掘、整理、提高祖国医药学；团结和依靠中医，发展和提高中医，更好地发挥中医的作用；坚持中西医结合，组织西医学习和研究中医；保持特色，发挥优势，积极利用先进科学技术，促进中医药发展，逐步实现中医中药现代化；保护和利用中药资源，发展中药事业等等。党的中医药政策历经50多年的调整与完善，经历了曲折而艰难的过程，积累了正反两方面的经验与教训，对我国的中医药事业乃至中医药教育事业产生了巨大而深远的影响。

教育政策是中医药教育发展的基石。不同历史时期不同的教育政策对中医药教育的发展产生了不同的影响。新中国成立后，党和政府从继承、发扬中医药出发，在 1956 年创办了高等中医药院校，将中医药教育纳入了国家高等教育的轨道。党的十一届三中全会以后，国家研究制订了新时期高等中医药教育改革的方针与政策，1982 年 4 月，“全国中医医院和高等中医药教育工作会议”在湖南衡阳召开。会议确定了高等中医药教育的基本任务，明确了中医药教育的布局、培养目标和发展规模。1997 年，国家教委、国家中医药管理局印发了《关于中医药教育改革和发展的若干意见》的通知，明确了中医药教育改革发展的目标和任务。在国家教育政策的引导下，中医药教育呈现出办学主体多元化、人才培养模式多样化和教育规模不断扩大的趋势。

卫生政策是中医药教育发展的支柱。党的十一届三中全会以后，我国卫生法规制度建设快速恢复与发展。1982 年《中华人民共和国宪法》第 21 条规定：“国家发展医疗卫生事业，发展现代医药和我国传统医药，鼓励和支持农村集体经济组织、国家企业事业组织和街道组织举办各种医疗卫生设施，开展群众性的卫生活动，保护人民健康。”1984 年至今，全国人大及其常委会制定颁布了《药品管理法》、《国境卫生检疫法》、《执业医师法》等 9 部法律；国务院制定了《中医药管理条例》、《突发公共卫生事件应急条例》等 31 项行政法规；卫生部、国家食品药品监督管理局等部门制定了 400 多项部门规章；各省、自治区、直辖市制定了一系列中医药地方性法规和规章，为保障公民身体健康和生命安全、为中医药事业发展提供了有力的法律保障，中医药事业的发展基本做到了有法可依，步入了法制化轨道。

但是政策因素也对中医药教育产生了一定的负面影响。如随着近代西方医学的引入，中医药教育在纳入国民教育体系的过程中，在人才培养、课程设置等方面基本仿效西医教育，中医药教育的特色被淡化。

（2）经济因素对中医药教育发展的影响

经济是社会结构的基础。随着我国生产力水平的不断提高，经济因素对教育的影响日趋重要。新中国成立以来至20世纪80年代初，计划经济体制下的中医药教育完全是为中医药行业服务。改革开放后，社会主义市场经济体制的建立对中医药教育提出了改革的要求。1985年中共中央《关于教育体制改革的决定》明确提出要“改革高等学校招生计划和毕业生分配制度，扩大高等学校自主权”。体制上的变革促使中医药院校不断增强办学活力，通过改善办学条件、改革管理体制等措施，充分利用已有资源最大限度地提高办学效益，进而增强竞争力，使其在高等教育市场处于有利地位。在科技和社会服务市场上，中医药教育密切了学校与企业及科研机构之间的合作，通过提高科技和社会服务质量，树立了其良好的社会声誉。

不过，经济因素对中医药教育也产生了一定的负面影响。如在社会主义计划经济体制下，由于政府的扶持，中医药事业蓬勃发展，中医药教育随之有了较大发展。在市场经济条件下，受经济效益调节的影响，中医医疗机构的中医药特色日趋淡化，随之带来了中医药人才市场的萎缩，影响了中医药教育的持续发展。

（3）科技进步对中医药教育发展的影响

现代科学技术发展对中医药科技创新产生了巨大影响，对中医药教育提出了新的课题。20世纪下半叶兴起的以信息技术、生物技术、新材料技术、新能源开发技术等为代表的新的科学技术革命，对传统教育思想、教育观念、教育模式、教育方式等产生了革命性的影响，促使中医药教育必须将现代科技有机地纳入中医学理论知识体系，主动适应新技术革命发展对人才培养的需求。同时，现代医学科学的发展和现代教育技术的进步，为中医药教育开拓了新的领域。随着医疗卫生服务模式由重治轻防向“保健－预防－治疗－康复”一体化的转变，中医药教育领域进一步拓宽。中医药科技成果也推动了中医药教育的发展。特别是改革开放以来，中医药科学研究取得了长足进步，中医药科学研究成果不断被补充到中医药教育的内容中，促进了中医药教育与多学科的融合，推进了中医药院校与产、学、研的良性结合。

现代科学技术在促进中医药教育发展的同时也带来一些冲击。如现代科学实验方法在中医药研究中的泛化，给某些研究领域带来困惑，在一定程度上影响了中医药教育的发展。

（4）文化因素对中医药教育发展的影响

传统文化是中医学生存和发展的土壤，中医学是科学与文化的有机结合体。随着时代的发展和社会的进步，20世纪80年代以来，基于民族复兴，弘扬中华民族优秀传统文化成为时代的主旋律，中医的文化特性逐步明确。中医药教育作为传播中医药文化的主阵地和主渠道，更加重视加强中医药传统文化知识的传授，提高中医药人才的中医药文化底蕴。

由于受近代民族虚无主义思潮的影响，科学概念的泛化使中医药的科学性受到置疑，进而使中医药教育受到冲击。

（5）社会因素对中医药教育发展的影响

社会是一切事物存在和发展的基础，中医药教育的发展也受到社会发展的制约。健康观念与意识的转变，为中医药教育提供了新的发展空间，促使中医药教育从健康的基本目的出发而调整专业结构和课程体系，根据新的健康理念和社会保健模式而调整人才培养目标。社会主义市场经济体制的建立催生了人才市场，通过市场配置人才已经成为不可逆转的潮流。人才市场的需求状况推进了中医药教育在办学方向、办学思路、专业设置、课程体系和人才培养模式等方面的改革。

（二）中医药教育发展现状

1. 中医药教育发展基本状况

（1）办学规模与层次结构的总体状况

2000～2005年，中医药院校共有毕业生19.5586万人。其中，博士毕业生2356人，硕士毕业生9524人，本专科毕业生9.6129万人，成人教育毕业生144.9702万人。另据不完全统计，西医院校的中医药专业本科以上毕业生为2.7247万人，中专毕业生为10.1063万人，非医药院校科研院所的中专及以上毕业生为5.0605万人。

截止到2005年，全国有高等中医药院校45所，其中普通高等中医药院校24所，民族医药院校3所，独立设置的中医药高职高专院校5所，独立学院和民办高等中医药院校13所；有中等中医药学校61所，并有58所高等医学院校和187所中等卫生学校设置了中医或中药专业，中医药教育形成了高等教育、职业教育、成人教育并举，中专、大专、本科、研究生等多层次、多规格的办学结构。全国高等中医药院校的博士学位点达到149个，硕士学位点达到258个。

2005年，高等中医药院校各类在校生（含本专科生、研究生、成教生、网教生）达到30.4775万人（含民族医药院校）。其中，普通本专科生21.7895万人，研究生1.7177万人；成教和网络教育本专科生分别为6.409万人和5613人。中等中医药学校在校生为9.4432万人。中医药院校各类在校生（含留学生、在职培训等）及非中医药院校中医药专业在校生共计55.0258万人。

2005年各类院校和研究院所的中医类研究生、本科生、专科生和中专生在校人数分别为1.6353万、9.8667万、4.1552万和15.5901万人，合计31.2473万人，各层次比为1.0∶6.0∶2.5∶9.5；中药类的研究生、本科生、专科生和中专生在校人数分别为3256、2.7118万、1.5888万、3.8839万人，合计8.5281万人，各层次比为1.0∶8.3∶4.9∶11.9。其中，高等中医药院校中医药类专业在校生14.4467万人，中等中医药学校中医药类专业在校生4.8327万人，总计19.2794万人，占中医药院校全部在校生32.9504万人的58.51%（见表1－1、表1－2）。

表1－1　1999～2005年中医药院校在校本、专科生和中专生

年度	高等院校（所）	在校本科生（人）	在校本专科生（人）	中等学校（所）	在校中专生（人）
1999	27	41 563	48 857	52	53 499
2000	25	52 564	63 492	52	56 214
2001	25	67 015	83 239	50	63 100
2002	27	86 406	108 591	48	62 830
2003	34	107 283	142 236	64	79 641
2004	42	133 345	186 029	61	83 009
2005	45	157 288	217 895	61	94 432

表1－2　1999～2005年各类院校中医药专业在校生增长情况

专业/层次	中医类专业				中药类专业			
年度	研究生	本科生	专科生	中专生	研究生	本科生	专科生	中专生
1999（人）	2 911	36 611	6 557	23 283	353	5 872	1 271	6 386
2005（人）	16 353	98 667	41 552	155 901	3 436	27 118	15 888	38 839
增长速度%	462	170	534	570	873	362	1 150	508
倍数比值△	5.62	2.70	6.34	6.70	9.73	4.62	12.50	6.08

△“倍数比值”为2005年在校生数与1999年在校生数之比。

（2）各类院校办学情况比较

近年来，非中医药院校开办中医药专业的情况明显增加。截止到2005年，西医院校中医药专业的研究生、本科生、专科生在校人数为3.6224万人，中等卫生学校中医药专业在校生为11.4801万人；非医药院校、研究院所的中医药专业研究生、本科生、专科生在校人数为2.2323万人，中专在校生人数为3.1612万人。仅1999～2005的6年里，西医院校招收的中医药专业的本专科生数就由2633人增加到1.2122万人，增长了3.6倍（见表1－3～表1－5）。

表1－3　1999～2005年各类中医药院校招生情况（人）

年度	博士生	硕士生	本专科生	中专生	成人本专科生	合计
1999	301	1 057	16 673	19 082	8 958	46 071
2000	393	1 490	22 835	18 627	14 860	58 205
2001	512	2 119	28 759	20 831	23 081	75 302

续　表

年度	博士生	硕士生	本专科生	中专生	成人本专科生	合计
2002	609	2 630	36 426	20 976	184 205	244 846
2003	836	3 591	44 562	26 444	31 138	106 571
2004	882	4 812	55 438	30 050	29 063	120 245
2005	1 014	5 696	61 982	35 279	27 253	131 224
合计	4 547	21 395	266 675	171 289	318 558	782 464

表 1-4　2001～2005 年非医药类院校、科研院所中医药专业招生情况（人）

年度	博士生	硕士生	本专科生	中专生	成人本专科生	合计
2001	72	173	1 995	1 749	-	3 989
2002	55	232	3 861	1 994	3 299	7 447
2003	70	314	4 830	9 966	2 771	17 951
2004	84	435	6 300	10 482	3 052	20 353
2005	85	544	7 146	12 048	3 835	23 658
合计	366	1698	24 132	36 239	12 957	69 409

表 1-5　1999～2005 年西医院校中医药专业招生情况（人）

年度	博士生	硕士生	本专科生	中专生	成人本专科生	合计
1999	-	-	2 633	6 641	-	9 274
2000	-	-	5 809	9 999	-	15 808
2001	45	128	4 251	15 055	-	19 479
2002	28	146	5 330	7 936	6 859	20 299
2003	25	238	6 974	41 959	5 561	54 757
2004	56	374	9 929	36 242	5 375	51 976
2005	59	446	12 122	37 858	6 015	56 500
合计	213	1 332	38 606	139 050	23 810	203 011

（3）普通高等中医药教育发展状况

——教育规模经过一个时期的增长而趋于平稳发展。普通高等中医药教育主要由本科和研究生教育两个层次组成，其中本科教育是高等中医药教育的基础和主体。1999～2005 年，我国中医药教育处于快速发展阶段。规模以本专科增长为主，尤其是中药类增长速度加快，中医类发展相对缓慢。非中医药类这期间发展迅速，各类中医药院校在校生人数已经达到 13.6710 万人，占总数的 41.49%

（见表1－6、表1－7）。

表1－6　1999～2005年中医药本科和研究生在校生情况

年度	研究生（人）		本科生（人）	
	中医类	中药类	中医类	中药类
1999	2 911	353	36 611	5 872
2000	3 628	464	45 931	11 634
2001	5 900	818	54 182	17 517
2002	7 717	1 062	66 879	13 619
2003	9 051	1 528	78 015	16 590
2004	12 901	1 994	85 824	21 604
2005	16 353	3 436	98 667	27 118

表1－7　2005年各类院校中医药专业、中医药院校非中医药专业在校生情况（人）

学校类别	层次	中医类	中药类	非中医药类
高等中医药院校	博士	2 424	390	－
	硕士	11 735	2 481	147
	本科	82 836	16 919	57 533
	专科	18 219	9 463	32 925
	中专	36 718	11 60	946 105
西医院校	博士	121	48	－
	硕士	816	201	－
	本科	12 130	5 948	－
	专科	12 603	4 357	－
	中专	97 024	17 777	－
非医药类院校	博士	216	26	－
	硕士	1 041	290	－
	本科	3 701	4 251	－
	专科	10 730	2 068	－
	中专	22 159	9 453	－

——专业结构不断完善。经过50年的发展建设，尤其是改革开放和社会主义市场经济体制建立以来，中医药院校专业设置有了巨大的变化，中医药类专业（方向）、中医药类相关专业及非中医药类专业发展迅猛，呈现多学科和多元化发展的局面。2004年高等中医

药院校本科专业设置共计七类 102 个专业（含专业方向），涉及医、文、理、工、农、法、管等多学科及方向。

——中医药院校办学资源不断扩大。“十五”期间，全国高等中医药院校加快建设步伐，在硬件建设方面有了长足进步：①占地总面积扩大。2005 年校产占地面积总数达到 1894. 1310 万平方米，是 1999 年的 5 倍，生均比为 62. 15 平方米。②实验室面积增加。2005 年实验室、实习场所面积校产为 164. 7625 万平方米，非校产为 27. 6943万平方米，生均 6. 31 平方米。③教学、科研仪器设备总值增加。2005 年教学、科研仪器设备总值达到 174883. 45 万元，是 1999 年的 5. 04 倍，生均5 738. 12 元；拥有计算机 3. 1415 万台（含非教学用计算机），百名学生拥有计算机 10. 31 台。④馆藏图书明显增加。2005 年高等中医药院校馆藏图书总量达到 1687. 29 万册，电子图书达到 573. 93 片，生均 55. 36 册。图书馆面积：2005 年达到 41. 2481 万平方米，生均 1. 35 平方米。⑤教室面积：2005 年为 117. 6084 万平方米，是 1999 年的 5. 94 倍，生均 3. 86 平方米。⑥体育馆面积：2005 年达到 15. 1005 万平方米，生均 0. 50 平方米。⑦学生公寓面积：2005 年达到 186. 4589 万平方米，非校产 46. 1873 万平方米，生均 7. 63 平方米。⑧附属医院：2004 年达到 108 所（含非直属），床位数达到 4. 32 万张，中医类生均 0. 319 张（见表 1 –8）。

——教师队伍结构不断优化。截止到 2005 年，全国高等中医药院校师资队伍总数为 1. 4956 万人。其中，教授、副教授、讲师、助教、教员所占比例分别为 15. 39%、31. 57%、27. 31%、21. 94% 和 3. 79%，博士、硕士、本科和专科以下学历分别占 7. 54%、30. 02%、57. 48% 和 4. 97%；博士研究生导师 803 人，硕士研究生导师 3862 人；生师比为 20. 38：1（见表 1 –9）。

表 1-8　　1999~2004 年全国高等中医药院校资产情况

年　度	1999	2000	2001	2002		2003		2004		2005	
项　目	学校产权	学校产权	学校产权	学校产权	非学校产权	学校产权	非学校产权	学校产权	非学校产权	学校产权	非学校产权
占地面积(m^2)	3 788 721	3 765 675	4 192 140	9 423 322	653 902	1 407 0282	867 871	18 178 991	1 027 782	18 941 310	844 176
图书馆面积(m^2)	114 407	122 439	127 799	152 342	11 723	231 559	34 688	322 020	230 075	412 481	14 932
一般图书(万册)	708	739.22	788.83	935	83	1 065	171	1 409.55	153.55	1 687.29	156.61
电子图书(片)				62 408	792	540 074	71 270	449.32	115.69	573.93	95.65
拥有教学用计算机(台)				10 434	1 556	15 816	2 248	25 127	1 910	31 415	2 731
教学、科研仪器设备总值(万元)	34 714.94	44 717.55	55 300.09	72 891	4 985	99 565	10 903	142 780.38	11 331.56	174 883.45	30 756.21
教室面积(m^2)	197 971	237 797	284 694	426 912	135 732	726 939	255 652	2 834 287	655 097	1 176 084	182 635
实验室、实习场所面积(m^2)	393 582	404 670	462 227	544 145	135 139	874 784	287 815	342 394	46 970	1 647 625	276 943
体育馆面积(m^2)			32 715	43 871	4 700	52 539	9 622	1 288 457	353 693	151 005	7 166
学生宿舍(公寓)面积(m^2)	346 431	456 604	595 303	850 428	257 794	1 068 925	401 892	1 542 823	433 486	1 864 589	461 873

表1-9　2005年全国高等中医药院校专任教师学历情况（人）

2005	博士	硕士	本科	专科以下	合计
教　授	322	604	1 309	67	2 302
副教授	458	983	3 041	240	4 722
讲　师	320	1 317	2 156	291	4 084
助　教	18	1 297	1 858	108	3 281
教　员	9	289	232	37	567
总　计	1 127	4 490	8 596	743	14 956

——学科建设不断加强。截止到2004年，全国中医药院校拥有国家精品课程12门；国家级重点学科共15类25个，分布在北京中医药大学等9所中医药院校；国家中医药管理局重点学科23类57个，分布在18所中医药院校；第一届全国高等学校教学名师4人。“十五”期间，获得国家级教学成果一等奖1项、二等奖15项。

——中医药对外教育与交流不断深入。截止到2005年10月，在华学习中医的留学生本科为4089人，研究生为1198人，进修生2825人，短期培训5000余人，约占来华留学生总数的15%。在我国留学生（本硕）学科分布中，学习中医专业的留学生人数占第二位，为2479人，仅次于汉语言专业。据不完全统计，我国每年至少有3000人次的中医药从业人员到境外从事中医教学、临床带教等工作。同时，中医药对外办学不断发展，北京中医药大学、上海中医药大学、广州中医药大学等先后开展了不同层次、不同规模的海外合作办学，涉及中医、气功、针灸推拿等多个专业。

（4）中医药高职高专教育发展状况

20世纪90年代末，教育部要求我国高等专科教育与高等职业教育并轨，统称为高职高专教育。

——规模发展。中医药高职高专教育快速发展。从1982～2005年，中医药高职高专的招生数、在校生数和毕业生数均呈逐年递增态势。以在校生为例，与1999年相比，2005年中医类在校生增长了534%，中药类在校生增长了1150%。

——学制状况。目前，中医药高职高专教育主要有三年制专科层次、“3+2”连读和初中毕业后五年一贯制等形式。

——专业结构。2004年以前，中医药高职高专教育由于缺乏统一规划，存在专业名称不够统一、规范，专业划分不尽合理，职业性质不够突出，技能强化缺乏力度等问题。2005年，教育部首次颁发了《普通高等学校高职高专教育指导性专业目录（试行）》及相关的管理办法，使中医药高职高专教育的专业名称趋于规范。中医学及中药学被归在第13类医药卫生大类中。

（5）中等中医药教育发展状况

截止到2005年，全国有中等中医药学校61所，在校生为9.4432万人，是1999年5.6万人的1.69倍；中等卫生学校中医药专业学生为11.4801万人；非医药院校、研究院所中医药专业中专生数为3.1612万人；2005年全部中专在校生中，中医类15.5901万人，中药类3.8839万人。

（6）中医药继续教育发展状况

目前，我国中医药继续教育的形式主要包括住院医师规范化培训、中医药继续教育项目和师承教育。

——住院医师规范化培训。1989年开始启动，1990年在部分地区进入试行阶段，2002年底在全国各地全面铺开。目前，住院医师规范化培训作为住院医师从院校毕业后的一个重要学习阶段，其覆盖面已经相当广泛，重要性日见体现，过程日渐规范，参与单位逐渐增多，对住院医生尽快适应临床工作起到了重要的作用。

——中医药继续教育项目。目前，结合执业医师注册制度的培训，全国开展中医药继续教育的省、自治区、直辖市覆盖率已达100%。其主要形式有举办不同级别的培训班、进（研）修班、专项培训、学术讲座及会议、发表学术论文以及有计划的自学等。近年来，远程教育也逐渐成为一个重要的教育手段。

其他形式的继续教育还有中医药人才专项培养、学术学科带头人培养、适应社区中医服务需求举办的中医培训班、中医专科人才培养、高级西学中研修人员培养等。

国家中医药管理局于2003年启动的“优秀中医临床人才研修项目”是中医药继续教育的专门项目，旨在选拔一批优秀中青年中医临床人才，通过研修使他们尽快成长为热爱中医事业、全心全意为人民服务且医德高尚、理论深厚、医术精湛，以及享有较高知名度的优秀中医临床人才。“优秀中医临床人才研修项目”是一项高起点、高要求并体现个性化的人才培养项目，研修的基本方式与途径是读经典、做临床、跟名师。

——师承教育。师承教育在中医药教育中具有特殊地位，是具有中医药特色的继续教育项目。1990年开始，国家中医药管理局先后在全国组织实施了四批“老中医药专家学术经验继承工作”。1990年第一批老中医药专家学术经验继承工作着眼于抢救年事已高的老中医药专家学术经验和技术专长。1996年开展的第二批老中医药专家学术经验继承工作侧重于在继承整理老中医药专家学术经验的基础上，培养中医临床和中药技术人才。2002年第三批老中医药专家学术经验继承工作着重培养既能全面继承老中医药专家学术经验又具有创新意识的中医临床和中药技术人才。2008年第四批老中医药专家学术经验继承工作旨在整理、继承老中医药专家学术经验和技术专长的基础上，发展、创新中医药学术，培养、造就一批热爱祖国、热爱中医药事业、中医理论深厚、中医药技术精湛、品德优良、医德高尚的高层次中医药继承创新型人才。

2. 中医药教育的成就、经验与问题

（1）中医药教育的成就

中医药教育是中医药事业的根基，也是中国教育体系中独具特色和优势的重要组成部分。新中国成立以后，党和国家十分重视中医药教育事业，采取了一系列有效措施大力发展中医药教育。50多年来，中医药教育取得了显著成就：教育层次结构相继完善，专业设置呈现多学科性，课程设置不断优化，基本确立了现代中医药教育体系；实现了由传统教育方式向现代教育方式的转变，院校教育成为中医药教育的主体，较好地完成了与现代教育制度接轨；中医药教育内涵建设不断加强，初步建立并形成了具有自身特色的课程体系和学科群，对主干课程进行了规划教材的编写，扩大了教学基地规模，改善了实践、实验教学环境，教学经费、教师队伍等办学条件明显改善；建立了适应经济发展和社会需求的人才培养机制；基本形成了富于特色的中医药人才培养模式；推动了中医药事业的发展，为中医药走向世界作出了贡献。

（2）中医药教育的经验

50 多年来，中医药教育积累了宝贵的经验：一是中医药教育现代化需要政府支持和在法律法规框架下发展；二是中医药教育服从并服务于医药卫生事业的全局；三是中医药教育体现了以院校为主体并同时尊重与应用传统师承教育的特点；四是中医药教育必须继承和发扬中医药的特色和优势；五是中医药教育必须遵循中医药人才成长规律；六是在发展中医药教育的同时必须完善中医药教育体系；七是中医药教育必须主动适应国际化发展的需要。

在中医药教育教学实践和中医药人才培养过程中，形成了鲜明的特点：即坚持继承与创新相结合、坚持传统与现代相结合、坚持理论与实践相结合、坚持医学与人文相结合的理念，注重文化底蕴、注重实践环节、注重思辨训练、注重医德修养、注重个性化培养中医药人才。

（3）中医药教育面临的主要问题

——对中医药教育的重视不够、认识不一，没能充分认识中医药教育在我国医药卫生事业发展中的特殊性地位，加之中医药政策法规、制度不健全，缺乏中医药政策法规和制度的保障，影响了中医药教育的发展和中医药教育特殊性的充分体现。

——中医药教育体系不健全、结构不尽合理。院校基础教育、中医药继续教育的连续统一体有待进一步完善；教育层次虽已形成体系，但教育结构不尽合理，中医药精英教育亟待加强；尚未建立起专业设置与社会对接的良性运行机制；教育层次发展不够平衡，尤其是中等专业教育办学规模过大，增长速度过快，民族医学教育还比较薄弱。

——中医药教育基础薄弱，投入不足。长期以来，中医药教育办学条件较差，特别是近些年来办学规模快速扩大，教学、实践、实验、研究及其他配套设施紧张，不能满足实际教学需要，整体办学条件落后于国内其他院校；教师队伍总量不足，特别是结构性短缺现象十分突出，公共基础课教师普遍短缺，一些新设置专业的授课教师更为缺乏，整体水平与素质不能完全适应高等中医药教育的快速发展；内涵建设跟不上规模发展的速度，尤其是经济欠发达地区，中医药教育发展不平衡状况尤为严重。

——投资环境、机制与高等中医药教育不相适应。由于中医药教育投资单一，缺乏多渠道的融资途径与机制，导致中医药教育经费不足，制约了中医药教育的发展。

——中医药人才培养继承不足，创新不够。继承是中医药发展的基础，创新是中医药发展的动力。在中医药人才培养过程中没能充分认识和挖掘中医药的科学内涵，博采众长，没能很好运用现代科学的新理论、新技术和多学科交叉渗透改革中医药人才培养模式，实现继承与创新并重。

——中医药教育教学改革相对滞后。在中医药院校由单科性院校向多学科、多类型态势发展的情况下，是向医学院校、多科性院校发展，还是向综合型院校发展，亟待中医药院校从办学思路、办学定位上进一步明确；中医药院校教育模式单一，人才培养模式尚未摆脱传统模式的约束，课程体系相对封闭，教学内容更新缓慢，教学方法和教学手段相对落后，难以满足科技进步和社会发展的需求。

——中医药教育尚不能全面适应我国医药卫生体制改革发展的需要，中医药人才就业难、人力资源分布不平衡的状况依然存在。

——非中医药院校中医药专业人才培养数量不断增加，导致人才培养层次偏低，质量难以保证。

——中医药教育规范化管理有待加强。中医药教育发展宏观调控不力，各层次比例失调，教育资源没有得到合理配置和充分利用，行业内的医、教、研、产未形成合力；内部管理体制改革力度不大，进展不快，管理模式和运行机制尚不能完全适应发展的需要，人才培养质量标准和监控体系不够完善，办学效益有待提高，社会服务能力偏低。

——对中医药职业教育认识不够充分，定位不够明确，人才培养特色不够突出，专业设置针对性不够强，中医药职业教育应有的功能和作用尚有待进一步发挥。

——社区、农村中医药人才培养仍然是薄弱环节。

——中医药对外教育尚缺乏统一的办学标准，且监管力度不够，中医药对外教育的办学规模尚有待于扩大，办学效益有待进一步提高。

二、中医药人力资源现状与需求

（一）中医药人力资源现状

1. 医药卫生人力资源总体状况

（1）医药卫生人力资源现状分析

——数量配置：截止到2005年，全国医药卫生人力资源总数为492.9481万人。其中，卫生技术人员396.2817万人。

——区域分布：我国医药卫生人力资源在区域分布上存在的比较突出的问题是地理分布与城乡分布不平衡。

——学历状况：从学历分布上看，2002年全国医药卫生技术人员中大学本科及以上学历者占14.3%，低于全国整体专业技术人员学历结构水平22.9%；大专学历者占26.7%，略低于全国整体专业技术人员学历结构水平27.1%；中专学历者占46.6%；从职称情况看，到2002年，高级卫生技术人员占卫生技术人员总数的5.18%，中级卫生技术人员占20.85%。

——结构状况：据统计，2004年，我国医药卫生人力资源总量为535.4万人，其中医药卫生专业技术人员439.0万人，占82%；

其他专业技术人员 20.9 万人，占 3.9%；管理人员 31.6 万人，占 5.9%；工勤人员 43.9 万人，占 8.2%。其中医务工作者 190.5 万人（医师 152.1 万），护理工作者 130.8 万人，药剂人员 35.5 万人，检验人员 21.1 万人，其他卫生技术人员 61 万人。专业技术人员中，女性占 63%，44 岁以下占 80.1%。

——流向分析：当前，我国医药卫生人力资源流动的特点为：无序化流动，亟需法律、法规加以规范；高端医药卫生人力资源的稀缺与日益增长的医药卫生人力资源需求，使医药卫生人力资源面对许多流动的诱惑和流动的机会；医药卫生人力资源流动的交易成本增加，使医药组织在医药卫生人力资源流动上面临的风险增加。

在校医药卫生人力资源的流向主要集中在医药及其相关行业。医学类毕业生的传统就业单位主要落实在各级医疗卫生部门、各级医疗卫生管理机构、药品生产或经营机构，以及高等中医药院校、科研机构、康复保健机构等，主要从事医疗、教学、科研、生产、销售等工作。随着社会的发展，就业单位已延伸至私人诊所、医疗保险、私营（民营）制药企业等。

（2）医药卫生人力资源存在的主要问题

第一，数量配置不尽合理。主要表现在：医护人员人口密度距离欧美国家的平均水平尚有非常大的差距；学科比例失衡，口腔、妇产、检验、护理、放射卫生、预防保健等方面人力资源短缺；教育比例失衡，研究生、本科及大专教育均低于中等专业，加之高学历者不愿意到基层单位，造成城市卫生从业人员中本、专科人才堆积，农村大专以上学历人员短缺。

第二，类型结构不够合理。主要表现在：不同所有制单位的人才分布不尽合理；学科或专业的分布结构不尽合理；职称结构不尽合理；整体学历水平偏低。

第三，区域分布不平衡。主要表现在：城乡不平衡，城市卫生人力资源已相当充足，而农村仍然缺乏；东西不平衡，东部沿海经济发达省份远远高于西部经济欠发达地区；上下不平衡，高学历、高职称的卫生技术人员集中在较大的三级医院；基层医疗机构目前大部分医护工作者是中专乃至初中、小学学历。

第四，质量与需求不相配匹。2004 年，全国医药类专业的大学毕业生就业率仅为 75%，呈现社会对医药人才质量期望较高与毕业生素质偏低的现实矛盾。表现在学科带头人严重缺乏，有些专业或学科只能依靠返聘的老专家；基层医疗单位整体素质较低，城市街道和农村乡镇卫生院中分别有 1/5 和 1/3 以上没有专业学历；卫生行政管理人员素质较低，缺乏现代管理的思想、知识和技能。另外，我国医药卫生人才队伍国际竞争力与发达国家差距较大。

第五，医药卫生体制、机制与社会发展不够协调。主要问题有：对医学教育在社会经济发展中的重要作用及其特殊规律认识不足；不能适应人民群众日益增长的卫生服务需求；医学教育的办学条件与发展规模不符，存在招生规模发展过快、办学层次偏低、专业结构不尽合理、办学条件不能适应招生规模、临床毕业实习受到冲击、学校定位不够准等问题，这与医药学历教育国际化、质量认证、以能力培养为主、学生自主学习和早期接触临床的发展趋势不相符。另外，医疗机构重硬件建设，轻人力资源投入。

2. 中医药人力资源总体状况

（1）中医药人力资源现状

——数量配置：2002 ~ 2005 年，全国中医执业（助理）医师和执业中药师总数分别为 27.01 万、26.41 万、26.18 万和 25.42 万；2000 ~ 2005 年，全国中医药院校教职工数量分别为 2.32 万、2.02 万、2.14 万、2.51 万、2.94 万和 3.24 万，全国中医药科研机构人员数量分别为 1.28 万、1.37 万、1.36 万、1.35 万、1.29 万和 1.3 万，各级各类在校中医药专业学生数量分别为 18.2 万、37.1 万、74.1 万、58.8 万、53.1 万和 55.03 万。

——区域分布：东、中、西部地区中医药人力资源呈梯度分布状态。东部沿海地区和广大中西部地区中医药人力资源分布严重失衡，中医药人力资源主要集中在东部地区，呈现出东部地区人力资源密集，中西部地区人力资源匮乏的两极分化格局。

——结构状况：我国中医药人力资源的结构现状主要从专业技术结构、学历结构、学科结构和年龄结构四个方面来分析。

第一，从专业技术结构来看，中医药人员的专业技术结构呈金字塔形。第二，从学历结构来看，中医药人力资源的结构主要以中专、大专学历为主，其次是大学本科学历，这三种学历约占中医药人员总数的 81.46%。2001 年全国中医药专业技术人员总数为 48.395 万人，其中高级中医药专业技术人员为 3.3797 万人，占中医药人员总数的 6.98%；中级中医药专业技术人员 11.2501 万人，占中医药专业技术人员总数的 23.24%；初级中医药专业技术人员 12.64 万人，占中医药专业技术人员总数的 23.24%。中医药人力资源中两院院士、博士生导师所占比例较低，具有博士、硕士学位的比例更低。第三，从学科结构来看，学科门类较为齐全，中医药行业从业人员涵盖了许多学科及门类，除了医学类专业以外，还包括理学、工学、农学、哲学、法学、教育、文学、历史、经济、管理类专业。第四，从年龄结构来看，中医药人员以青年居多，随年龄段的增加，依次下降。

——流向分析：从正向流入情况来看，1999 年以来中医药专业的毕业生人数迅速增加，到 2005 年，全国高等中医药院校专科以上毕业生已达到 6.7841 万人。从负向流出来看，近几年来，由于行业收入、地区发展程度的差距拉大和就业压力的影响，中医药人力资源向其他行业的转移明显，呈现出中医药执业人员数量不升反降的局面，2005 年比 2004 年减少了 7765 人，减幅为 3.5%。从区域流向来看，中医药人力资源流向与其他人力资源的流向一样，呈现出由经济落后地区向经济发达地区、由农村向城市、由小城镇向大中城市流动的特点。

（2）中医药人力资源存在的主要问题

第一，人员总量不足。2005 年，我国卫生机构人员总数为 492.9 万人，其中，中医药机构专业技术人员为 46.5 万人，仅占全国卫生机构人员总数的9.45%。

第二，类型结构不尽合理。主要表现在：一是专业技术结构不合理。2005年，高等中医药院校教职工的职称结构呈倒金字塔形，高、中、初级专业技术人员占教职工总数的比例分别为32.67%、28.94%和22.53%；中医药科研机构从事科技活动人员的职称结构呈橄榄形，高、中、初级专业技术人员占从业人员总数的比例分别为18.75%、22.04%和16.79%。二是整体学历层次偏低。三是学科结构不合理。

第三，区域分布尚不平衡。主要表现在三个方面：一是东西部严重不平衡。受经济因素的影响，东部沿海经济发达省份的中医药人力资源远远高于西部经济欠发达地区。二是城乡不平衡。城市中医药人力资源相当充足，而农村仍然缺乏。三是上下不平衡。城市中高学历、高职称的中医药专业技术人员主要集中在规模较大的三级医院，从专业技术所占比例来看，城市的中医师、中药师大多集中在三级医院，基层专业技术人员大部分为中专或以下层次。

第四，人员流向不尽合理。一是正向流入的主要是高等中医药院校中医药专业的毕业生。二是人员流失严重。2000年以来，中医药行业人员流失加剧，每年从中医药行业流出的人员明显增加。三是区域间人才流向严重失衡。中医药人才由中西部地区向东部地区流动、由农村向城市流动、由基层医务机构向上级医院流动的趋势越来越明显

第五，质量与需求不吻合。一是学科带头人严重缺乏，有些专业或学科缺乏学科带头人，只能依靠返聘的老专家。中医药行业名中医非常缺乏。二是基层医疗单位整体素质不高，特别是广大乡村的中医药人力资源素质亟待提高。三是中医药行业的管理者缺乏现代管理的思想、知识和技能。

3. 中医药人力资源构成分析

(1) 医疗机构的中医药人力资源构成状况

第一，城镇医疗机构中医药人力资源。2005年，全国拥有中医

医院、中西医结合医院及民族医医院3792所，全国医疗卫生机构中的中医药从业人员为21.4231万人。其中，中医执业医师16.5905万人，中医执业助理医师2.8792万人，执业中药师1.9533万人。

第二，社区医疗机构中医药人力资源状况。2005年，全国共有社区卫生服务站1.5746万个，从业人员总数为5.9138万人。其中，中医执业医师2677人，中医执业助理医师526人。

第三，乡镇医疗机构中医药人力资源状况。2005年，全国有中医诊所、中西医结合诊所、民族医诊所3.4337万个，从业人员总数6.721万人，其中，中医执业医师1.3938万人，中医执业助理医师3795人。

第四，民族医疗机构。2005年，全国有少数民族医院195所，从业人员9915人。其中，专业技术人员7764人，其他技术人员459人，管理人员619人，工勤人员1073人。

（2）中药行业中医药人力资源构成状况

中药种植业：目前，全国已建立了448个中药材种植基地，规范化种植基地面积1424.4万亩，全国中药材专业户约34万余户，从业人员超过1000万人。

中药制造业：2004年，我国有中药制药企业1200多家，职工36.676万人。其中，大型制药企业5.5323万人，中型制药企业15.9681万人，小型制药企业15.1756万人。

中药知识产业：中药知识产业包括中药研发和中药知识产权保护。

中药服务业：中药服务业亦指中药流通业。中药服务业的人力资源泛指从事中药流通的中医、中药人员，如从事中药材收集、采购、销售，中成药的批发、零售等人员。我国现有药市17个，由于较少有单纯从事中药营销的人员，往往是中药、西药一起经营。因而，目前中药服务业人力资源尚缺乏权威的统计数据。

（3）教育、科研机构的中医药人力资源构成状况

教育机构：2005年，全国有高、中等中医药院校106所，教职工总数3.2437万人，各级各类院校中医药专业在校生为55.0258万

人（含留学生、在职培训等）。

科研机构：2005 年，全国有独立的中医药科研机构 98 所，主要分布在东部发达地区。其中，国家级中医药科研机构 11 家，省级中医药科研机构 50 家，地市级中医药科研机构 37 家，人员总数1. 3221 万人。其中，科技人员 8210 人。

（二）中医药人力资源发展趋势与需求

1. 中医药行业发展趋势

（1）中医药行业发展影响因素分析

将用于企业战略研究的 SWOT 矩阵分析法引入中医药行业发展趋势研究，把影响中医药行业发展的主要外部因素从外部机遇和外部威胁两方面加以总结，并利用外部因素评价矩阵和内部因素评价矩阵（EFE）进行综合评估；把影响中医药行业发展的主要内部因素从内部优势和内部劣势两方面加以总结，并利用内部因素评价矩阵（IFE）进行综合评估。分析表明，中医药行业在未来发展中有较好的外部环境，其内部状况基本处于优势。

（2）中医药行业发展趋势预测

未来 15 年，我国中医药行业发展将呈现出发展速度加快、发展空间扩大、学科领域扩展的良好趋势。

第一，速度加快。一是我国国民经济的快速增长将为中医药行业的发展提供强大动力。二是国家政策的支持将为中医药行业发展提供良好保障。三是迫切的社会需求将为中医药行业发展提供良好机遇。

第二，空间扩大。一是人民生活水平提高对健康的迫切需求将为中医药行业的发展提供广阔的空间。二是遏止医疗消费猛增和预防西药毒副作用的全球共识，促使中医药加速走向世界。三是经济全球化进程的加快及我国的“入世”为中医药行业发展开辟新途径。

第三，领域拓展。首先，人们对健康概念的新理解与医学模式的转变将为中医药行业发展提供新的契机。其次，干预病前状态的医学新需求将为中医药学术发展拓展新的生存空间。再次，疾病谱的变化和老龄化社会的到来将使中医药迎来一个新的发展高峰。

2. 中医药人力资源需求预测

（1）影响我国中医药人力资源的关键因素

第一，学科特点因素的影响：包括思维方式、研究方法和教育模式三个方面。

第二，供需平衡因素的影响：包括两方面的供需关系：一是中医药医疗服务的供方和社会对中医药的需求所构成的供需关系。二是中医药教育与中医药医疗服务供方所构成的供需关系。

第三，社会经济因素的影响：包括社会因素和经济因素。

第四，区域差异因素的影响：包括城乡差别和东、中、西部地区差异两方面。

（2）中医药人力资源需求趋势预测

采用 SPSS（Statistical Package for the Social Science，社会科学统计软件包）自回归－移动平均模型，对现有相关数据进行统计分析，预测 2006～2020 年 15 年间全国人口增长趋势，然后以人口基数、全国医药卫生人员基数、世界主要国家万人拥有医师平均值为标准，分别预测 2020 年全国中医药人力资源需求量，最后通过综合比较分析作出最优预测。

第一，对未来 15 年我国人口增长趋势的预测。数据统计分析结果显示，到 2020 年，我国的人口预测数为 145940 万人，接近 15 亿，其上限值接近 17 亿。

第二，对未来 15 年我国中医药人力资源需求趋势的预测。以人口基数进行预测：1999～2004 年全国每万人中医药人员综合平均数为 3.28 人。如果保持这个比率不变，到 2020 年，按照 15 亿人口计算，我国中医药人员的需求总量为 49.2 万人。

以全国医药卫生人员基数进行预测：以 1990～2004 年我国医药卫生人员数量为基数，在未来 15 年我国医药卫生人员的数量总体呈上升趋势。如果以过去 15 年的发展规模计算，到 2020 年我国医药卫生人员总数将超过 500 万，其上限接近 700 万；1990～2004 年中医人员占全国医药卫生人员的比率平均值为7%左右，中药人员所占比率平均值为3%左右，中医药人员总计占全国医药卫生人员比率为10%左右。据此预测，未来15年中医药人员的需求总量为70万人。

以世界主要国家每万人拥有医师的平均值为标准进行预测：假定到2020年，我国人口总量为15亿人，每万人口拥有的医师数接近目前国际平均值的20人，则我国的医师总量预测标准值约为300万人；根据目前医师数量占卫生技术人员28%的比例预测，未来15年，我国医药卫生人员总量标准值在1071万人左右；按照过去15年中医药人员数量占全国医药卫生人员总量的10%推算，2020年，中医药人员的需求量标准值预测应为107万人。

以上三种预测结果显示，我国未来15年中医药人力资源需求量分别为50万、70万和107万人，与现有的统计数据比较，呈现一定的增长趋势。随着我国经济的不断发展，以及国家综合实力的不断提高，我国的医疗卫生水平与经济发达国家日趋接近，在未来15年内我国每万人拥有医师的数量在现有17人的基础上将接近或达到20人的国际平均值的趋势较为明显。综合考虑，我国未来15年中医药人力资源的需求总量更趋向107万人。

（3）中医相关专业人才需求趋势预测

随着人类疾病谱的变化、亚健康人群的扩大、老龄化社会的到来以及新型农村合作医疗的发展，特别是国家宏观政策的支持及大量调研数据等背景资料表明，中医相关专业人才发展空间广阔，人才需求旺盛。根据综合调研结果预测，到2010年，我国需要中医相关专业人才约80万人。其中，医疗行业需求为25万人，康复保健行业需求为22万人，社区医疗服务需求为30万人。到2020年，中医相关专业职业人才需求约200万人。

（4）中药产业技能性人才需求趋势预测

到2010年，我国需要中药应用型技能人才约100万人。其中，中药农业作业（中药材种植基地专业技术人才）需6.4万人，中药制药企业需13万人，中药流通行业需70万人，医疗行业需3万人，康复保健行业需 2 万人，社区医疗服务需 3 万人。

（5）中医药各层次人才需求状况的基本估计

未来 15 年，中医药人才层次需求将体现在四个方面的特征：一是研究生以上学历的人才需求增加。按照世界发达国家卫生人力资源的标准，具有硕士研究生以上学历的人才在医药卫生行业的比例为 15% ~20%。目前，我国中医药行业研究生以上的高层次人才比例仅为 2.1%，与发达国家差距较大。随着中医药事业的进一步发展，未来 10 年中医药行业对硕士研究生以上人才的需求将进一步增加。二是本科层次人才需求基本趋于平稳。三是专科层次的实用型技术人才的社会需求良好。四是中专层次的人才需求整体呈萎缩趋势。

三、中医药教育发展战略与对策

（一）中医药教育发展的战略目标与战略重点

1. 中医药教育发展的战略目标

总结过去，立足现在，面向未来，在未来 5 ~ 15 年的时间内，中医药教育的发展目标是：坚持以邓小平理论和“三个代表”重要思想为指导，全面贯彻科学发展观，根据人民群众对中医药服务的需求，紧密结合医药卫生改革与发展的实际，深化中医药教育改革，推动中医药教育发展，建立并完善适应 21 世纪社会、经济、科技、卫生发展需要的中医药教育体系；正确处理规模、结构、质量、效益协调发展的关系；提高各类中医药人才培养质量；进一步改善办学条件；全面推进中医药学术创新；进一步加强中医药文化的传承，突出中医药特色；进一步扩大社会服务；进一步提高中医药教育国际化水平；进一步规范中医药教育管理体系，满足社会不同层次对中医药人才的需求，实现中医药教育健康、持续、协调发展，更好地为我国医药卫生事业和社会主义现代化建设服务。

2. 中医药教育发展的战略重点

未来 5 ~ 15 年，中医药教育发展的战略重点是完善“一个体系”、推进“二项改革”、实施“三大工程”。

（1）完善中医药教育体系

完善我国中医药教育体系是中医药事业发展的紧迫任务。我国中医药教育目前仍然以院校基础教育为主体，中医药继续教育虽已开展了一系列项目，但还不尽完善，特别是师承教育还没有融入中医药教育体系中，影响了中医药从业人员水平的提高。在今后5～15年，完善中医药继续教育，加强师承教育是完善中医药教育体系一项极其重要的战略任务。

中医药教育体系应有健全的中医药教育制度作保障，使中医药教育在全国基本形成法规完善、有法可依、有章可循、依法开展中医药教育工作的制度体系；健全中医药教育服务体系，整合社会资源，形成各有侧重、互为补充、整体配套的服务体系；健全中医药教育管理体系，加强各级政府对中医药教育工作的领导，形成在教育投入、项目管理、质量监控等方面管理有效的教育管理体系；完善院校基础教育、中医药继续教育及师承教育连续统一体。

（2）推进中医药教育人才培养模式、课程体系与教学改革

中医药人才培养模式是实现中医药教育目的和人才培养目标而建立的培养人才的方式和手段。为适应新时期经济和社会发展的要求，遵循中医药教育规律，积极推进中医药人才培养模式改革，积极推进“宽口径、厚基础、强能力、高素质”的人才培养模式；“按类招生、分段教学、中后期分化”培养模式；七年制本硕融通培养模式；“非医攻博、硕博连读”培养模式；本科生导师制培养模式；优秀中医临床人才研修项目培养模式；老中医药专家学术经验继承培养模式；产学结合的高职人才培养模式；现代远程教育培养模式等人才培养模式的改革。

在中医药教育教学过程中，要尊重中医药教育教学规律，突出中医药特色，加强文、理、医渗透和多学科交叉融合；根据自然科学、人文与社会科学、中医药科学的发展趋势与卫生服务的需求，积极改革课程体系、教学内容；确立以中医药基础理论、基本知识、

基本技能为重点的教学内容，积极吸纳反映医学教育模式、卫生服务模式转变所必需的各种新概念、新知识、新技能，注重课程体系的整体优化；加强教材建设，逐步实现中医药教材多样化、个性化、现代化，形成具有层次、专业特点的高质量中医药学教材；注重实践性教学环节，注重课堂教学与基地教学、社区教学相结合。改革教学方法，加强对现代教学技术手段的学习、研究和应用；积极利用教育信息化提供的新知识传播途径和方式，加强校园网建设，充分利用现有信息资源和各种音像手段提高教学质量；加强专业建设，提高精品课程的教学水平；培养学生的自学能力、获取知识的能力和创新能力；结合社会实际使中医药院校办出特色，形成具有多样化的人才培养体系，提高学生综合素质，强化创新精神培养，促进个性发展。

（3）实施实践实训基地建设、重点人才培养和学科（专业）建设工程

实施实践实训基地建设工程。充分利用区域内外的社会资源，加强中医药人才培养的实践实训基地建设，根据中医药人才培养的阶段性目标，完善附属医院、教学医院、实习医院和实训基地的管理职能和教学功能，强化实践实训基地管理，形成立体式的管理体系。加强中医药继续教育基地建设，提高中医药人才培养质量。

实施重点人才培养工程。加强中医药高层次人才培养，创造条件培养学科带头人、名医名师和创新型人才，建设一支领军人才队伍；加大社区、农村中医药人才培养力度，建设一支为社区和农村服务的“下得去、留得住、用得上”的高质量中医药人才队伍；继承名老中医学术经验，造就一支突出中医专长的人才队伍；加强中医药国际交流人才的培养，造就一支能推进中医药走向世界的人才队伍；加强中医药管理人才培养，建设一支具有现代管理水平的管理人才队伍；加强中医药技术应用型人才培养，为推进中医药现代化、产业化提供人力支撑。

实施学科（专业）建设工程，贯彻“优化结构、突出重点、培

育特色、提高水平、动态管理、协调发展”的学科（专业）建设原则；坚持稳定基础学科、重视应用学科、强化特色学科、发展交叉学科的思路，不断探索新的学科生长点，优化学科生态环境，形成科学、合理的布局。加强学科队伍建设，完善学科管理制度和评估制度，使学科建设逐步走上科学化、规范化轨道；加大重点专业建设力度，推进优势专业和品牌专业的发展。

3. 中医药教育发展趋势

随着社会的发展、经济文化的繁荣和科技的进步，我国高等教育事业呈现出超常规、跨越式发展，取得了令人瞩目的成就，中医药教育作为我国高等教育的重要组成部分，随着我国医药卫生体系和疾病控制体系的改革，也呈现出良好的发展趋势。

（1）中医药教育管理现代化

随着现代教育观念的更新和现代教育技术的进步，中医药教育管理将不断更新管理理念、管理方式和管理方法。特别是现代教育技术的进步，使中医药的教育教学管理向信息化方向迈进，各院校在不断推进数字化校园建设的同时，也推进了中医药教育管理的现代化。

（2）中医药教育办学体制多元化

中医药办学体制多元化主要是指办学主体多元化。办学主体多元化包括办学投资主体多元化和行为主体多元化。办学投资主体多元化具体表现为：除政府投资办学以外，社会、企业和个人正在逐步成为我国中医药教育投资的主体。截止到2006年3月，教育部公布的全国独立学院名单中，高等中医药院校独立设置的学院有8所，占全国独立院校的2.71%，其他层次的民办中医药教育也蓬勃发展。随着企业办学、民办教育等多元化发展，长期以来一统天下的政府投资举办中医药教育的格局正在发生变化。与此相适应，办学行为主体也呈多元化趋向。长期以来，完全由中医药教育机构承担的教育格局已被打破，已发展为由中医药教育机构、西医教育机构和非医药教育机构共同承担中医药教育的格局。

（3）中医药教育形式多样化

目前，中医药教育呈现出多样化的发展趋势，一是教育形式多样化。除了普通高等教育外，还有职业教育、成人教育（函授、夜大、自学辅导）、中医药继续教育（包括多种形式的岗位培训）以及广播电视教学、远程网络教育等多种教育形式。教育形式的多样化，使人们可以通过不同的方式接受中医药高等教育。二是办学模式多样化。为适应社会发展对中医药人才特别是复合型人才的需求，中医药院校一改过去封闭办学的局面，努力探索与其他院校、企业、科研院所联合办学的模式，实现了由单一院校教育向联合办学发展的转变。三是学科专业设置多样化。除中医、中药专业外，中医药教育的专业设置向中医药相关专业延伸。四是学制多样化。中医药教育打破了较为单一的学制，现已发展为高职高专有三年制、三二连读和五年一贯制等，中医药高等教育有七年制、五年制、四年制、三年制等不同的学制，以适应社会对中医药人才的多方面需求。

（4）中医药人才培养个性化

中医药人才培养个性化主要表现在三个方面：一是办学个性化。随着自主管理意识的日渐增强，中医药院校越来越注重形成各自独特的管理理念、办学风格和办学特色，努力建立自我发展、自我约束、面向社会依法自主办学的运行机制，从而表现出很强的个性化趋势。二是人才培养模式个性化。为适应新时期经济社会发展的要求，中医药教育在人才培养上提出并确立了“宽口径、厚基础、强能力、高素质”的个性化培养模式；“按类招生、分段教学、中后期分化”的培养模式；七年制本硕融通的培养模式；“非医攻博、硕博连读”的培养模式；“本科生导师制”培养模式；优秀中医临床人才研修项目培养模式；老中医药专家学术经验继承培养模式；现代远程教育培养模式。三是在教学管理上，实施学分制，并制订适应选课制的指导性教学计划；在课程设置上，围绕个性化培养的目标，呈现模块式的课程体系等；从不同教育层次和各类中医药人才培养模式上，建立具有人才个性化的中医药创新人才培养体系。

(5) 中医药教育国际化

中医药教育的国际化趋势突出表现在高等中医药教育的领域不断扩大，国际间的交流与中医药合作，以及与国外联合办学等。中医药教育国际化进一步推动了中国传统文化的国际传播，为中医药走向世界奠定了良好基础。未来的5～15年，中医药教育的对外交流与合作将进一步扩大，中医药文化传播将更为广泛。随着中医药教育国际化进程的加快，中医药教育在国际化标准建设、规范管理、教育教学质量提高、学习和借鉴国外的法律法规等方面的需要日益急迫，培养国际化教育管理人员等将是中医药教育的重要任务。

(二) 中医药教育发展对策

1. 提高认识，重点扶持，改善中医药教育发展的环境和条件

(1) 营造中医药教育发展的良好环境

中医药教育在整个国民教育事业和现代化建设中起着重要作用，中医药事业的发展，关系到我国整体卫生健康水平和综合国力的提升，关系到经济繁荣、社会进步、人民生活质量的提高，关系到我国优秀传统文化的传承。因此，必须统一思想，提高认识，积极营造有利于中医药教育发展的社会环境。在法制环境上，要进一步解决好中医药教育立法不全、有法不依、执法不严的问题；在政策环境上，要进一步完善中医药教育投资、人才培养、办学、专业设置、人力资源等各项相关政策。同时，尊重中医药教育规律，支持和督促中医药院校办出特色；建立由国家有关部、委、办、局组成的创新中医药教育发展协调委员会；在教育思想、教育观念、教学管理、教学改革和人才培养上，进一步明确中医药教育发展的特殊地位。

(2) 多渠道筹措中医药教育发展资金

中医药学是实践性很强的学科，教育成本高，教育消费大，国家财政要加大对中医药教育的投入，在实行国家、社会、个人对教育成本分担机制中，增加国家分担的比例；积极探索与拓宽中医药教育资金的筹资渠道；设立由国家投资和社会集资的中医药教育发展基金，通过分类指导，重点投入，建设若干个国内和国际一流的高等中医药院校。

（3）改善中医药教育的办学条件

积极采取有力措施，改善中医药教育的办学条件。进一步加强师资培养工作，提高教师队伍的整体素质，特别要加强中医临床师资队伍建设，保证有足够的中医临床教师投入教学工作；加强实验室建设，更新教学设备，改革实验教学的组织、内容和方法，建立符合中医药人才培养需要的实验教学体系；加强教材建设，开展中医药教材的系统整合与分化研究，构建具有时代特征的教材体系与课程体系；加强信息化建设，形成全国中医药院校教育资源共享的信息网络体系，为提高学生创新意识和自学能力创造条件；加强临床教学基地建设，建立一批相对稳定、形式多样、水平较高的教学基地；继续完善和严格执行高等医药院校临床教学基地评审认可制度；加强学科、专业建设，特别对符合中医药事业发展需要的能体现中医药特色优势的新专业要给予保障，同时加强与中医药教育相关的人文学科和文献实验室建设；加强中医药教育质量监控和教育研究机构建设，强化学校的内涵建设，保证教学质量。

2. 规范管理，完善机制，推进中医药教育管理体制改革

（1）理顺政府、高校、社会各方面的关系，继续扩大办学自主权

转变政府管理职能，由对学校的直接行政管理转变为运用立法、拨款、规划、信息、服务、政策指导和必要的行政手段进行宏观调控，扩大学校面向社会依法自主办学的权限，使高等中医药院校在招生、专业设置、教学、科研、对外交流、人事、财产七个方面具有办学自主权。同时，中医药院校要坚持特色、科学定位、规范管理，建立学校自我发展和自我约束的机制；鼓励学科交叉与融合，优化配置教育资源，积极稳妥地推进高等中医药教育国际化进程；大力发展民族医药，鼓励和支持有条件的地方高等中医药院校开展民族医药基地建设、人才培养和科研工作。

（2）改革中医药教育机构运行机制

加强学校办学与社会发展的密切联系，强化高等中医药院校面向社会的意识，提高学校参与社会事务的能力，吸引更多的社会力量参与中医药教育事业。规范各级各类中医药教育管理，实现宏观调控与自我约束发展相结合，完善准入机制和监控体系，注重区域的协调发展，对经济欠发达地区的中医药教育实行经费转移支付等政策。

3. 调整结构，科学发展，主动适应中医药事业发展需要

（1）调整中医药教育层次与专业结构

积极发展中医类专业研究生教育，逐步稳定本科教育，适当发展高职高专教育，逐步取消中专办学层次（包括相关中医学类专业），“十一五”期间，使中医类的研究生、本科生、专科生的招生比例调整为1∶3∶2；至2020年，使中医类的研究生与本科生的招生比例调整为1∶2。

积极发展中药类研究生教育，稳步发展本科教育，加快发展高职高专教育，适当控制中专教育，“十一五”期间逐步使中药类研究生、本科生、专科生、中专生的招生比例调整为2∶5.5∶4.5∶4；至2020年，使中药类的研究生、本科生、专科生的招生比例调整为2∶5∶6。

坚持规模适度、结构优化、机制灵活、效益良好的原则，分步推进专业结构优化工作。2006～2010年，在稳固和强化中医药专业的基础上，适度发展相近专业，稳步发展相关专业；2010～2020年，更加注重专业的内涵建设与优势、特色、品牌专业的形成。围绕中医药产业的现代化和国际化，进一步加强中医药专业建设，突出优势和强化特色，充分发挥中医药专业的社会影响力和竞争力，满足社会发展需求，适度拓展相近专业领域，逐步压缩相关专业规模，淘汰弱势专业。同时，加强中医药专业与相近及相关专业的协调发展，既注重突出中医药专业的主体性，又兼顾相近和相关专业的发展。

（2）稳固发展中医药院校教育

保持中医药人才特色，落实科学发展观，推进院校教育的可持续发展，坚持做到规模、结构、质量和效益协调发展，大力加强优质临床教学资源建设，实施中医临床人才培养工程，提高中医药人才质量。

构建合理的中医药职业教育体系，建立规范化中医药职业教育制度；积极发展中医药高等职业教育，稳定中等中药职业教育，取消中等中医临床教育；建立更加适应经济社会发展需要的办学机制和专业结构。

规范独立学院、民办高等中医药院校、西医院校和非医学类院校中的中医药教育，建立多渠道的融筹资体系；加强独立学院师资队伍建设，多种途径开辟中医药独立学院的附属医院和教学实践医院；促进民办高等中医药教育办学机构类别多样化、规模扩大化、教学管理规范化、师资队伍优质化、质量监控科学化和资金筹措多途径、多渠道化；适度控制西医院校和非医学类院校的中医药教育规模与结构，进行规范化的管理，使之有序、健康地发展。

（3）积极发展中医药继续教育

积极发展中医药继续教育，不断加强中医药专业技术人员增新知识内容、弥补知识缺口、拓宽知识面的教育，进一步优化其知识结构，提高其专业技能和科学研究能力的培训，提高其解决专业技术问题的能力和创新能力的素质，同时开展职业道德教育，使他们具有高尚的思想品德和良好的工作作风；将中医住院医师规范化培训和中医师承教育作为中医药继续教育的形式之一，规范中医药继续教育培养体系，加强中医药继续教育保障体系的建设，切实做到中医药继续教育规范化、制度化和科学化。

注重发展师承教育，建立以培养高层次中医药专门人才为目标的师承式继续教育制度和以学分制为主要考核手段的考核机制，以定点教学为主，对偏远地区采用网络教育、送教上门等办法，多种形式、多种途径实施师承教育。同时，在促进师承教育上与院校教育相融合，尤其是在研究生教育上突出创新思维能力的培养，逐渐形成研究生教育与师承教育并轨的新模式。

（4）加快中医药教育国际化发展进程

把中医药教育国际化纳入政府教育发展规划；充分发挥高等中医药院校作为中医药教育国际化实施主体的作用；以国内中医药教育教学管理的有关制度为基础，规范中医药对外教育的学习期限，加大监控力度，开展专项评价，使其机构设立、培养目标、师资队伍、办学条件、课程设置达到要求，以保证教学质量；把中医药国际科研合作、国际化课程改革作为提升大学国际化水平的重要载体，以适应国际服务贸易规则，提高中医药的国际竞争力；参照国际医学教育的基本要求，制定中医药教育的国际标准、学术标准、办学标准和管理规范；实施质量保障的“元认证”，逐步建立以“我”为主的国际中医药教育标准实施区域；以“商业存在”方式直接切入国际教育市场，实现中医药教育“走出去”战略，提高实施主体在国际传统医学教育市场的竞争力。

4. 深化改革，不断创新，提高中医药人才培养质量

（1）建立中医药传承与创新教育体系

建立中医药文化传承平台、中医药创新平台，加强中医药学科建设，建立创新团队和创新人才库；完善院校基础教育、中医药继续教育和师承教育体系，优化中医药教育办学体系，实现规模、结构、质量、效益协调发展。同时，建立社区、农村中医药人才培养体系，完善中医药教育国际化发展体系，推进中医药教育健康、协调、持续地发展。

（2）创新中医药人才培养模式

在培养模式上，以中医文化素质、实践动手能力为核心，从单纯的院校培养模式向融合了师承教育精华的院校培养模式转变；在知识结构上，构建并处理好知识模块之间的关系，以中国传统文化为基础，中医模块为主体，西医模块为补充，同时加强拓展模块的学习；进一步深化教学内容与课程体系改革，在教学方式上，逐步从课程式向课题式转变，培养学生的自主学习能力、实践动手能力和创新思维意识。为了保证创新人才培养体系的建立，制定加强中医药文化素质教育相关政策，制定用人单位人才标准，进行医师资格考试改革等等。尊重人才成长规律，在强化院校基础教育的同时，重视中医药继续教育，在中医药继续教育中建立学历教育形式，并通过在职研究生教育等，多途径、多形式全面提高中医药人才队伍的素质。

（3）构建中医药教育质量保障体系

建立健全中医药教育国际标准，其内容包含教育宗旨及目标、教育计划及方式、考试考核、招生政策及录取、教学人员、教育资源、评估、教育管理和行政等领域，这些内容不仅仅是对课程设置上的基本要求，而且比西医标准中的医学教育涉及面还要广。此外，中医、针灸、推拿、中药等专业根据自身的特点分别制定相应的专门标准，在本科生、研究生、继续教育和短期培训各教育层次上分别制定相应的教育标准。

明确中医药教育质量保障体系建设的主要内容，从中医药人才培养的不同阶段（院校教育、中医药继续教育）、不同层次（本科以下、本科、研究生）、不同专业（中医、中西医结合临床、针灸推拿、中药等）、不同流向（社区、疾病控制、农村、城镇二级以上医疗单位，中药生产、研发、流通单位等）以及各自的地位和作用，分别研究相应的人才培养目标和任务。为保证评估的有效性，建立外部质量保障与学校内部质量保障相结合的办法，同时制定中医药从业人员的国际认证标准，以确保中医药人才质量。

（三）中医药教育发展的政策建议

1. 按照中医药学科自身特点与规律发展中医药教育

中医药教育有其自身的规律和特点，是一种特殊的教育形式，必须进一步明确中医药教育发展的特殊性，加大对中医药教育的扶持力度。在院校教育中，尊重中医药教育规律，突出中医药特色，吸收师承教育特点，明确办学定位，以个性发展和特色发展增强办学活力；适应我国医药卫生事业未来发展的需求，研究与跟踪中医药教育面临的形势和任务，提高中医药教育的自身发展能力；建立适应社会发展需求的运行机制，促进中医药教育健康和可持续发展。

2. 建立教育行政主管部门与中医药主管部门的协调管理机制

教育行政主管部门应进一步加强对中医药教育的统筹规划和宏观指导，强化中医药行业主管部门对中医药教育的业务指导和监督管理；发挥中医药行业主管部门在中医药专业设置、学科建设、标准制定、机构设置（包括临床基地建设）、教育评估等方面的作用；加强对中医类专业人才培养质量的动态监控，突出中医药特色，强化中医类专业人才的临床技能考核，建立和完善院校中医药人才培养质量评估制度；加强中医药人才就业指导，制定中医类专业人才的“出口”标准，严把“出口”关。

3. 完善中医药教育的学科、专业、学制和学位制度

实施能够体现中医药特色、丰富中医药学科内涵建设的学科建设方略，加强学科制度建设（评估制度、遴选制度），优化与拓展学科结构（优化现有学科、拓展相关学科），提高研究生教育水平（中医药类和中医药相关类）；制订出台中医药学科、专业发展的宏观指导计划，扩大中医类专业设置口径（如针灸、骨伤、推拿等专业的单独设置等）；根据中医药学科特点，独立设置中医药学科；结合我国国情，制定中医药自己的专业与学科标准；进一步规范高职高专、本科、长学制教育的学制和学位制度，在高职高专的适宜专业开展相应的学位教育；稳定四年制、五年学制和长学制（七年制）中医药本科学制和学位制度；允许中医药高等院校试办八年制中医专业；鼓励开展高等中医药院校开办附属中学的试点工作；加强中医药文化传播，将中医药知识融入幼儿教育和中小学教育中。

明确中医临床专业的精英教育定位，鼓励发展中医长学制教育，逐步缩减专科层次中医临床专业，取消中医类中专教育层次。

4. 建设一批高水平的中医药院校

坚持办学规模与办学条件相适应、办学规模与社会需求相适应的原则，促进中医药院校从重视规模发展向重视教育教学质量转变，控制中医临床专业的办学规模，适度扩大相关专业的办学规模；加强对中医药教育的分类指导，在未来 5 ~ 15 年，鼓励和支持每省建立一所高水平中医药大学；建设 1 ~ 2 所研究型大学，3 ~ 5 所研究教学型大学，建设一批教学研究型大学，以培养能够适应社会需求、突出中医特点的高素质人才；增加 10 ~ 15 所中医药高职院校；在东北、华北、西北、华东、中南、西南 6 个大区中，至少各办一所具有引领作用的中医药高职高专示范院校。

5. 创新中医药职业教育的机制、模式，建立中医药执业资格准入制度

明确中医药职业教育应用型人才培养的定位要求；根据社会发展和市场人才的需求状况，研究制订中医药职业教育五年发展规划；针对中医相关专业的职业岗位设定和中药产业发展需求，设置中医药职业教育专业，实施产学结合的人才培养模式，突出职业教育特色优势；进一步创新机制，推进中医药职业教育办学主体多元化、办学类型多层化和办学形式多样化；借鉴发达国家成功的办学经验，发展中医药职业教育单独招生试点工作，试行高职高专毕业生“能士学位证书”制度。

实行中医相关专业的职业分化和职业岗位设定，开展营养师、按摩师、食疗药疗师、健康管理师、足疗师、康复保健师、心理咨询师等中医相关专业的职业教育；明确中医药行业主管部门对中医相关专业职业岗位的管理职能，建立中医相关专业执业资格准入制度。

6. 完善中医药继续教育制度

构建院校基础教育和继续教育的连续统一体；推进继续教育与师承教育的有机结合，突出特色，拓宽领域，完善机制，注重实效；对中医药继续教育的宗旨、基本理论、学习方法、学习内容、质量评估等方面进行深入研究，制定中医药继续教育质量评价标准；建立中医类全科医师培训制度，探索中医专科医师培训制度；发挥高等中医药院校在教学、科研、医疗和师资力量上所具有的优势；多渠道筹措资金用于中医药继续教育，并建立中医药继续教育基金；加强中医药的国际交流与合作；实施中医住院医师规范化培训与传统中医师承教育相结合的教育形式，实行导师制；鼓励和支持民间中医参加培训、考试或进行中医药继续教育学习，合格者纳入中医师队伍规范管理；规范中医药继续教育培养体系，加强中医药继续教育保障体系的建设，切实做到中医药继续教育规范化、制度化和科学化。

7. 制定和完善社区、农村中医药人才培养相关政策

制定社区、农村在职在岗中医药人员学历教育制度，鼓励中医药院校积极开展支援农村的各种培训项目，提高中医药从业人员的整体素质；加强对基层医疗机构培训功能的指导和条件支持，使之在农村中医药人员的继续教育方面发挥作用。建立中医药院校毕业生和城市中医药人员到农村服务的相关政策，参照“农村教育硕士”的有关办法设立“农村医学硕士”学位，激活农村中医药队伍；逐步建立以院校教育为基础、中医药继续教育为重心的中医类全科医学教育体系，加速培养能够承担社区医疗服务工作的中医药人才。

中医药院校毕业生志愿去农村基层医疗机构工作者，由国家代为其偿还国家助学贷款。对在乡村工作的中医药人员，实行给予特别津贴、放宽晋职标准等优惠政策；通过采取中医药院校讲师团上山下乡及城市中医药人员“医疗下乡”服务等形式，培训农村基层中医药人员。逐步完善农村中医药队伍管理机制，制定农村中医药人员医疗保险、养老保险等优惠政策。

8. 设立中医药重点人才培养专项基金

中医药事业的发展关键在人才，在中医药人才培养的过程必须注重重点人才队伍的建设。建议设立中医药重点人才培养专项基金，加大对中医药高层次人才、名医名师、社区与农村人才、国际交流人才、管理人才等各级各类人才培养的专项投入，提高中医药队伍的整体实力。

第二部分
中国中医药教育发展战略研究

第一章　中医药教育发展背景

中医药学是一个伟大的宝库，为中华民族的繁衍昌盛、为人类的健康进步作出了巨大的贡献。50多年来，在党和政府一系列政策的指导下，在各级政府和有关部门的重视与支持下，经过广大中医药工作者的不懈努力，我国的中医药事业发生了历史性变化，取得了令人瞩目的成就。中医药教育作为中医药事业的一部分，在中医药事业中占有重要的地位，对中医药事业的发展产生了积极而深远的影响。

一、中医药事业的发展为中医药教育事业奠定了坚实基础

（一）中医药事业的发展适应了社会、经济的需要

1. 党的中医药政策推动了中医药事业的发展

中医药是我国医药卫生事业的重要组成部分，新中国成立以来，党和国家一贯重视中医药的继承与发展，充分肯定了中医药的价值与地位。

1950年8月，卫生部召开第一届全国卫生会议，毛泽东主席题

词："团结新老中西各部分医药卫生人员，组成巩固的统一战线，为开展伟大的人民卫生而奋斗。"根据毛泽东主席的指示，会议制定了"预防为主、面向工农兵、团结中西医"的卫生工作三大方针。同年7月，毛泽东主席在对中药工作的指示中谈到：中药应当很好地保护与发展。我国中药有几千年历史，是我国极宝贵的遗产，对各省生产药材应加以调查保护，鼓励生产，便利运输，改进推销，对中药研究光做化学分析是不够的，应该进而做药理实验和临床实验，特别是对中药的配合作用更应该注意。9月，周恩来总理在一届人大一次会议的《政府工作报告》中说：我国有十万中医散布在农村和城市，各级卫生部门应当认真地团结、教育和使用他们，并且同他们合作来把中国原有医药中有用的知识和经验加以整理和发扬。1958年10月，毛泽东主席对卫生部首批西医离职学习中医班情况报告的指示中提出："中国医药学是一个伟大的宝库，应当努力发掘，加以提高。"

改革开放初期，随着中国特色社会主义民主政治的建设，党的正确的中医药政策得到贯彻执行，中医药管理体制进一步完善，法制建设逐步健全，中医药事业蓬勃发展。1978年9月，党中央以(78) 56号文件转发了卫生部党组《关于认真贯彻党的中医政策，解决中医队伍后继乏人问题的报告》。邓小平同志在批示中特别指出："这个问题应该重视，特别是要为中医创造良好的发展与提高的物质条件"。1982年4月16～22日，卫生部在湖南省衡阳市召开了"全国中医医院和高等中医药教育工作会议"。会议形成了《关于加强中医医院整顿和建设的意见》、《全国中医医院工作条例（试行)》和《努力提高教育质量，切实办好中医学院》3个文件。会议对进一步贯彻落实党的中医药方针政策，提高对发展中医药的认识，保持和发扬中医药特色，促进中医医疗机构建设，加强中医药人才培养，推动中医药事业的发展产生了积极的影响。1982年12月4日，第五届全国人民代表大会第五次会议通过的《中华人民共和国宪法》第一章总纲第二十一条规定："国家发展医疗卫生事业，发展现代医药和我国传统医药。”这是我国最早在《宪法》中明确传统医药的法律地位。1985 年 6 月，中央书记处在关于卫生工作的决定中指出：“要把中医和西医摆在同等重要的地位。”1991 年 4 月，全国人大七届四次会议通过的《国民经济和社会发展的十年规划和第八个五年计划纲要》，将“中西医并重”列为卫生工作的基本方针之一。1997 年党中央、国务院在《关于卫生改革与发展的决定》中将“中西医并重”列为新时期卫生工作方针之一，并发出了“实现中医药现代化”的历史性号召。2002 年我国政府决定将中药产业作为重大战略产业加以发展，并强化对中药产业的政策扶持。《中药现代化发展纲要》的制定使中药现代化工作得以蓬勃展开，并取得了巨大的成绩，形成了多学科结合、产学研结合、海内外共同发展中医药事业的良好局面。党的中医药政策全面推动了中医药事业的发展，主要表现在以下几个方面：

(1) 中医药立法工作全面推进

中医药事业逐步走向依法发展的轨道。1982 年 12 月 4 日，第五届全国人民代表大会第五次会议通过的《中华人民共和国宪法》，为中医药立法活动的展开提供了最根本的法律依据。1992 年，国务院颁布了《中药品种保护条例》，并于 1993 年 1 月 1 日起正式实施。1999 年 5 月 1 日，《中华人民共和国执业医师法》施行，中医、民族医、中西医结合医师资格考试开始。经过长期的酝酿，《中华人民共和国中医药条例》2003 年 4 月 2 日经国务院第三次常务会议通过，并于当年 10 月 1 日起施行。该条例将中医药在整个社会中的地位和作用、中医药事业发展的目标、中医药工作的方针政策等用法规的形式固定下来，明确了各级政府及中医药行政管理部门对中医药的职责、权利和任务，确定了中医医疗、教育、科研和对外交流与合作等方面的行为规范，为中医药事业的发展提供了法规依据，有利于创造良好的振兴中医的社会环境，对中医药事业的持续、稳定、健康发展起到了重要的保障作用。

（2）中医药管理体制日趋完善

1949年11月卫生部成立，并在医政处下设中医科，1953年5月、1954年11月先后升格为中医处和中医司。从此，中医管理正式纳入国家行政管理体制，地位日益提高。1955年3月，商业部成立中国药材公司，并于当年7月更名为中华全国供销合作总社中药材管理局，1956年5月变更为商业部所属的中国药材公司。1957年3月，中药材的经营管理由商业部转移到卫生部。同年6月，卫生部药政管理局下设中药管理处。国家逐步加强了对中药的管理工作，中医、中药管理体制初步确立。

1986年7月，国务院正式下达了《关于成立国家中医管理局的通知》，明确规定国家中医管理局为国务院直属机构，由卫生部代管。同年12月，国家中医管理局正式成立。1988年4月，国家中医管理局制定发布了《1988～2000年中医事业发展战略规划》，提出"到2000年，要建立起以全民所有制为主体，多种形式并存，机构比较齐全，人才结构相对合理，学术水平显著提高的中医医疗保健、教育、科研体系，为21世纪中医药事业的全面振兴和进一步走向世界奠定良好基础。"1988年，国家中医管理局更名为国家中医药管理局，实行中医中药统一管理，改变了过去中医中药多年互相分离的管理、中药的从属地位和中药工作与社会不相适应的状况。为确保中医药事业持续、稳定、健康地发展，多年来，国家中医药管理局加强了中医药事业发展战略、中药行业产业政策及"七五"（1986～1990）、"八五"（1991～1995）、"九五"（1996～2000）、"十五"（2001～2005）等五年计划的研究和编制工作。国家中医药管理局成立以来，对中医中药实行统一管理，注重发挥中医药人才优势、科技优势和组织协调优势，促使中医药按照自身发展规律制定相应的方针、政策、法规和标准，促进了中医药科研、生产、应用的有机结合，进而推动了中医中药协调发展，同步振兴。

（3）中医药教育体系基本形成

早在1951年12月，卫生部就发布了《关于组织中医进修学校及进修班的规定》。1956 年 1 月，卫生部召开全国卫生工作会议，决定“采取带徒弟等方式培养新中医 50 万名。”同年，国家先后在东、西、南、北、中 5 个地区建立了高等中医药院校，将中医药教育纳入国民高等教育轨道，实现了历史性的突破。1958 年 1 月，卫生部发出高等医学院校增设中医课程的通知，并发布了中医学院试行教学计划。同年 10 月，第一本中医教材《中医学概论》由人民卫生出版社出版。截止到 1960 年，全国共有中医学院 21 所，设置本科六年制中医医疗专业和四年制中药专业。改革开放后，中国中医研究院（后更名为中国中医科学院）、北京中医学院（后更名为北京中医药大学）举办的中医研究生班在北京开学。这是我国恢复研究生教育制度以来第一批入学的研究生。至 2004 年，全国共有高等中医药院校和民族医药院校 32 所，中等中医药学校 61 所，中等教育向职业教育转变；高等中医药院校和中等中医药学校教育已经成为中医药教育的主体。与此同时，中医药成人教育也有了较大发展，形成了高等教育、职业教育和成人教育并举的办学格局。教育层次不断完善，包括研究生、本科、大专和中专四个层次的中医药教育层次结构框架基本形成，中医药教育体系基本形成。

（4）中医药学术研究体系逐步成熟

1950 年 5 月，北京中医学会成立，成为新中国成立后最早的地方性学术团体之一。1951 年 8 月，卫生部所属的针灸疗法实验所在北京成立。1953 年 11 月，中华医学会成立中西医学术交流委员会。1955 年 1 月，《中医杂志》创刊，成为新中国成立后较早创办的全国性中医刊物。1955 年 6 月，我国著名老中医萧龙友、叶橘泉、承淡安被推荐为中国科学院学部委员。1955 年 12 月，中国中医研究院正式成立。这是新中国成立后的第一所全国性中医科研机构，毛泽东主席接见了该院第一任院长鲁之俊。周恩来总理为该院成立题词：“发扬祖国医药遗产，为社会主义建设服务。”1955 年 12 月，中医研究院图书馆成立，李约瑟、希文等 10 位世界知名学者受聘任该馆学术顾问。1958 年 2 月，卫生部发出继承老中医药专家学术经验的紧急通知。1959 年 6 月，卫生部发出关于整理推广秘方验方的通知，指出自 1958 年全国中医中药工作会议以来，收到秘方验方以千万计，必须组织中医药研究机构进行整理，对药物的名称、品种、配制方法、服用剂量以及禁忌、反应等摸清情况，重点进行临床观察，以认真负责的态度推广应用。1965 年 5 月，国家科学委员会中医中药专业组成立。它标志着中医药学术研究已进入国家科学技术研究系统。

1979 年 5 月，中华全国中医学会在北京成立，这是我国最大的全国性中医药学术团体。同年 6 月，全国针灸针麻学术讨论会在北京举行，会议邀请了 30 多个国家和地区从事针灸针麻研究工作的科学家参加。1980 年 10 月，全国第一家以抢救中医孤、善、珍本古籍及整理、出版中医古籍和研究中医古籍著作为主的专业出版社——中医古籍出版社成立。1981 年 7 月，《中西医结合杂志》（中文版）创刊，这是我国创刊最早的全国性中西医结合学术刊物。同年 8 月，《中国针灸》创刊，这是当时唯一的全国性针灸学术刊物。同年 11 月，中国中西医结合研究会成立，这是我国最大的全国性中西医结合学术团体。

（5）中医药服务体系日趋完善

1950 年，我国有县及县级以上中医医院 4 所，设有病床 119 张。到 1960 年，全国有中医医院 330 所，初步形成了中医医疗服务体系。经过 50 多年的建设，遍布中国广大城乡的中医中药保健服务网络基本形成。到 2005 年，全国医疗卫生机构中具有中医药执业资格的人员达到 21.4231 万名。其中，中医执业（含助理）医师 19.4698 万人。这些人中有不少是医术精良的医师和专家，还有 1.9533 万名是执业药师。到 2005 年，我国有中医医疗机构 3792 家，标准病床数 21 万多张，中医医疗机构的门诊量达 233700193 次。

2. 社会主义经济建设推动了中医药事业的发展

新中国成立后，为了迅速改变贫穷落后的面貌，提高人们的健康水平，我国不断完善社会主义经济体制，促进国民经济的快速发展。在发展国民经济的同时，逐步形成了国家发展卫生事业的基本政策，制订了卫生工作四大方针，确立了与经济模式相应的中央集中统一领导管理的卫生管理模式，针对不同人群分别实行了公费医疗、劳保医疗和合作医疗制度；从不同卫生机构的特点出发，制定了不同的经济政策（如差额补助、全额补助、基本建设投资、服务收费与药品批零差留用等等）；初步建立了包括医疗、预防、保健等在内的较为完善的卫生服务体系。农村合作医疗保健制度创立并得到极大的推广，农村三级卫生组织形成网络；中医药“简、便、廉、验”的优势得到了充分的认可和发挥，使得我国用1%的卫生费用解决了占世界22%人口的医疗保健问题。

1998年底，全国进行医疗保险制度改革，我国医院开始打破过去由国有医院统揽一个地方公费医疗的垄断机制，由多个医疗机构和药店承担医疗保险，使定点医疗机构、药店与非定点医疗机构及药店之间，以及向社会开放的企业、军队医院和个体诊所等多种医药机构之间的竞争全面展开，通过市场来优化医院的资源配置，并促使各医院改革管理机制，减员增效，降低成本，提高疗效和经济效益。这种竞争体制使绝大多数中医医院得到了锤炼和提高，改善了技术装备条件，拓宽了服务领域，提高了综合服务能力和急危重症救治水平。

国民经济的发展为中医药事业提供了雄厚的物质保障。1998年到2005年，中医事业费用从18.08亿元增长到41.42亿元。经济发展为中医药事业提供了强有力的经济支撑，经济体制的改革也为中医药事业提供了广阔的发展空间。

3. 现代科学技术进步推动了中医药事业的发展

我国中医药科技创新随着新中国科技发展战略的转移而获得发展和进步。我国的科技发展战略制定始于20世纪50年代中期。1956年，我国召开了第一次全国知识分子问题会议，成立了科学规划委员会，制定了新中国第一个科技发展规划。这一阶段，通过中医药科技工作者的努力，涌现出以针刺镇痛、针刺麻醉、小夹板治疗骨折、中医治疗急腹症、白内障针拔套出术等为代表的一批科研成果。1978 年，党的十一届三中全会以后，第二次全国科学大会召开。邓小平同志在会上重申“科学技术是生产力”，明确提出“科技现代化是四个现代化建设的关键”和“向科技现代化进军”。1985 年，中共中央颁布了《关于科学技术体制改革的决定》，开始进行科技体制改革，实行科研课题招标制，在科研工作中引入了竞争机制，激发了科技人员的积极性。在党和国家科技政策的指引下，国家有关管理部门加强了对中医药科技创新的工作力度。1983 年 11 月，全国中医、中西医结合科研工作会议在西安召开。会议总结了 30 多年的工作，讨论了《中医、中西医结合科研成果评定、奖励办法》，并提议制定《中医、中西医结合科研工作管理办法》。同年 11 月，全国中医医院急症工作座谈会在重庆召开。会议总结交流了中医急症工作经验和进展，并成立了中医治疗高热、厥脱、中风、痛证、血证（出血）、剂型改革等协作组，通过了《关于加强中医医院急症工作的意见》。同年 12 月，卫生部下发了《关于加强中医、中西医结合科研工作的意见》和《关于加强中医医院急症工作的意见》。1986 年 11 月，设立了重大中医药科技成果评审委员会。1990 年 1 月，国家自然科学基金委员会生命科学部下设“中医与中药学科”，以加强国家对中医药基础研究的资助。1996 年 5 月，国家中医药管理局召开全国中医药科技大会。何鲁丽、徐志坚等国家领导同志出席会议，张文康同志作了题为《加快中医药科技进步，为中医药事业全面振兴和走向世界努力奋斗》的报告，会议还讨论了《关于加速中医药科学技术进步的意见》。1997 年，科技部牵头成立了由卫生部、国家食品药品监督管理局、国家中医药管理局等部门参加的国家新药领导小组，组织全国百余名专家制定了《中药现代化发展规划》，启动了中药现代化工作。1997 年 8 月，“中药现代化关键问题的基础研究”和“经络的研究”被列入国家“九五”攀登计划预备项目。同年 11 月，国家科委批准正式立项组建珠海国家中药现代化工程技术研究中心。同年 12 月，国务院副总理吴邦国、国务委员彭珮云、宋健及18个部委的领导听取了国家中医药管理局与国家科委等共同起草的《中药现代化科技产业行动计划》。国家计委将此项目列为“九五”科技攻关重点项目。经国家科委批准，“国家新药（中药）临床实验研究中心（GCP）”在北京组建。2000年，科技部颁布了《中药现代化研究与产业化开发项目实施方案》。2002年，科技部、国家经贸委、国家中医药管理局出台了《医药科学技术政策》，明确提出中药现代化是中国医药科技发展的重点，强调要重视中药提取、分离技术的自动化、智能化及相关仪器设备的研制开发，加强中药质量标准、质量控制技术研究，建立和完善符合中药自身特点的中药质量标准与质量控制体系。同年，科技部、国家计委、国家经贸委、卫生部、国家药品监督管理局、国家中医药管理局、国家知识产权局和中国科学院共同制定了第一部中药现代化发展的纲领性文件——《中药现代化发展纲要》。该纲要的颁布明确了我国中药现代化的发展方向，并从国家战略高度对中药现代化工作进行了整体布局。

1978年以来，经过广大中医药科研工作者的艰苦努力，中医治疗重大疾病、常见病和多发病，特别是对心脑血管疾病、恶性肿瘤及病毒性肝炎等的防治研究；中医治法治则的研究；文献研究；利用现代科学揭示中医“证”的科学内涵；中药品种整理、饮片炮制、剂型改革、栽培技术、新药开发等均取得了新进展和新成果。中医药基础研究和应用研究进入新的领域，迈上了更高的层次。如“消痔灵”注射治疗三期内痔临床和实验研究、“强力宁”治疗重症肌无力、康莱特注射液治疗肺癌、药用植物洋地黄细胞培养与强心苷的生物转化研究，以及中医典籍《素问》的整理研究、常用中药品种整理等。其中，抗疟新药双氢青蒿素的研制和全国中药资源普查在国内外产生了深远的影响，分别获1992年和1995年全国十大科技成就。从“六五”到“十五”，中医药科研列入国家科技计划，特别是参与科技攻关计划和攀登计划取得了令人瞩目的成就。随着我国社会主义市场经济体制的建立，中医药科技体制改革不断深入。中医药学在与现代科学技术渗透、交流、融合中取得多方面的进展，突出表现在以下几个方面：

（1）运用现代科技阐释中医病因病机

例如，对于中医的“外邪致病”理论，现代科学技术研究表明，所谓的外邪主要包括细菌、病毒、寄生虫、支原体等病原微生物，以及中毒、中暑等理化因素，并指出，伴随现代科技发展而来的环境污染、核辐射、大气变暖、生态失调等负面影响已经或正在成为新的致病因素，从而赋予中医病因学说新的内涵。对中医学的“七情致病学说”，现代科学研究发现，情志的异常变化可以导致神经、体液的异常，出现内分泌紊乱和免疫功能下降。近年来，时间生物学、气象学、大气物理学、地理学的发展已提出，不同时间、不同地点、不同气候与人体患病有一定的规律性。

（2）现代科学技术促进了中医诊断学的进步

随着现代光学、声学、电子学，特别是现代数学和分子生物学走进中医药学科，具有时代特征的“微观辨证学”从中医诊断学中开拓出来，从而使传统的宏观唯象辨证，与微观、微量、超微结构检测、观察等高新技术相结合，拓展了中医诊察的视角。

（3）现代科学技术丰富和发展了中医治疗学

近年来，运用现代科学技术知识和方法探讨中药防治疾病的机理取得了丰硕成果，建立了新学科——中药药理学。同时，现代科学技术也带来了中医治疗方法的发展和进步。中医经穴磁疗、中药离子导入等治疗方法应运而生。中药注射剂、气雾剂、滴丸剂、口服液、颗粒冲剂等的开发研制丰富了中药剂型，标志着中药剂型正朝着现代化方向迈进。此外，中医药在防治心脑血管疾病、恶性肿瘤等重大疾病方面也取得引人注目的进展。以冠心Ⅱ号为代表的新方剂有数十种之多，对治疗冠心病和预防心肌梗死均取得满意效果。从分子水平上探讨中草药抗癌作用及机理的研究，为肿瘤的防治提供了新的思路和方法。

（4）现代科学技术推动了中药的研制与生产

显微镜技术、染色体技术、DNA 技术等现代技术的发展为中药的鉴定和中药质量标准规范化奠定了坚实的基础。色谱技术使中药质量控制显著提高。光谱学理论和技术的大发展为快速、准确分析中药有效成分提供了可能，极大地促进了中药化学成分的研究，为认识中药药效的物质基础提供了途径，为中药的质量控制、炮制机理及作用机理的研究提供了依据。前处理工艺技术、制剂工艺技术、分离纯化技术、高通量筛选技术、动态逆流提取技术、超临界二氧化碳萃取技术、大孔树脂吸附分离技术、膜分离技术、冷冻干燥技术等新技术和新工艺的大量使用，推动了中医药的技术进步和创新，促进了中药生产技术向现代化发展，从整体上提高了中药的水平。

（5）实行 GMP 制度，推进中药产业现代化

为了加强对药品生产和质量的监督管理，保证人们用药安全、有效，20 世纪 80 年代初，国家开始在制药企业推行 GMP（药品生产质量管理规范）制度。1992 年国家对原版 GMP 进行了修改，并颁布了修订版的《药品生产质量管理规范》，即我国现行的 GMP。国家有关部门规定，自 1995 年 10 月 1 日起，凡具备条件的药品生产企业（车间）和药品品种均可按《中国药品认证委员会认证管理办法》的规定，申请药品 GMP 认证，实行基本上与国际组织接轨的具有中国特色强制与自愿相结合的 GMP 制度。一些中药材栽培技术、中药制剂工艺、设备、新药研制的成果直接与市场结合，取得了较好的社会效益和经济效益。

（二）中医药事业的发展适应了我国医药卫生事业发展的需要

1. 中医药成为我国医药卫生服务体系的重要组成部分

在党和政府贯彻落实卫生工作方针和中医政策的过程中，中医药作为我国医药卫生服务体系不可或缺的重要组成部分，凭借其特色和优势，为保障人民群众的身体健康作出了重要贡献，发挥了不可替代的巨大作用。

我国的医药卫生服务体系，是新中国成立后在计划经济体制下逐步建立和发展起来的。党和政府通过总结革命战争时期卫生工作

的历史经验，确立了适合当时国情的卫生工作方针，即“面向工农兵、预防为主、团结中西医、卫生工作与群众运动相结合”的四项工作方针。实践证明，上述方针反映了社会主义卫生事业的本质，符合我国医药卫生事业发展的基本规律和要求，指明了我国卫生工作的努力方向和发展道路，使我国建立起了由西医院、中医院、中西医结合医院、卫生院、门诊部（所）、疗养院（所）、专科防治机构、卫生防疫站、妇幼保健站等卫生服务机构组成，覆盖城乡和主要企事业单位的医疗服务及卫生保健网络，培养、壮大了一支专业齐全、训练有素的医药卫生技术队伍，继承和发扬了中医药特色与优势，形成了一个完全不同于西方模式且具有革新意义的中医药学与西医学并存互补的医药卫生服务体系。

我国强调预防和初级保健，积极推动以预防注射、环境卫生、消灭四害为重点，全民参与的公共卫生运动，预防和卫生保健知识在人民群众中得到大规模普及，迅速改变了大多数中国人的卫生健康面貌。计划经济时期兴起的“农村合作医疗制度”全面扩大了医药卫生服务在农村地区的覆盖面，使得中医药“简、便、廉、验”的特点在更广的领域中得到进一步发挥。20 世纪 50 年代中期，我国开始创办正规中医医院。到 1960 年，中医医院已发展到 339 所，病床 1.4199 万张。此后，许多县及县级以上区域都开办了中医医院，有些少数民族地区还开办了自己的民族医院，部分综合性医院、卫生院也设立了中医科室，城镇乡村各种类型的中医门诊部（所）、中医疗养院（所）纷纷开办。尽管这些处在发展过程中的中医（民族医学）医疗机构规模不大，但它们的发展使中医药在疾病预防、卫生防疫、妇女儿童保健、基层综合医疗、专科专病治疗等领域发挥了应有的作用，形成了包括医疗、预防，保健、康复等在内的中医药服务系统。这标志着中医药行业已正式纳入国家卫生服务体系，成为我国卫生事业的重要方面。

改革开放以来，随着市场经济改革的不断深入，我国医疗卫生体制发生了巨大变化，医药卫生服务体系的供给能力全面提高，卫生机构的数量、医生数量以及床位数量都比计划经济时期有了明显增长，技术装备水平全面改善，医务人员的业务素质迅速提高，能够开展的诊疗项目不断增加。此外，所有制结构上的变动、管理体制方面的变革以及多层次的竞争，明显地提高了医疗服务机构及有关人员的积极性，增强了中医药的机构活力，促进了中医药事业的进一步发展，提高了中医药行业在我国医药卫生服务体系中的贡献率。

据统计，1999～2004 年，仅 5 年时间，中医药医疗机构总量增长了 29.71%，年均增幅 5.94%；中医药从业人员总数增长了 17.11%，年均增幅 3.42%；中医药专业技术人员总数增长了 17.61%，年均增幅 3.52%；中医医疗机构病床床位数增长了 13.94%，年均增幅 2.79%。中医药在慢性病、疑难病、老年性疾病和功能性疾病治疗领域获得一定程度的公认，在急性传染病的防治中也取得了较好的效果。上述情况表明，以中医医院等各级各类中医医疗机构为主体的中医药服务体系得到迅速加强，中医药在我国医药卫生服务体系中发挥作用的空间越来越广，对人民健康事业的贡献率越来越大。

2. 中医药是我国疾病预防控制体系的特色与优势

新中国的公共卫生工作是在人民健康水平普遍低下和极其落后的情况下起步的。针对新中国成立初期各种疾病广泛流行的实际情况，政府坚持中西医并举，充分发挥中医药独有的、兼具治本和预防的特色优势，开展了以"除四害、讲卫生、预防疾病"为中心的群众性爱国卫生运动，积极抵御自然灾害，保护人民身体健康，在较短时间内提升了我国民众的卫生保健水平。随着卫生事业的全面发展，我国在"一穷二白"的基础上建立了省、地、县各级卫生防疫机构及县、乡、村三级预防保健网，形成了一整套较为完善的中医、西医、中西医结合防病治病服务体系。20 世纪 50 年代以来，中医药在疾病控制和公共卫生预防领域一直发挥着积极作用，在防治传染病、地方病、非手术治疗急腹症、针刺麻醉与中药麻醉、治疗重症肌无力等领域取得了举世瞩目的成就。2003年，非典型传染性肺炎（以下简称“非典”）在我国部分地区爆发流行，中医药界探索中医、中西医结合防治“非典”的方法，不断完善中医药防治技术方案，实践证明，采用中医药方法参与“非典”治疗，早期介入恢复快。据不完全统计，国内（不含港、澳、台）“非典”确诊病例里中医药参与治疗的占58.3%，为取得抗击“非典”斗争的重大胜利作出了贡献，得到了世界卫生组织的认可，显示了中医药抗击重大疫病的能力。2005年，中医药在防控人禽流感工作中继续发挥重要作用，国家制订了中医药防治人禽流感预案，提出了中医药治疗方法，开展了大量富有成效的工作。根据国家提出的建立和完善突发公共卫生事件医疗救治体系的要求，中医药行业加强了中医药应对突发公共卫生事件的能力建设。截止到2005年底，已有1.2915万名中医药人员接受了应对突发公共卫生事件能力的培训；在全国开展了16家中医、中西医结合传染病临床基地建设，安排县级中医医院急诊急救能力建设项目278个，县级中医医院感染性疾病科建设项目179个，累计投资1亿多元。

近年来，国家和各省、市、县纷纷成立疾病预防控制中心。这标志着我国疾病预防控制工作在原有以卫生防疫为主的基础上，注入了更多、更全面的内涵，形成了更加成熟的四级疾病预防控制体系。据统计，仅2003年，全国即有疾病预防控制中心3584个，从业人员20万。其中，卫生技术人员约15万，包括医生约9万人，是疾病预防控制体系的主体。各类中医医院、综合性医院、中西医结合医院、卫生院、妇幼保健院（所、站）、专科疾病防治院（所、站）、卫生监督所也成为四级疾病预防控制体系的重要支撑，其中中医药力量始终活跃在四级疾病预防控制体系的构建和运行中。开展全面的疾病预防控制成为新时期贯彻“预防为主”方针的必然趋势和要求。随着社会的发展，人们生活水平、生活方式和环境条件的变化，一些非生物因素导致的疾病日益突出，单纯的卫生防疫工作已经不能涵盖这些内容，疾病预防控制工作成为包含卫生防疫工作在内的最能确切体现“为人民健康服务、为社会主义现代化建设服务”方针的一项全新工作，在我国社会政治、经济发展中占有非常重要的地位。中医药作为我国医学体系的重要组成部分，在医疗救治、重大疾病防治和农村、社区卫生服务中显示了独特的作用。在疾病预防控制体系的完善和发展过程中，中医药特色和优势得到进一步发扬，不断开拓新的领域。其主要表现在：

（1）中医药事业在疾病预防控制体系中发挥了重要作用

我国疾病预防控制体系以预防为主，通过国家投入和政策扶持，疾病预防控制体系的构建促进了中医药事业的发展，逐步使中医药在城市能够与现代医学并驾齐驱，在农村发挥主体作用。只有中医药事业的大发展，才能确保疾病预防控制“重点下移战略”（面向农村、面向基层）和“重点前移战略”（疾病预防和早期治疗）的实施，全面提升人们的健康水平，实现“2020年人人健康”的目标。

（2）中医药事业在突发公共卫生事件和医疗救治体系中发挥了重要作用

近年来，全国各地纷纷制定了中医药参与突发公共卫生事件应急预案，有条件的地区还建立了中医、中西医结合传染病医院，或在传染病专科医院中设立中医科或中医、中西医结合病区。各省、市、自治区不断加强对中医医疗救治专业技术队伍的培训工作，提高了中医药快速反应、协同作战和应急处理能力。与此同时，各级政府加大应对突发公共卫生事件的经费投入，保证了中医药检测、应急救治所需设施、设备、药械的供应，中医药应急能力建设、综合性中医医院急诊急救能力建设、农村县级中医医院急诊急救基本设施建设和急诊急救技术培训均有大幅度提高，中医药在突发公共卫生事件和医疗救治体系中所占份额日趋增大。

（3）中医药在治疗慢性非传染性疾病等重大疑难杂症方面取得新突破

中医药在治疗慢性非传染性疾病，如心脑血管病、血液病、免疫性疾病、妇儿科疾病等方面有着独具的特色和优势，推拿、针灸、食疗、药浴等中医特色疗法也在继承中创新。目前，全国有160个重点中医专科（专病）项目建设正在顺利开展，在治疗各类慢性非传染性疾病方面发挥着重要作用。由于中西医并举的防病治病机制发挥了显著作用，我国在20世纪五六十年代就集中力量消灭了许多严重危害人体健康的传染病和寄生虫病。如1963年天花的消灭比全球范围内的灭绝提前了十多年；儿童计划免疫接种率以乡镇为单位已达到85%，6种儿童传染病的发病数比计划免疫前下降了90%以上；1994年全国基本消灭了丝虫病；1994年10月以来，未再发现脊髓灰质炎野病毒株；2002年全国法定报告传染病的发病率为180/10万，比20世纪70年代的7061/10万下降了97.5%；传染病已从死因顺位的首位下降至第九位；慢性非传染性疾病防治研究已有较好的起步。全国427个血吸虫病流行县中，有253个已基本达到消灭标准。大骨节病、克山病的发病人数在逐年减少，中医药在防病治病领域不断取得新的进展和新的突破。今后，中医药将在进一步提高防治常见病、多发病能力的基础上，重点加强恶性肿瘤、心脑血管病、糖尿病、慢性呼吸疾病、肾病等重大疾病的中医药防治；加强艾滋病、病毒性肝炎等重大传染性疾病的中医药防治，以及地方性氟中毒、大骨节病等地方病的中医药防治与临床研究工作。同时，积极参与重大突发传染性疾病的研究和防治工作。

（4）中医药在卫生保健领域的作用越来越明显

据统计，全球有70%左右的人接受过中医药治疗或保健。中医药具有毒副作用小、医疗成本低、易于被接受和便于应用的突出优势，在医疗保健中的作用越来越明显。随着社会的发展，人们的观念发生了变化，已从以往的单纯防病治病转向维护健康。早在《内经》时期，就提出了“治未病”的预防思想，强调未病先防，既病防变，愈后防复。中医药具有丰富的行之有效的预防保健方法，以及药物与非药物干预等措施，对疾病的防治不只是防止疾病的发展，而且防止其传变和愈后复发。无论从维护健康、干预亚健康还是疾病的防治，中医药都具有独到的特色与优势。

二、中医药教育在中医药事业发展中的作用

中医药教育不仅是我国中医药事业的重要组成部分，也是整个国民教育事业和现代化建设的重要组成部分。它关系到我国整体卫生保健水平和综合国力的提升，关系到经济繁荣、社会进步和人民生活质量的提高，关系到我国优秀传统文化的传承。

（一）中医药人才成为中医药事业发展的主要力量

教育的基本任务是培养人才，中医药教育也不例外。新中国成立以来，中医药教育，尤其是正规的学校教育从无到有取得了长足的发展，形成了高等教育、职业教育和继续教育并举的办学格局，成为我国医药教育体系的重要组成部分。在教育层次方面，1978 年我国开始招收中医药研究生，1981 年正式建立中医药硕士、博士学位制度，1985 年国务院学位委员会成立中医专家小组，实现了与国家学位制度的接轨；20 世纪 90 年代开始开办七年制中医药教育和第二学士学位教育，建立了中医药博士后科研流动站，逐步形成了研究生、本科、大专、中专等多层次的教育结构。办学主体从单一的中医药院校办学，发展为医药院校、综合性大学和其他院校共同办学，全国现有高等中医药院校 45 所（含高职高专院校和独立学院），中等中医药学校 61 所。1999 年以来，随着全国高等教育体制改革的深入，中医药院校的办学规模逐渐扩大，2005 年专科以上招生数达到 9.5945 万人。人才培养模式呈现多样化趋势，通过与综合性大学、西医院校、工科院校、财经院校等联合培养跨学科复合型人才，鼓励非医学专业本科毕业生报考中医类研究生等措施，促进了学科的交叉与融合，推动了中医药教育的可持续发展。

50 多年来，各类中医药教育培养的医疗、科研人才已经成为中医药服务体系的支柱。新中国成立初期，缺医少药的现象十分严重，需要大批的医药卫生人员。中医药教育从中医进修学校开始，以中等中医药教育和短期培训的形式，培养了大批医药卫生从业人员。

1956 年，高等中医药院校建立以后，中医药教育发展迅猛，培养了大批高级中医药人才。1988 年 4 月，国家中医药管理局在郑州召开会议，制定了《1988～2000 年中医事业发展战略规划》，提出“到 2000 年，要建立起以全民所有制为主体，多种形式并存，机构比较齐全，人才结构相对合理，学术水平显著提高的中医医疗保健、教育、科研体系，为 21 世纪中医药事业的全面振兴和进一步走向世界奠定良好的基础。”在中医药教育方面，提出“建立起以政府办学为主，多种办学形式并存，规模适应、专业齐全、层次分明、结构比较合理，具有中国特色的中医药教育体系，大力培养各级各类中医药人才，适应本世纪中医事业发展的需要。”从 2002～2004 年，全国高等中医药院校共培养人才 9.2450 万人，继续教育培养人才9239 人，中等中医药教育培养人才 6.6417 万人。到 2005 年，全国医疗卫生机构中具有中医药执业资格人员达到 21.4231 万名。

中医药院校教育培养的教学、科研人才成为中医药教育的主力军，为中医药事业的持续发展作出了贡献。师资队伍是进行人才培养的基本条件之一，中医药教育机构，特别是中医药高等院校，不仅为医疗机构输送了大量活跃于临床一线的专门人才，而且也为各级各类相关的科学研究机构、教育培训机构提供了人才保障。中医药院校教育起步时期，师资严重匮乏。从中医进修学校开始，中医药教育首先肩负的任务就是培养开展正规教育的师资队伍。没有教材就从研究古典医籍入手，自己编写教材；缺乏表述完善的理论就师生共同探讨研究。新中国最早的中医进修学校，诞生了第一批中医教材，培养了第一批中医高等教育的师资队伍。50 多年来，中医药院校教育从最初通过对民间中医进行培训和提高、组织西医人员学习中医理论，到培养本科生、硕士生、博士生，教育教学体系不断完善，师资队伍建设得到了显著加强。2005 年，我国高等中医药院校专任教师为 1.4956 万名。其中，1127 人具有博士学位，4490 人具有硕士学位，8596 人具有学士学位。

中医药教育培养的生产、管理、科研人才促进了中医药产业的长足发展。2004年，我国中医药研究机构从事科技活动的人员具有研究生学历的938人，大学学历的3129人，大专学历的2237人，占研究人员总数的77.9%。随着我国社会主义市场经济体制的建立，中医药产业特别是中药产业已经成为我国社会、经济体系的重要组成部分。为了满足生产企业对中医药人才的多样化需求，许多中医药院校在主体专业的基础上，拓展了经济、管理、信息技术等方面的专业或专业方向，培养了既具有一定中医药专业知识，又适合从事企业相关工作的复合型人才。

（二）中医药教育成为社会服务体系的重要组成部分

高等教育要为一定地域的经济和社会发展服务是教育外部关系规律的具体表现。高等中医药教育的社会服务功能主要是通过人才培养和科学研究来实现的，另一方面也直接参与社会服务工作，从而成为中医药社会服务体系的重要组成部分。

1. 中医药教育机构为社会提供医药咨询服务

经过数千年的传承和发展，中医药已经成为我国医疗卫生保健的组成部分，不仅用于治疗疾病，还在防病、养生保健等方面发挥着独到的作用。开展中医药方面的健康教育成为中医药教育机构的社会功能之一。全国各省、市、自治区的中医药教育机构通过各种形式对中医药健康教育工作予以支持。安徽省在《发展中医条例》中明确指出，“要将中医基础知识作为中小学健康教育的内容。”这为该省中医药教育机构开展健康教育提供了政策保障。近年来，许多院校积极开展健康教育方面的课题研究，相继出版了健康教育方面的培训教材和普及读物，通过师生走进社区、开展“三下乡”活动、进行防病治病的宣传教育、提供免费的医药咨询服务等方式，在流行病和慢性病防治方面发挥了积极作用。南京中医药大学1997年启动“医桥工程”，面向社会设立医疗信息咨询热线电话和120信箱，建立了专家、医疗机构等信息资料库，并在每年假期组织专家和学生到贫困乡村巡回医疗义诊。这种做法不仅受到人民群众的热烈欢迎，引起强烈的社会反响，而且在对学生进行素质教育的同时，也成为中医药高等院校履行社会服务职能的亮点。

2. 临床教学基地直接为社会提供医疗服务

医学是理论与实践紧密结合的特殊学科，临床实践在医学教育中占有相当比重。为此，中医药教育机构建立了一批教学与医疗实践相结合的临床教学基地。这些基地直接面向社会开展医疗服务，成为中医药服务体系的重要组成部分。卫生部于1982年召开的“衡阳会议”重点讨论了高等中医药教育教学问题。随后，相继在南京和上海召开会议。会议的一个重要内容就是强调加强教学医院建设。“七五”期间，国家重点投资扩建了7所中医药院校的附属医院，要求每个医院的床位达到500张以上，并具有专科特色。这些医院均在20世纪90年代前后建成。1992年11月15日，国家教委、卫生部、国家中医药管理局联合下发了《普通高等医学教育临床教学基地管理暂行规定》，要求医学院校的附属医院、教学医院和实习医院的床位数、专科设置、医疗人员组成结构、图书资料、硬件设施等方面都必须达到相应标准。因此，这些临床教学基地一般在当地具有较高的医疗水平。卫生部颁布的《综合医院分级管理标准（试行草案）》，对各级综合医院提出了教学方面的要求。许多中医药院校的临床医学院就建在附属医院，临床医学院的教师同时也是医院的医疗人员，他们在开展教学工作的同时，也以精湛的医疗技术为社会直接提供高质量的医疗服务。

3. 中医药教育机构积极创校办产业

随着我国社会主义市场经济的发展，中医药产业作为我国医药产业的重要组成部分也取得了长足发展。中医药教育机构，尤其是高等院校因具有人才和科学研究方面的优势，在我国中医药产业发展中发挥了重要作用，不仅为企业输送了大量人才，提供了一批可供转化利用的科研成果，而且以开办企业的形式直接参与生产活动。许多中医药院校拥有自己的校办企业，这些企业产生了良好的经济效益。其中，江西中医学院校办产业——江中集团2003年就实现销售收入13亿元。其核心企业——江中制药厂已发展成拥有7亿元净资产，集生产、研发、教学为一体的高新技术企业，开发了一批全国知名的市场名牌产品。成都中医药大学经成都市政府批准进入"高校科技工业园区"，并以科技成果入股，创办了科技型上市公司——四川西南华神科技股份有限公司。在此基础上发展为华神集团公司，1999年创办了"成都中医药大学天然中药饮片公司"。广西中医学院制药厂（百年乐药业）被评为"全国100家最大医药工业企业"，并具有年产值5亿元的生产能力。湖南中医药大学拥有湖南国华制药厂和春光饮片药业有限公司两所校办合资企业，年产值6000余万元。上海中医药大学等还创办了医疗器械等其他类型的校办企业。根据教育部科技发展中心公布的数据，在2000年科技型校办企业净利润超百万的学校排行榜上，江西中医学院和成都中医药大学分别以364.91万元和180.73万元列第14位和第25位，体现了中医药校办企业的强劲实力。随着中医药传统学科向经济、贸易、生物技术等领域的不断拓展和渗透，中医药院校走出了一条产学研相结合、科工贸一体化的新路子。

4. 中医药教育机构为社会提供专业的信息服务

中医药教育机构尤其是高等院校，作为中医药人才培养和科学研究的主要力量均建有藏书量达到一定规模的图书馆和现代化的信息检索中心，收藏着一大批在中医药发展史上产生重大影响的书籍和文献资料。这些资源在供校内师生参阅的同时，也为整个中医药行业提供了有力的信息保障。随着计算机应用的普及和网络技术的发展，高校的信息化建设日新月异，校园网站成为高校提供信息服务的重要渠道，文献、期刊、会议论文、中医药相关数据等都可以在中医药院校的网站上方便、快捷地进行检索，科研项目的合作、科技成果的转化也可以在网上进行初步磋商，信息技术对中医药教育的影响正越来越多地引起社会关注。

（三）中医药高等院校成为科学研究的重要基地

中医药科学研究对中医药事业的发展起着至关重要的作用，它不仅促进了教学内容和方法的更新和提高，也直接产生了新知识、新技术、新工艺，推动了中医医疗和生产实践的革新。2005 年，全国高等中医药院校具有高级职称的教学、科研人员 8993 名。其中相当一部分人承担了大量的科研课题，成为各级各类中医药研究机构的主要科研力量。目前，国家中医药管理局设置的 17 个重点研究室（实验室）中，有 6 个设在高等中医药院校。中医药院校已成为开展中医药科学研究的重要基地。1996 年，高等中医药院校开始设立博士后流动站，这标志着中医药科学研究迈上了新的台阶。随着中医药院校教育的发展，中医药学科体系逐步完善，一批高水平的国家、省、市、院校级重点学科相继建立。它不仅促进了学术带头人和人才梯队的形成，涌现出一批高水平的科研和教学成果，也为中医药事业的进一步发展奠定了基础。中医药院校的科学研究工作对中医药事业的促进作用具体表现在以下几个方面：

1. 继承传统中医药理论精髓，推动中医药基础理论研究

中医药学始终是在继承基础上发展的，因此，整理、归纳和总结历史上中医药理论的精华成为中医药科学研究的重要内容。老一辈中医药学者通过对古典医籍的总结、梳理和加工形成了第一批中医药学教材，迈出了中医学与现代教育知识和理论体系相结合的成功一步。这既是中医药教育教学的创新成果，也是中医学基础理论研究的重大突破。它构筑了现代中医药学的基本框架。国家中医药管理局高度重视古籍的整理工作，以局级研究课题的形式支持古籍的校注和研究工作，在校注出版大批古籍精品的同时，编纂了《中医大辞典》、《中国医学百科全书》、《中华本草》、《中医方剂大辞典》等一批中医药工具书，培养了一批具有真才实学、相对稳定的学术群体，建设了若干个从事中医药文献整理和研究的学术基地，逐步形成了各自的学术方向和学术特色，为中医药基础理论研究奠定了坚实基础。尽管中医学术界对中医证的本质进行了几十年的研究，且尚未获得有理论指导意义和临床实用价值的实验指标，但它对研究人员重新认识中医基础理论的学术内涵，重视古代哲学思想对中医理论的影响具有积极的促进作用。

2. 吸收现代科学技术，促进中医药研究方法和手段的革新

中医药学的发展是以科学继承为基础的。它不断吸收现代科学的研究成果丰富和充实自身。高等院校是新知识、新思想产生和传播的基地，中医药院校也不例外。现代科学技术的发展丰富了中医药科学研究的方法和手段，提供了新的研究思路。现代科技认知方式中理性与非理性因素的交融、证实与证伪的归纳与演绎、分析与综合的结合、辩证法与形而上学的斗争，应用在中医药理论整体观、辨证论治、复方配伍的特色研究上，同样促进了中医药研究方法的进步。因子分析法、模糊数学等理论在中医药研究领域的应用，不仅有利于中医理论对事物本质的揭示，也有利于客观地描述中药的物质基础与药效关系。分析化学技术、病理学、药理学研究方法的发展，拓展了对中药有效成分的分析研究手段，深化了中医药学对致病因素、病理状态和中药毒副作用的研究。信息技术的引入不仅为中医药科学研究的数据处理提供了更加便捷、高效的手段，而且为中医药研究提供了新的思路和方法。

3. 研究中医药理论与实践，形成新的药物和诊疗方法

中医药院校集中了中医药教学、科研和医疗方面的优秀人才，在中医临床研究和新药研究开发方面具有强大的实力。近年来，在各级政府主管部门的支持下，中医药院校的仪器设备、工作环境、学术水平和科学管理能力有了显著提高，部分中医药院校已拥有稳定的中药新药研究中试基地。绝大多数院校建立了与互联网相通的校园网络，科技信息的检索利用更加方便、快捷。中药新药的研究开发得到高等中医药院校的大力支持和鼓励。现代科学技术在中医诊疗过程中的应用，如CT、MRI等技术手段深化了中医对人体微观世界和病理变化的认识，在中西医结合诊断疾病方面发挥了积极的作用。电学、光学、纳米技术手段与中医传统的针灸、药物治疗相结合，在物理治疗、中药剂型改进方面进行了有益的探索。2002 年 7 月，科技部启动了创新药物与中药现代化重大科技专项，到 2005 年共取得新药证书 22 个，27 个品种完成全部研究工作并申报新药，115 个品种进入临床试验阶段，同时还有近百个创新性强、前景较好的品种处于临床前研究阶段；根据新药研发特点，建立了六类药物研发通用平台、三个生物技术药物平台和两种中药质量标准研究关键技术平台，初步构建起国家创新药物研发技术联盟；申请国际专利 114 项并获授权 35 项，申请国内专利 529 项并获授权 175 项，为我国医药产业走自主创新的道路迈出了坚实的一步；设立专项博士基金课题 43 项，发表论文 1573 篇，其中被 SCI 刊物收录 172 篇，出版专著 34 部。2006 年 5 月，国家中医药管理局根据《关于实施中医临床适宜技术推广计划的通知》（[2006] 58 号）精神，为进一步发挥中医特色优势，使简便、实用的中医诊疗技术更大范围地服务于临床，组织专家从“中医临床诊疗技术整理与研究专项”通过鉴定的项目中，筛选出农村适宜技术 35 项，社区适宜技术 38 项，需要特定医疗条件的适宜技术 15 项，作为第一批中医临床适宜技术推广计划项目，并正式对外发布。在 35 项农村适宜技术中，有 18 项的研究单位为高等中医药院校及其附属医院，占 51.4%；在 38 项社区适宜技术中，有 18 项的研究单位为高等中医药院校及其附属医院，占 47.4%；在 15 项需要特定医疗条件的适宜技术中，有 5 家研究单位为高等中医药院校及其附属医院，占 33.3%。

（四）中医药教育促进了中医药文化的传播与交流

随着人类回归自然理念的进一步增强和医学模式的转变，中医药在国际上越来越受到关注和重视，来华留学生数量不断增加，中医药教育已涉及 130 多个国家和地区。在澳大利亚、泰国、新加坡等国和我国的港、澳、台地区，中医药已纳入正规的医学教育体系。中医药对外教育的发展，推动了中医药的国际交流与合作。截止到

2004 年 12 月，我国已与 51 个国家签署了含有中医药条款的卫生合作协议，并签订了 17 个专门的中医药合作协议。这不仅推动了政府间在中医药教育、科研、医疗、管理等方面的合作，促进了中医药的对外贸易，也促进了中医药传统文化在世界范围的传播与交流。

1. 中医药对外教育加深了世界各国对中国传统文化的了解

我国从 20 世纪 50 年代开始接受中医药留学生，改革开放以后，中医药留学生教育一直持续、稳定地发展。在学习内容上，中医药留学生教育制定了文化课程的考试标准，尤其是汉语学习和考试标准。1984 年，我国确立了中医药留学生学位制度，为中医药留学生的研究生教育奠定了基础。近年来，中医药留学生教育在学历教育和非学历教育两个方面稳步发展。学历教育包括博士、硕士和本科三个层次，非学历教育包含高级进修生、普通进修生和短期进修生三种类型。多年来，来华接受中医药教育和培训的留学生人数，一直居自然科学留学生人数的首位，而且呈逐年增长的态势。2005 年，全国中医药院校留学生在校人数为 3 913 名，当年招生 1328 名，毕业 1093 名。留学生主要来自亚洲、大洋洲、欧洲和北美洲。这些学生归国后逐步成为当地中医药医疗、教学和科研的骨干，中医药的国际影响逐渐扩大。

2. 国际合作办学推进了中医药走向世界

近年来，我国高等中医药院校与国外许多国家和地区的院校开展合作，成立了中医药学院，或在大学开设中医或针灸专业，共同培养中医药（针灸）人才。1997 年，澳大利亚墨尔本皇家理工大学与南京中医药大学合作开设了中医学系，成为西方国家正式设立中医学系的第一所大学。1998 年，获得英国教育部门正式批准，北京中医药大学与英国米德塞斯大学签署联合办学协议，在英国正式开办中医本科学历教育。这些国际合作办学项目的开展，推动了中医药在世界各国的合法化进程。目前，日本、韩国、英国、德国、法国、澳大利亚、美国都建立了政府承认的与中医药有关的高等医学院校。在美国注册的中医学院达到 72 所，经教育部批准的达到 30

所。据不完全统计，分布在世界130多个国家和地区的中医（针灸）医疗机构达5万多家，针灸师超过10万人，注册中医师超过两万名。每年约有30%的当地人、超过70%的华人接受中医药服务。

3. 中医药成为国际医疗与研究体系的组成部分

高等中医药院校积极参与我国政府与世界卫生组织（WHO）在传统医药方面的合作，并取得了良好的成效。WHO在亚洲设立的15个“世界卫生组织传统医学合作中心”中有13个与中医药有关，7个设在中国。2003年，WHO在《全球传统医学发展战略》中明确指出，针灸、中药等传统医药正在全球获得广泛重视，在人类保健中发挥着日益重要的作用。1996年，美国FDA批准针灸作为合法的治疗方法。此后，针灸在大多数国家的医疗体系中获得认可。1999年，第一个中药复方经美国FDA批准进入临床实验。2000年，澳大利亚维多利亚省通过了《中医药法》，以立法形式确认了中医药在该国医疗保健中的地位。2000~2002年，中药先后在古巴、阿联酋和俄罗斯获准以治疗药品形式注册。我国从上世纪70年代开始向非洲和中东地区派驻援外医疗队。目前，在40个国家的42支医疗队中有中医师110人，占医疗队员总数的10%，受到受援国政府和人民的欢迎。中医药的科学研究也得到各国政府的支持，中外政府间合作协议框架指导下的高等院校和医疗、科研机构的合作不断增多，在艾滋病防治、肛肠疾病治疗、血液病防治、哮喘病治疗、糖尿病防治等项目中我国与坦桑尼亚、德国、日本、俄罗斯、澳大利亚、意大利等国家进行了密切合作，使得中医药国际交流合作的水平和层次明显提高。中医药科研与开发和医疗服务合作正成为我国对外交流与合作的优势项目。

三、影响中医药教育发展的相关因素

（一）政策因素对中医药教育发展的影响

1. 中医政策是中医药教育发展的保障

中医政策是我国卫生政策的重要组成部分，其目的是发展传统中医药科学，建设有中国特色的社会主义医药卫生事业，为人民健康服务。从新中国成立至20世纪80年代，中医政策可以概括为“团结中西医，继承与发扬祖国医药与遗产”；90年代后可概括为“中西医并重”。中医政策包括以下基本要点：团结中西医，把中医和西医摆在同等重要的地位，坚持“中西医并重”；努力继承、发掘、整理、提高祖国医药学；团结和依靠中医，发展和提高中医，更好地发挥中医的作用；坚持中西医结合，组织西医学习和研究中医；保持特色，发挥优势，积极利用先进科学技术，促进中医药发展，逐步实现中医中药现代化；有计划、按比例地发展中医和中西医结合事业，并为其发展提高创造良好的物质条件；保护和利用中药资源，发展中药事业；坚持中医中药结合，医药并重，促进中医中药同步发展与振兴。中医政策历经50多年的丰富与发展，积累了正反两方面的经验与教训，对我国的中医药及其教育事业产生了巨大而深远的影响。

早在新中国成立初期，党中央就根据我国的实际情况制定了团结中西医，继承发扬我国医药学遗产，为保护人民健康服务的正确方针与政策。1954年，中共中央在批转中央文委党组《关于改进中医工作问题的报告》中，针对当时中医工作的状况和存在的问题阐明了党的中医政策，提出了改进中医工作的具体措施。1965年，毛泽东同志指出：“要以西方的近代科学来研究中国的传统医学的规律，发展中国的新医学。”1958年，毛泽东同志提出“中国医药学是一个伟大的宝库，应当努力发掘，加以提高。”同时，中共中央批转了卫生部党组《关于组织西医离职学习中医班总结报告》，强调要积极培养中西医结合的高级医生。此后，各地相继举办西医离职学习中医班，培养了4400多名“西学中”医师。其中，离职学习两年以上的“西学中”科技骨干有2000多人。这批人才在总结临床疗效的基础上，积极开展中西医结合科研工作，在临床学科和基础理论方面取得了不少重要科研成果，受到国内外的广泛重视。这些中西医结合科研成果开拓了许多新的领域，对我国中医药教育事业产生了一定的影响。

文化大革命期间，由于极“左”路线的影响，中医工作和中西医结合工作受到极大的摧残，造成中医药事业日趋衰落，中医队伍后继乏人。“文革”后，卫生部恢复了中医司。1978年8月，卫生部党组讨论通过了《关于认真贯彻党的中医政策，解决中医队伍后继乏人问题的报告》，并上报党中央。报告中就当时中医药教育事业的发展问题明确指出，应“认真办好中医学院，积极培养中医中药的新生力量。要努力扩大中医中药专业的招生数量，在高等医药院校招生名额中，中医中药专业所占比例应力争达到1/5；中等医药卫生学校中医中药专业所占比例应力争达到1/4。凡有条件的高等医药院校都要设立中医系、中药系；凡有条件的中等医药卫生学校都要开设立中医班、中药班。”报告对各中医药院校的领导班子、师资力量、实验设备、基建指标、教学用房以及附属医院的整顿和建设等相关问题都提出了意见。报告确立了北京、上海、南京等8所予以加强的重点中医药院校。同时提出了“争取在1980年前后使每个中医学院的在校学生平均达到1000人左右，重点中医学院在校学生1500人左右”的发展设想。此外，对中医学院中西医课时的比例提出了“以7∶3为宜”的意见。对还没有建立中医学院的省、市、自治区，文件指出：“应积极创造条件，争取在1980年前后建立起来（民族地区建立中医学院应设置民族医药专业）”。同时，建议“各省、市、自治区在办好中医学院的同时，应举办两三所中等中医药学校”。报告很快引起党中央的高度重视。1978年9月7日，邓小平同志审阅这份报告后批示说：“这个问题应该重视。一定要为中医创造良好的发展与提高的物质条件。建议以中央名义加一批语转发下去。”党中央以［78］56号文转发了卫生部党组《关于认真贯彻党的中医政策，解决中医队伍后继乏人问题的报告》。文件指出，在发展西医队伍的同时，必须大力加快发展中医中药事业，特别要为中医创造良好的发展与提高的物质条件，抓紧解决中医队伍后继乏人的问题。

党中央的56号文件，使党的中医政策和中西医结合方针得到进一步贯彻执行，对促进中医药及其教育事业的恢复与发展起到了巨大的推动作用。报告批转后，党中央和各省、市、自治区的负责同志亲自过问中医和中西医结合工作，先后召开老中医和西学中座谈会，听取意见，加强领导。在各级党委的领导下，各地卫生部门也积极行动起来，做了许多卓有成效的工作。至1979年底，全国中医医院已有582所，比历史上最高年度的1960年增加了76.4%，床位增加了两倍以上。中医药院校发展到24所，招生人数超过历史最高水平，中医药研究机构达到43所。部分省、市还以中医专门机构为基地，举办中医学员班，招收一批中医学员，采取集中上课学理论，分散跟师学经验的教育方式，使其成为中医药正规学历教育的有益补充。此时，国家还为一批中医药人员确定了技术职称，晋升了一批中医药学教授、研究员、主任中医师和主任中药师。过去被解散的中医学术团体和停办的学术刊物陆续得到恢复，并成立了全国中医学会，召开了学术会议。不少省、市还举办了中医师资班、进修班和研究班。中医药院校和中医研究机构招收了中医和中西医结合研究生，并开展了中医函授教育和温课活动。

为了进一步加强对中医药的保护、继承和发扬，2003年10月，《中华人民共和国中医药条例》（以下简称《条例》）正式颁布。《条例》将“中医药教育与科研”单独成章，指出“国家采取措施发展中医药教育事业”，并阐明了中医药教育在中医药发展进程中的基础地位和重要作用。

2. 教育政策促进了中医药教育的发展

不同历史时期、不同的教育政策对中医药教育的发展产生了深远的影响。新中国成立后，党和政府非常重视中医药的历史价值，确立了中医药的地位，采取了一系列有效措施大力发展中医药教育。1954 年，中共中央在批转中央文委党组《关于改进中医工作问题的报告》（以下简称《报告》）中指出："中医中药在我国已有悠久的历史，是我国人民几千年来同疾病作斗争的极为丰富的经验的积累，对于我国民族的生存和发展有着巨大的贡献"；"卫生部门的任务就是要十分珍视这一份民族文化遗产，坚决贯彻'团结中西医'的政策，积极发挥中医的力量和作用，组织对于中医中药知识的学习和研究。"《报告》中也提到："当前最重要的事情是要大力号召和组织西医学习中医，鼓励那些具有现代科学知识的西医，采取适当的态度同中医合作，向中医学习，整理祖国的医学遗产。"1955 年 12 月，卫生部开始组织西医学习中医。除了一般在职学习外，还举办西医离职学习中医班，培养医疗、教学和整理研究中医学的骨干，使西医学习中医工作得到了广泛开展。1958 年，发出了继承老中医专家学术经验的紧急通知，并作出明确指示。

继 1956 年北京、上海、成都、广州第一批高等中医药院校创办后，许多省、市、自治区先后创办了中医研究院（所）、中医学院和中医专科学校；国家组织人力、物力对中医古典医籍和名老中医的经验进行总结和研究，并收集了大量的单方、验方。同时，组织编写和修订了中医教材，出版了一大批中医药书籍，并为医、教、研工作的开展建立了基地。

"文革"期间，全国有 8 所中医药院校与西医院校合并。全国中医医院由 1960 年的 330 所减少至 1976 年的 171 所，全国的中医队伍比"文革"前减少了 1/3，有的省、区减少了 1/2 ~ 3/4。中医学术与管理出现了严重的"中医西医化"。"文革"后，党的路线和各项教育政策得以落实。为了统一思想，提高认识，1982 年 4 月，卫生部在湖南衡阳召开了"全国中医医院和高等中医教育工作会议"。会议讨论制订了一系列有关中医药及中医药教育事业发展的重要文件，其中《努力提高教育质量，切实办好中医学院》总结了新中国成立以来我国中医药教育事业的发展历程和所取得的主要成绩。同时，为了进一步加强高等中医药教育工作，文件确定了高等中医药教育的基本任务和培养目标，制定了布局和发展规模，明确了中医药高等教育的专业设置（中医、中药与针灸）和教学安排，对师资队伍、教学基地、领导班子的整顿和建设提出了具体的意见，并对各院校提出了积极开展科学研究的要求。衡阳会议后，国家组织力量成立了全国中医教材编审委员会，以负责各科教学大纲和教材的编写、审订工作。

1984 年 6 月，卫生部中医司在济南召开全国中医药教育改革座谈会。会议交流了《高等中医教育必须突出中医特色》、《高等中医教育培养中医人才知识结构的探讨》、《中医学院学科建设和课程设置改革》、《附属医院和教学基地建设》等 7 个调查报告，并决定将 23 个中医学院分为三个协作组，分别承担培养目标和中医人才知识结构、学科建设和课程设置以及培养人才质量标准的专题调查。关于新时期高等中医药教育改革的指导思想，会议明确提出：要全面而系统、坚决而有秩序，要有利于发扬中医特色，提高教学质量与扩大学校的自主权。会议将“七五”期间高等中医药教育改革的发展目标定为：“各学科均有两名以上的学科带头人，80% 以上的学科形成梯队，学生与教学床位之比为 1∶0.5”。

1985 年 11 月，卫生部在上海召开高等中医药教育工作经验交流会，中医药院校的三个协作组分别在会上汇报了专题调研情况，并深入分析了高等中医药教育教学深化改革的任务。会议决定，把中医本科知识结构设计，以及中医基础学科建设、中医基础课程改革和中医基础学科课程的教材编写，作为高等中医药教育教学深化改革的重要内容，并成立了中医基础学科建设研究小组，部署了中医基础学科课程建设工作。

1986 年，国务院常务会议讨论了中医中药问题。会议就发展中医药事业提出了“要把中医摆在一个重要的位置上”等四点意见。为了统一管理中医事业和人才培养工作，会议决定设立国家中医管理局。1988 年 11 月，国家中医药管理局在郑州召开全国中医工作会议。在《深化教育改革，适应社会需要，加快发展中医药教育事业》的会议报告和《1988～2000 年中医教育事业发展战略规划》中，提出了“2000 年建立起以政府办学为主，多种办学形式并存，规模适宜、专业齐全、层次分明、结构比较合理的中医药教育体系”的战略目标，以及“统筹规划、协调发展、优化结构、注重效益、提高质量”的发展战略。会议确定的“发展中医药事业必须以教育为本”的方针，对发展中医药教育和全面振兴中医药事业具有重要意义。

为了进一步适应我国社会和经济发展的需要，1986 年国家教委着手进行全国普通高等学校医药本科专业目录的修订工作，并印发了《全国普通高等学校医药本科专业目录》（以下简称《专业目录》）等文件。该《专业目录》中将与中医有关的专业修订为中医学类专业（包括中医学、中医养生康复学、中医五官科学、针灸学、推拿学、中医骨伤科学、藏医学、蒙医学）和药学类专业（包括中药学、中药制药、中药鉴定），并将中医基础医学、中医文献学、中医外科学、中药药理学与中药资源列为试办专业类。这一举措规范了中医药学相关专业的设置。国家教委在总结经验的基础上，于 1998 年颁布了《普通高等学校本科专业目录和专业介绍》。在此修订的专业目录中，将中医学类专业调整为中医学、针灸推拿学、蒙医学和藏医学四个专业；中药学类调整为药学、中药学和药物制剂等专业。新《专业目录》的颁布拓宽了专业口径，克服了专业划分较细的弊端，改革了中医药院校的人才培养模式，保证了人才培养质量的提高。

1991 年秋季，国家决定在上海、北京、广州三所中医药大学试办七年制高等中医药教育，要求依照国家教委颁布的《制订七年制高等医学教育专业教学计划的原则和基本要求》精神，及《七年制中医学专业基本规范》制订教学计划，培养理论基础和实践能力达到硕士水平的高级中医专门人才。这一举措进一步完善了我国高等医学教育的学制，主动适应了中医药事业改革和发展的需要。

1997 年，国家中医药管理局与国家教委联合召开了“全国中医药教育工作座谈会”。会后印发了《国家教委、国家中医药管理局关于印发〈关于中医药教育改革和发展的若干意见〉的通知》（以下简称《意见》）。该《意见》就“九五”期间至 2010 年中医药教育的改革与发展提出了六点意见：明确中医药教育改革发展的目标和任务，落实教育优先发展战略；优化教育结构，适应社会发展对各类中医药人才培养的需要；推进教育管理体制改革，提高中医药教育办学效益；深化教育教学领域改革，全面提高中医药教育质量；促进产、学、研结合，增强学校为经济建设服务和自我发展的能力；转变政府职能，加强对中医药教育的宏观调控。该《意见》贯彻了中共中央、国务院《中国教育改革和发展纲要》和《关于卫生改革与发展的决定》精神，适应了中医药事业发展和现代化建设的需要，对全面提高教育质量和办学效益起到了积极的促进作用。

1999 年，我国对高等院校进行合并和重组，并采取扩大招生规模的举措，使高等教育逐步由精英教育向大众化教育转变。中医药教育也随之由“人才需求主导型”向“社会需求主导型”转变。中医药院校既要满足人民群众日益增长的教育需求，又要培养日益增长的医疗保健需求的专门人才。教育政策与体制的改革给中医药教育带来前所未有的发展机遇，使之打破了过去单一的办学体制，在“共建、调整、合作、合并”的八字方针指导下，在规模和内涵建设上都取得了明显成效。

首先，办学主体趋于多元化，由过去单一的国家办学向联合办学等方向发展。第二，办学类型由过去单一的中医药院校办学向综合性大学和非医药院校办学发展。第三，中医药教育规模不断扩大。第四，人才培养模式多样化，克服了高等中医药院校单科性的弊端，加强了学科交叉和联合办学，采取与综合性大学合作培养跨学科复合型人才、与西医院校合作培养中西医结合型人才、与工科院校合作培养制药工程人才、与财经院校合作培养管理和营销人才，以及中医药院校之间合作培养等多种模式培养高层次中医药人才。第五，改革课程体系和课程内容。进一步深化了中医药课程体系和课程内容改革，从传统的“以学科为基础的医学课程模式”向学科与课程分离、开设综合课程、实行综合教学的“综合性医学课程模式”转变，满足了社会对复合型中医药人才的需求，提高了中医药人才培养质量。第六，对外教育和港、澳、台地区的中医药教育有了长足发展。

3. 卫生政策是中医药教育发展的支撑

新中国成立伊始，党和国家十分重视运用政策手段促进卫生事业的发展。特别是把关心和保障人民群众的身体健康和生命安全放在突出位置，及时制定了“预防为主”、“面向工农兵”、“中西医结合”、“卫生工作与群众运动相结合”的四大卫生工作方针，并以此为依据制定了一系列卫生行政法规。先后制定了《中华人民共和国国境卫生检疫条例》、《医师暂行条例》、《药师暂行条例》、《医院诊所管理暂行条例》、《种痘暂行办法》、《传染病管理办法》、《食品卫生管理试行条例》、《工厂安全卫生规程》等，将我国卫生事业的发展纳入法制轨道，为我国卫生法律制度建设的进一步发展奠定了基础。“文革”期间是我国卫生法律制度建设的停滞阶段，卫生领域不仅没有制定新的法律、法规，已有的法律、法规也无法执行。

党的十一届三中全会以后，我国卫生法律制度建设快速恢复与发展。1982 年《宪法》第 21 条规定：“国家发展医疗卫生事业，发展现代医药和我国传统医药，鼓励和支持农村集体经济组织、国家企业事业组织和街道组织举办各种医疗卫生设施，开展群众性的卫生活动，保护人民健康。”新《宪法》为新时期卫生法制建设指明了方向。随着我国社会主义市场经济体制的逐步建立，卫生体制改革不断深化，卫生法律制度建设显著加强。从 1984 年至今，全国人大及其常委会制定颁布了《药品管理法》、《国境卫生检疫法》、《执业医师法》等 9 部法律；国务院制定了《中医药管理条例》、《突发公共卫生事件应急条例》等 31 项行政法规；卫生部、食品药品监督管理局等部门制定了400多件部门规章；各省、自治区、直辖市等也制定了一系列医药卫生方面的地方性法规和规章。我国的卫生领域基本做到了有法可依，卫生事业走上了法制化轨道，为保障公民身体健康和生命安全、为医学科学和卫生事业的发展提供了有力的法律保障。

新时期医药卫生改革与相关政策通过对卫生服务供需双方的作用，对中医药教育的规模、层次结构、课程体系、质量和培养模式等方面产生了深刻影响。

首先，对中医药教育规模的影响。一是由于区域卫生规划的全面实施，使卫生资源得以优化配置，资源总量得到控制。二是医疗机构内部的配套改革和医疗保障制度改革使机构间竞争加剧，迫使医疗机构提高效率和医疗质量，尽量降低卫生人力成本，进行减员增效，这样便对医学生的培养质量提出了更高的要求，要求医学教育必须注重规模、学历层次和质量的协调发展。三是《中华人民共和国医师法》的实施，对医师资格的要求加明确，从而使医学教育的层级结构、素质结构和培养模式面临新的挑战。

其次，对中医药教育结构的影响。其影响包括形式结构、层次结构和专业结构等方面。为真正实现医学教育的“三个面向”，并与地方经济发展和卫生行业发展相适应，中医药教育结构一是要体现形式结构的优化，形成中医药高等教育、成人教育以及自学考试、社会力量办学等几种办学形式，在统一的医学教育发展战略目标下，大力进行优化组合，形成资源优化配置、分工协作的中医药教育形式结构。二是要体现层次结构的优化。积极发展高等中医药职业教育，稳步发展本、专科教育，形成研究生、本科生、专科生（高职生）和中专生的层次结构。三是要体现专业结构的优化。改革学科专业划分不合理、专业设置过于局限的弊端，拓宽专业面，增强适应性，根据卫生事业发展的需要，加强新兴学科、边缘学科的建设。

再次，对课程体系的影响。目前，中医药专业课程设置相对滞后于21世纪卫生服务的发展，更不适应生物－心理－社会医学模式的转变。在教学内容上，人文和社会科学内容相对较少；讲疾病多，讲预防少，重诊断治疗，不重视生活方式、日常保健、营养配餐和疾病预防等，且很少涉及病人的社会问题和社会医学问题。这样的教学内容使培养出来的学生倾向于以疾病为中心，与社会的进步和卫生事业的发展不相适应。为此，在我国卫生政策的导向下，中医药教育积极进行教学内容改革，把培养“以病人为中心的医生”作为临床教学的重点。在课程体设置上，增加了人文科学、社会科学、医学伦理学、行为科学、老年医学、康复医学及卫生经济学等课程内容，以提高学生的综合素质和创新思维。

最后，对中医药教育质量的影响。高质量的卫生人力资源是提高卫生服务质量的根本保证。我国医疗保障制度的改革和医疗卫生机构内部配套改革的深化，使卫生服务的供给与需求双方都对医学教育人才的培养质量提出了更高的要求。加之医疗机构之间和医疗卫生从业人员之间的竞争加剧，迫使各级各类医疗卫生单位对医学毕业生的层次和质量更加重视。因此，中医药教育在医学教育观念、培养模式、教学内容和方法及师资队伍等方面都要适应形势变化。

政策因素对中医药教育也有一定的负面影响。如近代以来，西方学制的引入，使中医药教育在纳入到国民教育体系的过程中基本仿效西医教育，中医药的特色被淡化。

（二）经济因素对中医药教育发展的影响

经济是整个社会结构的基础，也是社会生活的中心。它对整个社会的发展，包括教育的发展起着决定性作用。尤其是随着生产力水平的不断提高，其对教育的影响日趋重要。社会主义市场经济体制的建立、改革开放的深入和经济全球化进程的加快，以及我国加入 WTO 为中医药教育的发展带来了良好的机遇，也使中医药教育面临严峻挑战。

新中国成立至 20 世纪 80 年代初，我国仿效前苏联所推行的计划经济体制，教育尤其是高等教育与之相适应，在管理体制上以部门办学、行业办学为主要特色，实行以全国统一招生、免费就学、毕业生计划分配为特征的计划体制。政府制定统一的教学大纲，编写统一的教材，拟订统一的教学计划，使得高等院校成为政府的附属机构。在这种体制下，人才培养过程过于注重专业知识教育和专业技能培训，高等院校缺乏提高质量、改进管理的积极性，彼此之间缺乏竞争。

改革开放以后，市场经济体制的建立对高等院校的毕业分配制度提出了改革要求，高等学校办学自主权不断扩大。首先，人们生活水平的提高，使其对高等教育的需求日益增加，其所需费用的支付能力有所提高。其次，随着国家经济发展对高等人才需求量的增加，扩大高等教育规模成为可能。1985 年，中共中央《关于教育体制改革的决定》（以下简称《决定》）明确提出，要改革高等学校招生计划和毕业生分配制度，扩大高等学校自主权。《决定》指出：“当前高等教育体制改革的关键，就是改变政府以往对高等学校统得过多的管理体制，在国家统一的教育方针和计划指导下，扩大高等学校的办学自主权，加强高等学校同生产、科研和社会其他各方面的联系，使得高等教育具有主动适应经济和社会发展需要的积极性和能力。”

体制的变革促使中医药院校不断提高办学效率，通过改善办学条件和改进管理方法，利用已有资源不断提高教学质量，进而增强自己的竞争力。在科技和社会服务市场上，学校与企业、科研机构之间的联系不增强，学校依靠提高科研和社会服务质量，树立了良好的社会声誉。

随着我国经济的发展，国家逐年加大了对高等教育事业的经费投入。据统计，1950～2002 年，我国普通高校经费总投入累计达到 7462.98 亿元。1997 年，我国高等教育成功实现了从免费高等教育向高等教育成本补偿制度的过渡。尤其是 1999 年党中央、国务院作出扩大高等学校招生规模的重大决定之后，高校年招生数和在校生数迅速增长，教育经费的投入也相应增加。2002 年，我国普通高等学校已经发展到 1396 所，在校本、专科学生达到 903.36 万人。高等中医药教育随之获得了长足发展。1999年与2005年高等中医药教育发展情况比较见表2-1-1。

表2-1-1 1999年与2005年高等中医药教育发展情况比较

年度	本专科在校生（人）	研究生在校生（人）	专任教师（人）	占地面积（m^2）	藏书量（万册）	固定资产（万元）
1999	48 857	3 383	6 519	3 788 721	708	153 684.98
2005	217 895	17 177	14 956	18 941 310	1 687.29	890 449.74

经济因素对中医药教育也产生了一定的负面影响。在计划经济条件下，由于政府的扶持，中医药事业蓬勃发展，中医药教育有了较大发展。在市场经济条件下，由于受经济效益调节的影响，中医医疗机构的中医药特色日趋淡化，随之带来了中医药人才市场的萎缩，从而影响了中医药教育的持续发展。

（三）科技因素对中医药教育发展的影响

党的十一届三中全会以后，中医药科技发展得到重视，这既为中医药教育的发展提供了机遇，也使其面临新的挑战。具体表现在以下几个方面：

1. 现代科学技术的发展对中医药教育提出了新的课题

上世纪下半叶兴起的以信息技术、新材料技术、新能源开发技术、生物技术等为代表的新的科学技术革命对人类社会的发展影响最为重大，被称为第三次发展浪潮。新技术革命，特别是信息和生物技术的运用，对传统教育观念、教育模式和教育方法等产生了革命性的影响。新技术革命虽然加大了中医学与现代科技的距离，但却为研究生命科学和疾病提供了新的思路、新的途径和方法，为中医药现代化创造了条件。将现代科技有机地纳入中医学的理论体系，主动适应新技术革命对人才的要求，培养高水平的中医药人才成为中医药教育的任务。

2. 当代医学科学的发展为中医药教育开辟了新的领域

科学技术革命推动了医学和生物学的快速发展，特别是遗传工程技术、转基因技术、纳米技术、生物芯片技术、克隆技术等新技术、新方法、新材料已被引入医学领域，大大提高了医疗技术水平。随着医学科学和生命科学的进一步发展，人类对许多疾病都将有新的认识和突破，危害人类的许多传染病和非传染病将得到有效控制。医学科学的发展使人类对健康的认识已不再局限于生理上没有疾病，而是包括良好的心理和健全的身体状况，以及较强的社会适应能力。医疗卫生模式也由重治轻防转向预防－保健－治疗－康复一体化的大卫生模式，从而使中医药教育的领域进一步拓宽。

3. 中医药学术研究成果推动了中医药教育的发展

从国内来看，近50年来，特别是改革开放以来，我国中医药科学技术研究得到了长足发展。2002年10月，科技部、国家计委等8个部门联合发布了《中药现代化发展纲要》，明确了我国中药产业作为战略性产业的发展目标和重点任务。科技部的第十个五年计划提出："要以中医药现代化为突破口，攻克中医药产业化关键技术，确保我国中医药产业的国际领先地位，加强创新药物的研制与开发，研究重大疾病的综合防治技术与设备开发，积极发展生物医学工程，带动医药及相关产业的发展"。"十五"期间，中医药界围绕中医药现代化开展了中医现代化发展、中医药传统知识保护、中药现代化产业推进、中药产业国际化等一系列战略研究，全面推进了中医药科技的进展，"十五"期间共有18项科技成果获得国家科技进步奖。国家重点基础研究发展计划（"973计划"）首次设立"中医理论基础研究专项"，启动了研究型继承工作。中药科技平台和国家研究工程中心在集成创新中发挥作用，中药产业快速发展。

从国外来看，中医药的科学研究正在国际范围内展开。日本学者已经提出通过再次吸收中医药学理论，创造"中医汉方医药学"，实现东西方医学融合的"第三医学"；德国联邦卫生部拨专款支持针灸疗效的研究，德国出版的中医学和针灸学专著、译著约为250种，各种刊物上发表的有关文章近1000篇；美国有26个医疗中心从事针灸研究，有关针灸研究项目达200多项。NCCAM（美国国家补充替代医学中心）在2000年制定的《拓展医疗保健领域五年战略计划2001~2005》中，明确指出包括中医药在内的传统医学是一代又一代众多医疗工作者集体临床经验和智慧的结晶，研究传统医学将为新兴的科学领域提供创新理念，帮助拓展现有对健康、疾病和治疗的理解。2004年NCCAM用于传统医药的研究资金达1.6亿，其中对中医药的资助超过9500万，14个项目中有8个是中医药。

中医药学术研究成果补充和扩展了中医药教育的内容，促进了中医药教育积极进行多学科的融合，推进了中医药院校积极进行产、学、研的良性结合，实现了多种形式的科技创新。虽然中医药科学技术已经取得很大成就，但依然存在诸多问题，适用于中医药科学研究的方法学问题还没有得到有效解决。如中医药学的整体论和现代科学的还原分析方法没有得到有机融合，特别是对丰富和发展中医药理论的系统研究方法、对从定性到定量的研究方法、适合中医特点的诊断标准与疗效评价方法、对中药方剂整体功效的研究方法和复杂药效成分质量控制方法等没有得到很好地解决。另外，中医药科学技术创新体系也不够完善，中医药学基础研究工作起步较晚，投入不足，高水平科研人员较少。

4. 西医学术研究成果为中医药教育带来了启示和挑战

近代中国医学史的核心问题是中西医学的比较与抉择。西方医学的大规模传入形成了国内中医、西医两种不同医学体系并存的局面。西医对疾病的研究深入到了分子水平或粒子水平，其对一些遗传病的病因阐明起了很大作用。外科和显微外科的发展使很多以前不能医治的疾病得到了医治。现代医疗器械的发展，对许多以前无法发现的疾病可以做到早期发现。这些无疑大大延伸了人类的感官功能，为疾病的早期诊断和早期治疗带来了更好的机遇。西医的飞速发展对中医提出了挑战。

现代西医在飞速进展的同时也面临许多难题。首先，西医把整体分割成细微的部分来研究使得其整体性思维薄弱。当有些问题不能用分析的方法解决时，西医就显得软弱无力。另外，当有些疾病，如恶性肿瘤、遗传疾病、内分泌病、代谢病、心血管病等逐渐成为社会的主要疾病时，西医那种单纯对抗性治疗往往受到局限。与此相比，中医药学理论的精髓“整体医学”观与“辨证论治”思想则有相对的优势。这给中医的启示是中医药教育应该抓住时机，顺应需求，扬长避短，改变被动与全盘接受的局面，创新中医理论与方法论研究。

以上分析可以看出，我们应该从现代科技发展趋势和学术研究动态中思考高等中医药教育，确立中医药教育改革的思路和方向。21 世纪的新科技革命把生物技术放到十分显著的位置，这必然对中医学产生巨大影响。21 世纪将开创生命科学的新纪元，生命科学与其他自然科学、人文科学的融合已成为潮流，新的交叉学科、边缘学科将不断形成和发展，多层次、多方位的研究日益受到重视。一方面，微观领域的研究将继续深入；另一方面，有关种群、生态、生物圈的宏观研究也将不断加强，群体医学、环境医学、社会医学、自然医学将崛起和发展，生命科学将朝着定量、理性、数学模拟、综合的方向前进，一个新的综合的科学高潮正在酝酿之中。面对生命世纪的到来，中医药教育在人才培养、专业设置、课程改革等方面必然受到影响。

（四）文化因素对中医药教育发展的影响

传统文化是中医学生存和发展的土壤，中医学是科学与文化的有机结合体。近代以来，随着西学的兴盛，人们的价值取向与行为模式都发生了转变。在这种文化环境下，中医学既因其文化特性而使其本身的科学性受到置疑，导致人们对其认同度降低，又因与传统文化的剥离而遭遇现代化发展的困境。

近现代以来，科学主义思潮对中医药发展产生了一些负面影响。新中国成立后，针对歧视中医的现象，毛泽东同志发出了“团结新老中西各部分医药卫生人员，组成我国巩固的医药卫生统一战线”的号召。在毛泽东同志的保护和支持下，中医药学术的发展获得了前所未有的良好环境。中医药学术被提升到与其他学科同等的地位，在政府的倡导下，各地中医药中等学校和中医药高等院校相继成立，中医药教育一改两千年来的师徒相授模式。由于对传统文化的态度没有转变，因而很难做到真正意义上的传承、发展中医药。当时学术界对传统文化的态度是“批判地接收”，实际情况则是批判容易接收难。1954 年 10 月 20 日，《人民日报》社论——“贯彻对待中医的正确政策”虽是对中医药保护和发展的倡导，但只是从中医中药疗效的角度承认中医药，而且在“新文化”运动熏陶下成长起来的一代人，对传统文化持怀疑态度，阴阳五行理论得不到认同。在“中医不科学论”的思想指导下，中医的发展走向了以西医改造中医的歧途。以现代自然科学理论为准则，采用现代科学的技术与研究方法解释、整理、提高传统中医构成了当时中医发展的主流方向。这种研究虽为中西医结合和中医现代化开辟了道路，并取得了一些成果，但由于没有正确认识中医学是中国古代科学文化与人文文化的结合体，而是孤立地将中医定位于科学技术，把西医的科研方法强加在中医的科研头上，企图用西医理论取代中医理论，用西医的“辨病施治”取代中医的“辨证施治”，进而取消中医药学的灵魂，取消中医药学的文化底蕴。其结果偏离了中医药发展的轨道，在发展中医药的同时也扭曲了中医药。受此影响，中医药高等院校全国统编教材就有许多不足之处，使中医药教育出现了偏差。1962 年 7 月 16 日，北京中医药大学（原北京中医学院）的五名老中医任应秋、李重人、陈慎吾、于济道、秦伯未联名给卫生部党组上书（简称“五老上书”），大力提倡学习传统中医理论，学习中医经典著作，呼吁大大增加中医课程的学习。正当中医药教育界总结中医药院校初期教学经验，讨论修改教学计划，使中医药教育更侧重于传统中医理论的教学时，“文革”使传统中医理论与传统文化再次陷入被批判的境地。

随着时代的发展和社会的进步，20 世纪 80 年代以来，基于民族复兴，弘扬中华优秀传统文化成为时代的主旋律，中医的文化特性逐步明确，中医逐步走向健康发展的道路。

党的十一届三中全会以来，弘扬民族优秀传统文化，繁荣和发展社会主义文化成为党在新时期的基本文化政策。以 1984 年召开的新中国成立以来首次“中国近代文化史学术研讨会”、全国首届“东西方文化比较研究讨论会”为标志，全国范围内的围绕反思和重新评价中国传统文化的研究蓬勃兴起。1991 年 10 月，国家中医药管理局和世界卫生组织联合在北京召开国际传统医药大会。江泽民总书记题词：“弘扬传统文化，振兴中医中药事业”。在这种中国传统文化研究热的直接推动下，一场中医文化研究热在中医学术界酝酿，并取得了系列成果：专题学术著作相继出版；相关学术会议如中医理论与中国哲学及文化国际会议（1990 年）、中医文化研讨会（1991 年）、全国首届医学与人类文化学术讨论会暨首届中美医学文化恳谈会（1994 年）、95’中国医学文化学术研讨会（1995 年）、国际佛教医学暨港台中医文化学术研讨会（1996 年）等陆续召开；《医古文知识》（1993 年）、《上海中医药大学学报》（1996 年）、《上海中医药杂志》（1997 年）、《中国中医基础医学杂志》（1997 年）、《南京中医药大学学报（社科版）》（2000 年）等中医学术期刊相应开设中医文化专栏。通过研究，中医学单纯的科技定位的局限性日益暴露出来，人们逐渐意识到要用文化定位来丰富和补充其科技定位。对中医文化品性认识的提高，为中医学的现代发展提供了新的思路：一是明确区分中医学的科学文化与人文文化问题。在中医研究中，混淆了科学文化与人文文化的界限，误以科学手段和方法去研究本属于人文文化的原理，导致思维混乱和人、财、物的浪费，甚至还导致伪科学的泛滥。二是中医现代化不仅是中医科学文化的现代化，同时也应该是中医人文文化的现代化。中医不仅仅是科学，用现代科学研究中医是发展中医的重要途径，但并不是唯一的途径。中医是科学文化与人文文化的结合体，对中医基础理论的现代研究必须将自然科学与人文科学的方法相结合。中医学研究的对象是人，人除了具有自然属性，还具有社会文化属性。目前单纯的生物医学模式已不适应现代社会，现代医学模式已经转向生物－心理－社会医学模式，主张从更广阔的社会心理文化背景去认识人体健康和疾病，这正是与中医学的人文精神相吻合的。

虽然学术界在整理传统文化和传统中医药方面做了大量的拨乱反正工作，但是由于对传统文化的错误态度和以西方知识体系为主体的现代普通教育推行的影响，使国人的知识结构、价值体系与行为模式大大改变，从而导致中医的认同度降低，需求减少，严重影响了中医的生存和发展。表现在中医药教育上，习惯于数、理、化等思维模式的中医药大学生，难以理解中医药理论而树立牢固的专业思想。在对外交流上，由于中医学独特的文化形式不具有科学文化的超越性和普适性，很难被其他国家和民族理解和接受，导致中医学至今得不到国际的普遍认同。迄今为止，能从根本上承认和接受中医药的人群主要集中在东亚、东南亚等深受中国传统文化熏陶过的地区，而在欧美地区，中医药则很难进入正规医疗体系或通过所谓认证。目前，中医药存在着高水平的中医药人才匮乏、部分中药材资源枯竭、中医药教育西化、科研与临床脱节等问题。党的十六大报告指出："文化的力量深深熔铸在民族的生命力、创造力、凝聚力之中。"要真正使中医药发展起来就必须从其所根植的文化基础入手，复兴我国优秀传统文化，加强中国文化的宣传力度，使以西方文化为主要文化基础的现代人对中医药有必要的认同感。在中医药教育中尤其应当加强中国传统文化知识的传授，加大中医药经典著作的内容，大力营造传统文化的氛围。什么时候接受西方科学教育的人能够平和宽容地接纳不同于西方传统的中国文化，什么时候中医药从业人员就能真正将中医药文化熔铸到思维中去，中医药发展壮大就有了文化思想的基础。

（五）社会因素对中医药教育发展的影响

社会是一切事物存在和发展的基础，所有事物的发展都受社会这个大环境的影响，中医药教育的发展也必然受到社会发展的制约。

1. 全球化与个性化观念引发中医药教育观念的革新

教育的根本目的是培养人才，因此一定时期的教育目的和教育思想是统领这一时期教育发展的主导，会投射到其培养的人才身上。高等中医药教育也不例外，也深受其所在时期教育思想的影响。自20世纪60年代以来，教育界就掀起了一次又一次的改革浪潮，教育出现了改革与发展共进的态势。当今，教育改革最显著的特征就是个性化与国际化的发展趋势。

由于受传统思想的影响，长期以来我国高等教育培养的人才存在着相当严重的模式化倾向。教育过程中过分强调统一的标准，使本来具有无限发展可能的人才标准划一，严重阻碍了人才的多样化发展。这样的人才已经不能满足现代社会对人才多层次、多样化的要求。在此形势下，教育改革特别是高等教育改革出现了个性化思潮，即在尊重学生基本规范的同时，关注学生个性发展的要求和条件，引导和鼓励学生打好基础，从自己实际出发构思自己的学业方向，以自己特有的方式成才。教育改革的个性化趋势要求高等院校的教育教学必须进行相应的调整：变传统观念为现代观念，变传统的培养方式为现代培养方式，变灌输式为启发式，变以教师为主体的课堂教学为以学生为主体，变呆板的教学方法为多样灵活；在课程设置上既要体现知识的系统性，也要照顾学生的兴趣爱好，突出人才培养的个性化。

另外，经济全球化必然带来教育国际化。通过全球高校之间的相互合作，借鉴先进的经验，不仅可以加速中医药院校的发展，而且可以培养适合经济全球化所需的国际化人才。邓小平同志提出的教育要“三个面向”也正反映了这一趋势。因此，高等中医药教育首先要与世界接轨，要从封闭型走向开放型，要大胆吸收和借鉴世界各国医学教育的成功经验和教学方法等。第二，要培养适应国际环境的外向型人才，使中医药大学生具备走向世界、服务开放大环境的基本素质和技能。第三，要激励广大学生树立远大理想，具备挑战世界性医学难题的气概。

2. 保健观念的转变为中医药教育提供了新的发展空间

WHO在世界保健大宪章中对“健康”的概念作了界定，提出“健康不仅仅指人的身体没有疾病，还要有完整的生理、心理状态和社会适应能力。”美国医学院协会提出了著名的“为21世纪服务的医生”的口号。在现代社会，人们不仅要求自己不患疾病，而且要保持最佳的生存状态，以适应现代社会日益加快的生活节奏，这从客观上提高了人们“养生保健”的意识。西医学的“对抗式”医疗模式适应于对已发疾病的治疗，对解决局部问题有明确的针对性，但对于尚未形成疾病的“未病”状态往往束手无策。如果缺乏明确的病因和理化指标，则往往难以作出正确的诊断和治疗。而中医药学重视对人体的整体调节，强调不治“已病”治“未病”，注重发挥人体的自身调节功能，强调要保持人体的阴阳平衡，通过辨证论治、宏观调节，做到防患于未然。

中医药教育不仅要对此趋势作出及时反应，从健康的基本目的出发，调整专业结构和课程体系，实现健康观念的转变，还要发挥自身的特色与优势，根据新的健康概念、医学目的和社会保健观念转变培养目标。

3. 国内外医疗市场的需求引导中医药教育的办学方向

市场对中医药的需求直接影响到中医药高等教育的办学方向、办学思路、专业设置、课程设置和师资队伍等。

在国际市场上，中国加入WTO为中医药的发展带来了商业和贸易的机会，国际社会对中医药的认同程度大幅度提高，越来越多的国外人士到我国接受正规的中医药培训，其学习内容也日趋多元化，包括针灸、推拿、气功、中药和食疗等。我国与外国政府在中医药方面的合作与联系逐渐密切。2002年，WHO在制定的《2002～2005传统医学战略》中采纳了我国政府提出的建议，2003年WHO在《传统医药报告》中明确指出，我国的针灸等传统医药在全球获得了广泛重视，在人类保健中发挥着日益重要的作用。同年，在中西医结合治疗非典型肺炎的总结报告中，WHO认为，中西医结合治疗急性传染性非典型肺炎安全，有潜在的效益。

在国内市场上，城镇社区现代化的需求推动了中医药教育的发展。随着经济水平的提高和老龄化社会的到来，环境污染、疾病流行等一系列问题日益突出。这就要求加强卫生保健，而中医药在这方面大有作为。这也为中医药教育提供了新的发展空间。

新型农村合作医疗制度的实行需要中医药教育。我国是发展中国家，农村人口占60%以上。为了解决农民“看病难“的问题，我国实行了合作医疗这一重大举措。这对提高农民健康水平、缓解农民因病致贫和因病返贫、统筹城乡发展、实现全面建设小康社会目标具有重要作用。因此，这也将是我国今后一段时间医疗卫生工作的重点。而这一目标的实现无疑需要中医药人才的培养。这对中医药教育的规模、结构提出了新的要求。

综上所述，国际市场、国内市场都期待中医药教育的快速发展。高等中医药教育必须围绕市场的运行来确立其人才的培养模式。未来的人才市场究竟需要什么样的医疗服务队伍，怎样才能培养出符合市场需求的合格人才，是高等中医药院校必须认真研究的问题。WHO 卫生人力开发司司长 Boelen 博士认为，未来的医生应能将病人看作家庭和社区的一部分，并能从预防、治疗和康复服务方面去综合评价和改进病人的卫生保健需要，即要成为卫生保健的提供者；能与个人和人群建立有效的联系，促进人们形成健康的生活方式，提高自我保健意识，即通讯者；根据效率、费用、可接受性和伦理学准则，以及对消费者的最终利益，对各种技术作出合理的应用，即决策者；协调个人和群体的卫生保健需要，从总体上平衡病人和社会的期望，短期的和长期的期望，即社区领导者；以团队的方式，在卫生部门和影响卫生保健的其他社会经济部门中进行有效的工作，即管理者。根据 Boelen 博士的这一论述，未来医疗服务人才市场中最具备竞争力的是全科医生，这就要求高等中医药院校在专业设置、课程安排和综合能力训练等方面作出更大的调整和努力。

第二章　中医药教育发展现状

一、中医药教育基本状况

（一）办学规模与层次结构

“十五”期间中医药教育成效显著。2000～2005年，中医药院校为社会培养中医药人才19.5586万人。其中，博士2356人，硕士9524人，本专科生9.6129万人，成人教育生14.4970万人。另外，据不完全统计，西医院校培养的中医药专业本科以上人才27.2472万人，中专学历的10.1063万人；非医药院校、科研院所培养的中专及以上学历的5.0605万人。这些人才充实到医药卫生战线，已经成为或正在成为医药卫生事业的生力军。

截止到2005年，全国有高等中医药院校45所，其中普通高等中医药院校24所（其中大学12所），民族医药院校3所，独立设置的中医药高职高专院校5所，独立学院和民办高等中医药院校13所。有中等中医药学校61所，有58所高等医学院校和187所中等卫生学校设置了中医或中药专业，形成了高等教育、职业技术教育、成人教育并举，中专、大专、本科、研究生等多层次、多规格的办学结构。全国高等中医药院校的博士学位点有149个，硕士学位点达到258个。

2005年，高等中医药院校有各类在校生（含本专科生、研究生、成教生、网络教育生）30.4775万人（含民族医药院校）。其中，普通本专科生21.7895万人，研究生1.7177万人；成教和网络教育本专科生分别为6.409万人和5613人。另外，中等中医药学校在校生达到9.4432万人。中医药院校各类在校生（含留学生、在职培训等）及非中医药院校中医药专业在校生共计55.0258万人。

1999年“扩招”以来，中医药教育尤其是高等中医药教育呈现出超常规、跨越式的飞速发展，在校生规模不断扩大。1999年本专科招生1.6万，1999~2004年经过5年的时间，高等中医药院校在校生（含本专科生、研究生、成教生）达到27.3417万人（含民族医药院校）。其中，本专科生达到18.6029万人，是1999年的3.16倍；在校研究生达到1.3679万人（其中，博士2344人，是1999年的3.17倍；硕士1.1335万人，是1999年的4.3倍）；成教和网络本专科生分别为6.7678万人和6031人；中等中医药学校在校生达到8.3009万人，是1999年5.6万人的4.05倍。2004年的全部在校生中，中医类研究生、本科生、专科生、中专生分别为1.2901万人、8.5824万人、3.6627万人和15.4633万人，合计28.9985万人，各层次比为1.0：6.7：2.8：11.0；中药类的研究生、本科生、专科生、中专生人数分别为1944人、2.1604万人、5363人和3.4662万人，合计6.3573万人，各层次比为1.0：10.8：2.7：17.4。中医药类总计35.3558万人，占全部在校生总数的63.18%。1982~2004年，中医类专业教育层次结构由“十”字形向“士”字形进而向“土”字形转变，中药类专业的层次结构亦呈现出类似的特征。2005年，各类院校、研究院所中医类研究生、本科生、专科生、中专生在校人数分别为1.6353万人、9.8667万人、4.1552万人、15.5901万人，合计31.2473万人，各层次比为1.0：6.0：2.5：9.5；中药类的研究生、本科生、专科生、中专生在校人数分别为43256人、2.7118万人、1.5888万人和3.8839万人，合计8.5281万人，各层次比为1.0：8.3：4.9：11.9。其中，高等中医药院校中医药类专业在校生14.4467万人，中等中医药学校中医药类专业在校生4.8327万人，总计19.2794万人，占中医药院校全部在校生32.9504万人的58.51%。见表2-2-1、表2-2-2、图2-2-1~图2-2-5。

表 2-2-1　　1999~2005 年中医药院校在校本、专科和中专生规模情况

类别	1999	2000	2001	2002	2003	2004	2005
高等院校（所）	27	25	25	27	34	42	45
本科生（人）	41 563	52 564	67 015	86 406	107 283	133 345	157 288
本专科生（人）	48 857	63 492	83 239	108 591	142 236	186 029	217 895
中等学校（所）	52	52	50	48	64	61	61
中专生（人）	53 499	56 214	63 100	62 830	79 641	83 009	94 432

表 2-2-2　1999~2005 年各类院校中医药专业在校生增长情况

年度	中医类（人）				中药类（人）			
	研究生	本科生	专科生	中专生	研究生	本科生	专科生	中专生
1999	2 911	36 611	6 557	23 283	353	5 872	1 271	6 386
2004	12 901	85 824	36 672	154 633	1 994	21 604	5 363	34 662
年均增长率（%）	34.7	18.6	41.1	46.0	41.4	29.8	33.4	40.3
增长速度（%）A①	343	134	459	564	465	268	322	443
倍数比值（%）A②	4.43	2.34	5.59	6.64	5.65	3.68	4.22	5.43
2005	16 353	98 667	41 552	155 901	3 436	27 118	15 888	38 839
增长速度（%）B③	462	170	534	570	873	362	1 150	508
倍数比值 B④	5.62	2.70	6.34	6.70	9.73	4.62	12.50	6.08

①“增长速度 A”为 1999~2004 年的增长速度。

②“倍数比值 A”为 2004 年在校生数与 1999 年在校生数之比。

③“增长速度 B”为 1999~2005 年的增长速度。

④“倍数比值 B”为 2005 年在校生数与 1999 年在校生数之比。

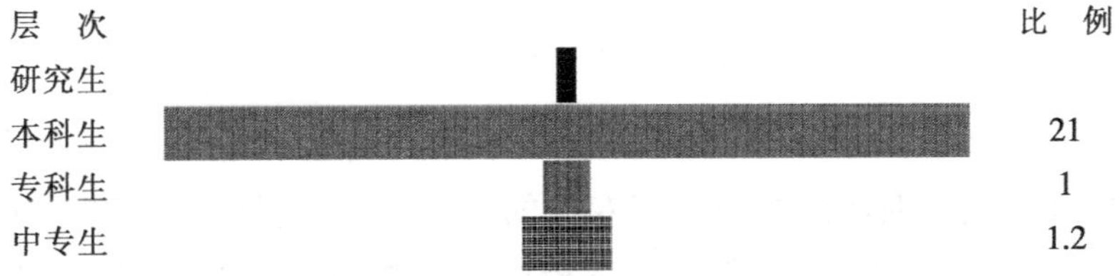

图 2－2－1　1982 年中医类专业在校生层次结构示意图

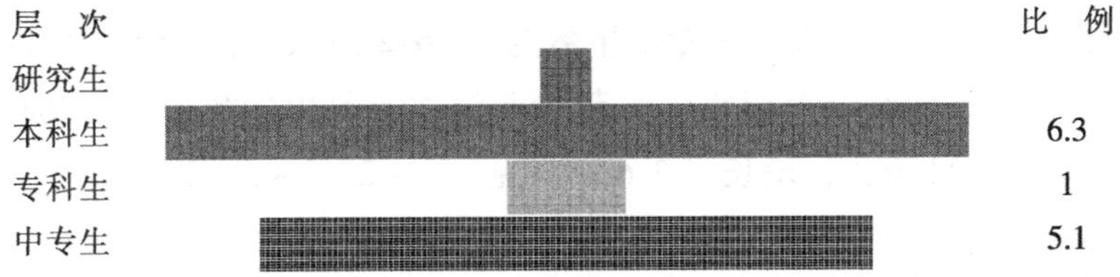

图 2－2－2　1990 年中医类专业在校生层次结构示意图

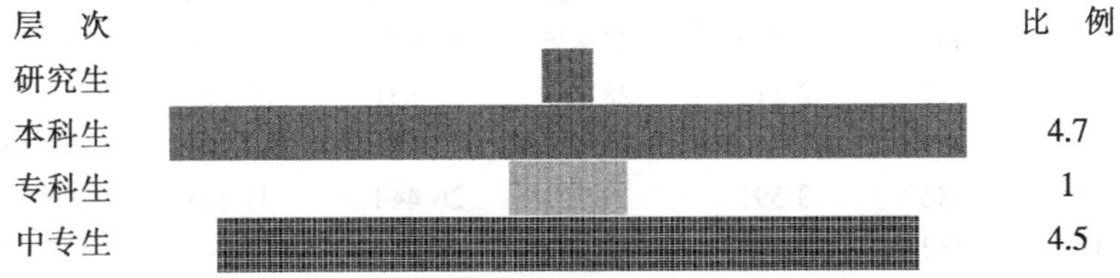

图 2－2－3　1998 年中医类专业在校生层次结构示意图

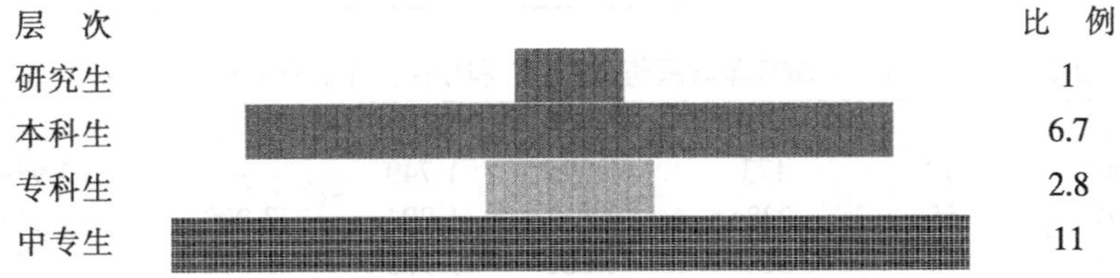

图 2－2－4 2004 年中医类专业在校生层次结构示意图

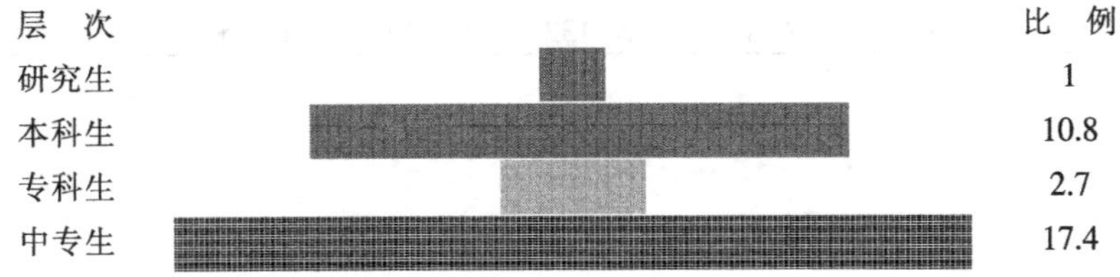

图 2－2－5　2004 年中药类专业在校生层次结构示意图

（二）各类院校办学情况比较

近些年来，非中医药院校开办中医药专业的情况明显增加。2005年，高等西医院校中医药专业的研究生、本科生、专科生在校人数为3.6224万人，中等卫生学校中医药专业在校生为11.4801万人；非医药院校、研究院所中医药专业研究生、本科生、专科生在校人数为2.2323万人，中专学生数为3.1612万人。在1999～2005的6年时间里，西医院校招收中医药专业仅本专科生的数量就由2633人增加至1.2122万人，增长了3.6倍。见表2－2－3～2－2－6。

表2－2－3　1999～2005年中医药院校招生情况（人）

年度	博士研究生	硕士研究生	本专科生	中专生	成人本专科生	合计
1999	301	1 057	16 673	19 082	8 958	46 071
2000	393	1 490	22 835	18 627	14 860	58 205
2001	512	2 119	28 759	20 831	23 081	75 302
2002	609	2 630	36 426	20 976	184 205	244 846
2003	836	3 591	44 562	26 444	31 138	106 571
2004	882	4 812	55 438	30 050	29 063	120 245
2005	1 014	5 696	61 982	35 279	27 253	131 224
合计	4 547	21 395	266 675	171 289	318 558	782 464

表2－2－4　2001～2005年非医药类院校、科研院所中医药专业招生情况（人）

年度	博士研究生	硕士研究生	本专科生	中专生	成人本专科生	合计
2001	72	173	1 995	1 749	－	3 989
2002	55	232	3 861	1 994	3 299	7 447
2003	70	314	4 830	9 966	2 771	17 951
2004	84	435	6 300	10 482	3 052	20 353
2005	85	544	7 146	12 048	3 835	23 658
合计	366	1 698	24 132	36 239	12 957	69 409

表 2-2-5　　1999~2005 年西医院校中医药专业招生情况（人）

年度	博士研究生	硕士研究生	本专科生	中专生	成人本专科生	合计
1999	-	-	2 633	6 641	-	9 274
2000	-	-	5 809	9 999	-	15 808
2001	45	128	4 251	15 055	-	19 479
2002	28	146	5 330	7 936	6 859	20 299
2003	25	238	6 974	41 959	5 561	54 757
2004	56	374	9 929	36 242	5 375	51 976
2005	59	446	12 122	37 858	6 015	56 500
合计	213	1 332	38 606	139 050	23 810	203 011

表 2-2-6　　2005 年各类院校中医药专业与非中医药专业在校生情况（人）

学校类别	层次	中医类	中药类	非中医药类
高等中医药院校	博士	2 424	390	-
	硕士	11 735	2 481	147
	本科	82 836	16 919	57 533
	专科	18 219	9 463	32 925
	中专	36 718	11 609	46 105
西医院校	博士	121	48	-
	硕士	816	201	-
	本科	12 130	5 948	-
	专科	12 603	4 357	-
	中专	97 024	17 777	-
非医药类院校	博士	216	26	-
	硕士	1 041	290	-
	本科	3 701	4 251	-
	专科	10 730	2 068	-
	中专	22 159	9 453	-

（三）中医药高等教育

新中国成立以来，我国高等教育发展呈现出明显的阶段性。中医药教育在全国高等教育发展的大背景下也呈现出阶段性。就办学规模而言，自改革开放之初至 1998 年，中医药高等教育为平稳持续增长阶段。从 1999 年开始，随着高等教育大众化进程的加快，高等教育迅速实现了从“精英教育”向“大众化教育”的历史跨越，中医药教育亦受到不同程度的影响，呈现出快速增长的势头。高等教育经历了7年的快速“扩招”之后，随着第二次全国普通高等学校本科教学工作会议的召开和“十一五”规划的实施，高等教育规模发展的势头明显减弱，开始回到以内涵发展为主的道路上来。纵观发达国家的高等教育，其由“精英教育”向“大众化教育”跃进的过程一般为10年左右的时间。由此可见，我国高等教育的发展速度趋缓，也基本符合国际高等教育的发展规律。在这一基本趋势中，中医药教育也必然受到影响，显现出类似的特征。

1. 教育规模平稳发展

中医药高等教育主要由本科和研究生教育两个层次组成。其中，本科教育是中医药高等教育的基础和主体。1999～2005年，我国中医药教育处于快速发展阶段。规模以本专科增长为主，尤其是中药类增长速度加快，中医类发展相对缓慢，非中医药类发展迅速。各类中医药院校在校生人数已经达到13.671万人，占总数的41.49%，见表2－2－7、图2－2－6～2－2－8。

表2－2－7　1998～2004年中医类、中药类本科生和研究生在校情况及预测（人）

年度	研究生（人）		本科生（人）	
	中医类	中药类	中医类	中药类
1988	939	－	22 785	4 348
1999	1 140	－	23 296	4 771
1990	1 117	－	21 818	4 303
1991	963	－	20 239	4 747
1992	858	－	21 047	3 990
1993	1 013	－	21 855	5 338
1994	1 413	－	20 267	4 204
1995	1 698	－	21 873	5 386
1996	1 903	－	23 200	5 177
1997	2 108	－	24 527	4 968
1998	2 802	－	30 569	5 420
1999	2 911	353	36 611	5 872
2000	3 628	464	45 931	11 634

续　表

年度	研究生（人）		本科生（人）	
	中医类	中药类	中医类	中药类
2001	5 900	818	54 182	17 517
2002	7 717	1 062	66 879	13 619
2003	9 051	1 528	78 015	16 590
2004	12 901	1 994	85 824	21 604
2010 年预测值	36 401	3 532	92 832	24 423
2020 年预测值	46 172	9 162	92 981	24 618

（1）中医类专业研究生在校生 logistic 修正数学模型

数学模型：$Y=988.1+1/(0.000022+0.0444\times 0.68^{t})$

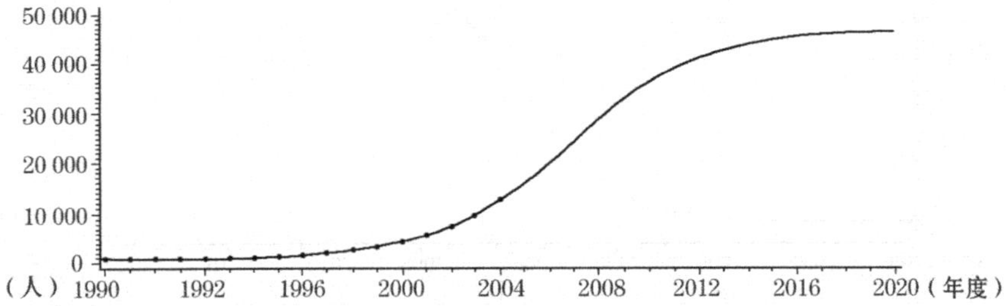

图 2－2－6　中医类专业研究生在校生发展趋势预测图

（2）中药类专业研究生在校生

因数据太少，无法建立数学模型，故以 2004 年为基数，按年均增长 10% 估计或预测 2010 年和 2020 年的情况。

（3）中医类专业本科在校生 logistic 修正数学模型

数学模型：$Y=21553+1/(0.000014+0.2468\times 0.5^{t})$

（4）中药类专业本科在校生 logistic 修正数学模型

数学模型：$Y=4211+1/(0.000049+0.131\times 0.58^{t})$

2. 专业结构不断完善

经过 50 年的发展建设，尤其是改革开放和社会主义市场经济体制建立以来，中医药院校专业设置情况有了很大变化。中医药类专业（方向）、中医药类相关专业及非中医药类专业发展迅猛，呈现多

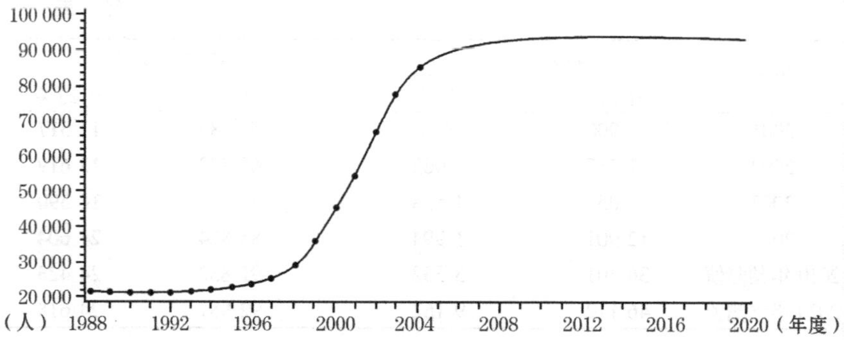

图 2-2-7　中医类专业本科在校生发展趋势预测图

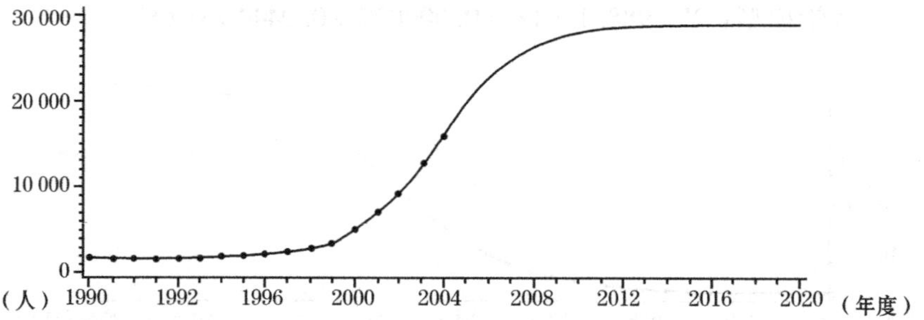

图 2-2-8　中药类专业本科在校生发展趋势预测图

学科和多元化发展的局面。1998 年国家改革、规范高等学校的专业设置，颁布了新的《专业目录》。根据市场需求，各院校开始在中医中药专业开办新的专业方向，也开办了医学相关专业及非医药专业。

1999 年中医药院校本科专业设置三大类 29 个专业（方向）：中医学、针灸推拿学、中医外科学、中医骨伤学、中医五官科学、中医护理学、蒙医学、藏医学、中药学、中药制药、临床医学、医学影像学、护理学、药学、药物制剂、公共卫生事业管理、临床医学与医学技术、管理学、管理工程、化工与制药、中医养生康复学、针灸学、推拿学、中医文献学、中医学师资班、中药药理学、中药资源、市场营销等。

2002 年高等中医药院校的本科专业设置为：即基础医学、临床医学、医学影像学、医学检验、康复治疗学、听力学、临床医学与医学技术、口腔医学、中医学类、中医学、针灸推拿学、藏医学、中西医临床医学、护理学、药学、中药学、药物制剂、中草药栽培与鉴定、中药资源与开发、管理学、管理科学、信息管理与信息系统、工商管理、市场营销、公共事业管理、公共管理、国际经济与贸易、保险、食品营养与检验教育、英语、生物科学、生态学、应用心理学、计算机科学与技术、制药工程、生物工程、植物保护等四类41个专业。

2004年高等中医药院校的本科专业设置为：中医类设有本硕连读七年制英语班、本硕连读信息工程班、本硕连读针灸班、本硕连读中西医结合班、中医学、中医学（对外中医方向）、中医学（壮医方向）、中医学国际交流、针灸推拿学、中医骨伤、针灸骨伤、中医全科医学、中医外科学、中医五官科学、中医心理学、中医应用心理学、中医美容、中医营养与食疗、中医护理学、中医医事法律、中医计算机方向、中西医结合、中西医临床医学、藏医学、中医英语方向、中医药国际交流、中医药翻译、中西医英语方向、英语（中医针灸推拿方向）、日语（中医针灸推拿方向）、基础医学、全科医学、预防医学、临床医学、康复治疗学、儿科、口腔医学、听力学、医学影像学、医学检验、麻醉学、运动人体科学、老年医学、应用心理学、医学英语、护理学、高级护理、涉外护理、英语护理等51个专业（含专业方向）。

中药类：设有本硕连读中药班、中药学、中药栽培与鉴定、中草药栽培与鉴定、中药资源与开发、中药制药、中药学英语班、中药学基地班药学、制药工程、药学类新专业、药物制剂、藏药学等12个专业（含专业方向）。

其他类：设有中药经营与管理、中药贸易、中药市场营销、中药营销、中药学国际交流、医药经营管理、医药营销、药品营销、生物工程、生物技术、生物科学、生物医学工程、食品科学与工程、保险、医疗保险与健康保险、劳动与社会保障、法学、知识产权方向、医事法律、信息管理与信息系统、计算机科学与技术、计算机软件开发、医药软件开发方向、市场营销、公共管理、公共事业管理、公共事业管理（卫生事业管理）、公共事业管理（药事管理）、医院管理、工商管理、国际经济与贸易、英语、汉语言文学、对外汉语、环境科学、植物保护、体育教育等五类39个专业（含专业方向）。

2004年高等中医药院校本科专业（含专业方向）设置数达到39个专业（含专业方向），共有七类102个（方向），涉及医、文、理、工、农、法、管等多学科及方向，辐射面扩大，较大限度地适应了市场需求。各专业的修业年限分别为七年、六年、五年、四年，也有两年、三年制。专业布点情况中医药类由1999年的46个增加到53个，相近专业由1999年的30个增加到67个，相关专业由7个增加到64个。总数由1999年的83个增加到184个。药学类以及相关类新增专业多：如中药栽培与鉴定、中草药栽培与鉴定、中药经营与管理、中药贸易、中药营销、中药学与国际交流、中药学英语、中药学基地、生物工程、生物技术、生物科学、生物医学工程、食品科学与工程等；医学以及医学相关类增加了康复治疗学、口腔医学、预防医学、医学影像学、医学检验、运动人体医学、老年医学、应用心理学、医学英语、高级护理、涉外护理、英语护理。同时也大量开办了非医药类专业，如社会劳动保障、法学、信息管理与信息系统、计算机科学与技术、计算机软件开发、工商管理、国际经济与贸易、英语、对外汉语、环境科学、植物保护、体育教育、运动人体科学、食品营养与检验教育、汉语言、管理科学、信息管理等。这主要是由于市场经济带来的校际之间的竞争，高校为了适应市场经济体制和改革开放的需要而增设的新专业。

3. 中医药院校办学资源不断扩大

“十五”期间，全国高等中医药院校加快建设步伐，在硬件建设方面有了长足进步：①占地总面积扩大。2005年校产占地面积总数达到1894.1310万平方米，是1999年的5倍，生均比为62.15平方米。②实验室面积增加。2005 年实验室、实习场所面积校产为 164.7625 万平方米，非校产为 27.6943 万平方米，生均 6.31 平方米。③教学、科研仪器设备总值增加。2005 年教学、科研仪器设备总值达到 174883.45 万元，是 1999 年的 5.04 倍，生均 5 738.12 元；拥有计算机 3.1415 万台（含非教学用计算机），百名学生拥有计算机 10.31 台。④馆藏图书明显增加。2005 年高等中医药院校馆藏图书总量达到 1687.29 万册，电子图书达到 573.93 片，生均 55.36 册。图书馆面积：2005 年达到 41.2481 万平方米，生均 1.35 平方米。⑤教室面积：2005 年为 117.6084 万平方米，是 1999 年的 5.94 倍，生均 3.86 平方米。⑥体育馆面积：2005 年达到 15.1005 万平方米，生均 0.50 平方米。⑦学生公寓面积：2005 年达到 186.4589 万平方米，非校产 46.1873 万平方米，生均 7.63 平方米。⑧附属医院：2004 年达到 108 所（含非直属），床位数达到 4.32 万张，中医类生均 0.319 张。见表 2－2－8。

4. 教师队伍结构不断优化

2005 年，全国高等中医药院校师资队伍总数为 1.4956 万人。其中，教授、副教授、讲师、助教、教员所占比例分别为 15.39%、31.57%、27.31%、21.94% 和 3.79%；博士、硕士、本科和专科以下学历分别占 7.54%、30.02%、57.48% 和 4.97%；博士研究生导师 803 人，硕士研究生导师 3862 人；生师比为 20.38：1。1999～2005 年全国高等中医药院校专任教师情况见表 2－2－9。

表 2-2-8　　1999~2004 年全国高等中医药院校资产情况

年　度	1999	2000	2001	2002		2003		2004		2005	
	学校产权	学校产权	学校产权	学校产权	非学校产权	学校产权	非学校产权	学校产权	非学校产权	学校产权	非学校产权
占地面积(m^2)	3 788 721	3 765 675	4 192 140	9 423 322	653 902	1 407 0282	867 871	18 178 991	1 027 782	18 941 310	844 176
图书馆面积(m^2)	114 407	122 439	127 799	152 342	11 723	231 559	34 688	322 020	230 075	412 481	14 932
一般图书(万册)	708	739.22	788.83	935	83	1 065	171	1 409.55	153.55	1 687.29	156.61
电子图书(片)				62 408	792	540 074	71 270	449.32	115.69	573.93	95.65
拥有教学用计算机(台)				10 434	1 556	15 816	2 248	25 127	1 910	31 415	2 731
教学、科研仪器设备总值(万元)	34 714.94	44 717.55	55 300.09	72 891	4 985	99 565	10 903	142 780.38	11 331.56	174 883.45	30 756.21
教室面积(m^2)	197 971	237 797	284 694	426 912	135 732	726 939	255 652	2 834 287	655 097	1 176 084	182 635
实验室、实习场所面积(m^2)	393 582	404 670	462 227	544 145	135 139	874 784	287 815	342 394	46 970	1 647 625	276 943
体育馆面积(m^2)			32 715	43 871	4 700	52 539	9 622	1 288 457	353 693	151 005	7 166
学生宿舍(公寓)面积(m^2)	346 431	456 604	595 303	850 428	257 794	1 068 925	401 892	1 542 823	433 486	1 864 589	461 873

表 2－2－9　　1999～2005 年全国高等中医药院校专任教师情况（人）

年度	博士	硕士	本科	专科以下	合计
1999					
教授	32	143	616	48	839
副教授	74	478	1 627	174	2 353
讲师	39	496	1 461	89	2 085
助教	6	185	800	66	1 057
教员	5	35	141	4	185
总计	156	1 337	4 645	381	6 519
2000					
教授	40	178	570	44	832
副教授	107	488	1 623	154	2 372
讲师	48	447	1 378	100	1 973
助教	1	207	836	49	1 093
教员	4	40	146	67	257
总计	200	1 360	4 553	414	6 527
2001					
教授	51	217	583	40	891
副教授	128	536	1 607	158	2 429
讲师	71	501	1 347	100	2 019
助教	3	258	821	34	1 116
教员	4	72	276	8	360
总计	257	1 584	4 634	340	6 815
2002					
教授	85	300	662	36	1 083
副教授	205	600	1 828	174	2 807
讲师	116	643	1 576	188	2 523
助教	7	343	982	53	1 385
教员	7	90	289	14	400
总计	420	1 976	5 337	465	8 198
2003					
教授	109	327	783	33	1 252
副教授	250	648	2 094	125	3 117
讲师	115	728	1 636	129	2 608
助教	17	475	1 297	55	1 844

续 表

	博士	硕士	本科	专科以下	合计
教员	17	107	278	7	409
总计	508	2 285	6 088	349	9 230
2004					
教授	186	495	1 103	44	1 828
副教授	312	897	2 873	203	4 285
讲师	185	1 039	2 366	220	3 810
助教	17	713	1 714	86	2 530
教员	16	250	514	46	826
总计	716	3 394	8 570	599	13 279
2005					
教授	322	604	1 309	67	2 302
副教授	458	983	3 041	240	4 722
讲师	320	1 317	2 156	291	4 084
助教	18	1 297	1 858	108	3 281
教员	9	289	232	37	567
总计	1 127	4 490	8 596	743	14 956

——师资队伍的学历结构：学历层次不断提高。1999 年 1.4956 万人中，博士、硕士、本科和专科以下的比例分别为 2.4%、20.5%、71.3%和 5.8%。2005 年的 1.3279 万人中，博士、硕士、本科和专科以下的比例分别为 7.5%、30%、57.5%和 5%。高学历人数升幅加快，博士的比例由 1999 年的 2.4%提高到 2005 年的 7.5%；硕士的比例由 1999 年的 20.5%提高到 2005 年的 30%。

——师资队伍的职称结构：1999 年全国高等中医药院校的教授、副教授、讲师、助教和教员所占比例分别为 12.9%、36.1%、32%、16.2% 和 2.8%。2005 年所占的比例分别为 15.4%、31.6%、27.3%、21.9%和3.8%。

——各层次教师中学历情况：2005 年教授中博士、硕士、本科学历分别占 14.0%、26.2%和 56.9%；副教授中博士、硕士、本科学历分别占 9.7%、20.8%和 64.4%。

5. 学科建设不断加强

——精品课程：截止到2005年，全国高等中医药院校国家精品课程达到12门，分别为黑龙江中医药大学的方剂学、中药化学、中药鉴定学和金匮要略4门；北京中医药大学的中医诊断学和中药学两门；上海中医药大学的针灸学和实验中医学两门；南京中医药大学的温病学和中医儿科学两门；广州中医药大学的中医妇科学1门；辽宁中医药大学的中医基础理论1门。

——重点学科：截止到2005年，国家级重点学科共15类，分布在北京中医药大学等9所中医药院校；局级（国家中医药管理局）重点学科23类，分布在18所中医药院校。见表2－2－10。

表2－2－10　　国家级和局级重点学科分布情况（个）

院校	国家级重点学科	合计	局级重点学科	合计
北京中医药大学	中药学、中医基础理论、方剂学、中医诊断学、中医内科学、中西医结合基础	6	中医基础理论、中医诊断学、中药生药学、中药药理学、临床中药学、中医内科脑病学科、中医内科内分泌学科、中医内科呼吸学科、中医内科血液学科、针灸学	10
上海中医药大学	中药学、中医内科学、中医外科学	3	中医基础理论、中药生药学、中医内科肾病学科、针灸学	4
黑龙江中医药大学	方剂学、中医妇科学	2	方剂学、中医妇科学、中医内科内分泌学科、针灸学	4
山东中医药大学	中医基础理论、中医医史文献	2	中医基础理论、中医医史文献	2
成都中医药大学	中药学、中医五官科学、针灸推拿学	3	临床中药学、中医眼科学	2

续 表

院校	国家级重点学科	合计	局级重点学科	合计
广州中医药大学	中医临床基础、中医内科学、中医骨伤科学、中医妇科学	4	中医临床基础、中药制药学、中医内科脑病学科、中医内科心血管学科、中医内科消化学科、中医外科皮肤学科、中医妇科学	7
南京中医药大学	中药学、中医医史文献、中医儿科学	3	方剂学、中医医史文献、中医临床基础、中药制药学、中医内科肾病学科、中医儿科学、针灸学	7
湖南中医药大学	中医诊断学	1	中医诊断学、中医外科皮肤学科、中医眼科学、	3
天津中医药大学	针灸推拿学	1	中医妇科学、针灸学	2
辽宁中医药大学			中医基础理论、中药生药学、中医外科肛肠学科、中医儿科学、	4
陕西中医学院			中医诊断学、临床中药学	2
河南中医学院			方剂学、中医儿科学	2
浙江中医药大学			中医临床基础、中医内科消化学科	2
江西中医学院			中药制药学、中医内科呼吸学科	2
长春中医药大学			中医内科脑病学科	1
湖北中医学院			中医内科肾病学科	1
安徽中医学院			中医内科呼吸学科	1
福建中医学院			中医骨伤科学	1
合计	学科种类：15	25	学科数合计：23	57

——教学名师：截止到2005年，获得第一届高等学校教学名师的有段富津（黑龙江中医药大学）、杨进（南京中医药大学）、陈群（广州中医药大学）和万德光（成都中医药大学）。

——教学成果：截止到2005年，“十五”期间获得国家级教学成果一等奖1项，二等奖15项。

6. 中医药对外教育与交流不断深入

2004年高等中医药院校的在校留学生为3358人，是1999年2141人的1.57倍。从在校留学生的生源看，亚洲生源3023人，占90%；欧洲和美洲生源分别为138人和126人。留学生的学历层次不断提高，博士生、硕士生、本科生分别占留学生总数的6.73%、13.01%和72.66%。目前，有12所中医药院校接受华侨和港、澳、台地区的留学生。据高等学校外国留学生教学管理部分的统计，截止到2005年10月，在华学习中医的留学生中，本科生为4089人，研究生为1198人，进修生为2825人，短期培训约5000余人（2005年10月份截止），占来华留学生的15%。在我国留学生（本硕）学科分布中，学习中医专业的留学生人数占自然科学类的第一位。另外，我国每年至少有3000人次的中医药从业人员到境外从事中医教学、临床带教等工作。与此同时，中医药境外办学的数量和专业也在不断增加。北京中医药大学、上海中医药大学、广州中医药大学等先后开展了不同层次、不同规模的海外合作办学，涉及中医、气功、针灸、推拿等多个专业。全国高等中医药院校留学生基本情况见表2－2－11。

表2－2－11　全国高等中医药院校留学生基本情况（人）

年度	2002			2003			2004		
项目	毕业	招生	在校生	毕业	招生	在校生	毕业	招生	在校生
分层次统计									
博士	41	62	162	29	76	187	30	77	226
硕士	95	143	396	89	177	437	101	136	437
本科	307	579	1 628	199	774	2 101	333	784	2 440
专科	1	1	8	4	5	8	0	6	8
培训	1013	599	673	417	390	488	448	242	247
总计	1 457	1 384	2 867	738	1 422	3 221	912	1 245	3 358
分大洲统计									
亚　洲	921	962	2 303	640	1 285	2 888	758	1 048	3 023
非　洲	16	17	47	2	3	12	4	2	29
欧　洲	311	207	239	28	44	117	67	84	138
北美洲	127	116	163	60	68	144	62	90	126
南美洲	69	67	86	2	10	17	4	9	15
澳　洲	13	15	29	6	12	43	17	12	27
总计	1 457	1 384	2 867	738	1 422	3 221	912	1 245	3 358

（四）中医药高职高专教育

20 世纪 90 年代末，教育部要求我国高等专科教育与高等职业教育并轨，统称为高职高专教育。中医药高职高专教育经过近 40 年的发展，规模逐步扩大，专业结构趋于稳定。尤其是从 20 世纪 90 年代中期开始，中医药高职教育的规模扩大迅速，但是从学历层次上看，仅限于专科层次，专业结构不尽完善，还有许多问题亟待解决。

1. 规模逐渐扩大

1982 ~ 2004 年，中医药高职高专的招生人数、在校生数和毕业生数均呈逐年递增态势。以在校生为例，1989 年较 1982 年增长了 256%，其中中药类增长了 515%。与 1990 年相比，1997 年中医类增长了 186%，中药类增长了 281%。与 1999 年相比，2004 年中医类增长了 559%，中药类增长了 422%。2005 年，中医类增长了 534%，中药类增长了 1150%。可以说，进入 20 世纪 90 年代，中医药高职高专教育在国家政策的支持下步入了发展的“快车道”。1982 ~ 1997 年中医药高职高专教育情况见表 2 - 2 - 12、表 2 - 2 - 13，中医药高职高专发展趋势见图 2 - 2 - 9、2 - 2 - 10。

表 2 - 2 - 12 1982 ~ 1997 年中医药高职高专教育在校生（人）

年度	中医类	中药类	相近专业
1982	921	0	93
1985	1 491	311	144
1986	1 430	440	348
1988	2 714	283	108
1989	2 354	515	278
1990	3 478	459	490
1991	2 879	1 016	2 029
1992	4 922	809	1 014
1993	7 083	1 405	1 531
1994	8 555	1 177	1 733
1995	8 756	1 838	1 673
1997	6 484	1 291	1 349

表 2-2-13　1999~2004 年各类院校专科在校生情况统计（人）

年度	中医类	相近专业
1999	6 557	1 271
2000	11 463	1 823
2001	14 232	3 247
2002	17 715	2 618
2003	27 774	5 043
2004	36 672	5 363

（1）中医类专业专科在校生 logistic 修正数学模型

数学模型：$Y = 5387.1 + 1/(0.000019 + 1.7316 \times 0.5^{t})$

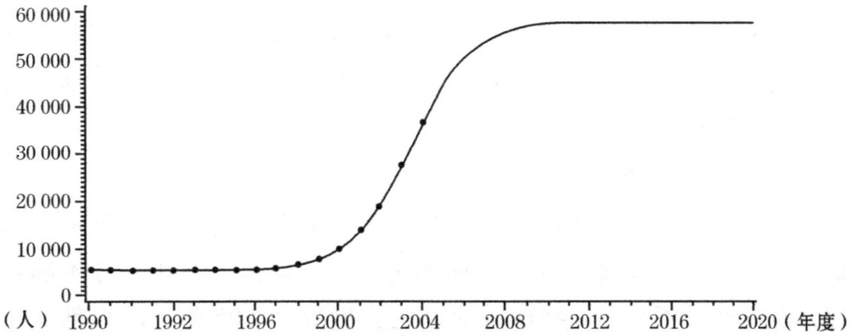

图 2-2-9　中医类专业专科在校生发展趋势预测图

（2）中药类专业专科在校生 logistic 修正数学模型

数学模型：$Y = 943.1 + 1/(0.000127 + 0.9608 \times 0.58^{t})$

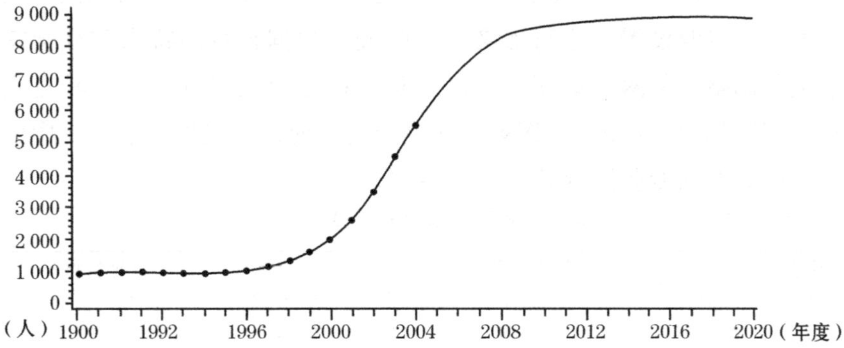

图 2-2-10　中药类专业专科在校生发展趋势预测图

2. 学制灵活多样

高职高专教育作为我国高等教育的重要组成部分，是以培养高等技能性、应用型人才和基层医学人才为根本任务的。经过近40年的发展，中医药高职高专教育有了较大突破，学制设置相对灵活。目前主要有三年制专科层次、“三二连读”和“五年一贯制”等。“三二连读”的学制为前三年在普通中专学习，经考核合格，直接升入相应的高职班学习两年。五年修业期满，成绩合格，颁发普通高等教育专科毕业证书，毕业生具有继续接受本科以上教育的资格。就业办法和就业后的待遇与普通高校专科毕业生相同。“五年一贯制”是指初中毕业生经选拔后进入高等职业技术学院学习五年，学习期间不进行升学考试，成绩合格，颁发专科证书，毕业生享受普通专科生待遇。

3. 专业结构不断优化

中医药高职高专教育自设立之初到2004年，存在较多问题。如缺乏必要的统一安排，专业名称不统一、不规范，专业划分不够合理，职业性质不突出，技能强化缺乏力度等。2005年，教育部首次颁布了《普通高等学校高职高专教育指导性专业目录试行》（以下简称《目录》）及相关的管理办法，以规范高职高专教育的专业名称。其将中医学和中药学归入第13类医药卫生大类。《目录》以“专业大类原则不变、专业类相对稳定、专业基本放开”为原则，供各学校在专业设置上进行参考。各院校可根据自身的特点和社会需求进行调整，每两年更新一次。各院校在专业设置方面仍有其自主权。《目录》的颁布为中医药高职高专的专业建设提供了依据。中医药高职高专的专业设置见表2－2－14。

表2－2－14　　中医药高职高专的专业设置情况

序号	代码	专业名称	序号	代码	专业名称
1	630103	中医学	5	630107	中西医结合
2	630104	蒙医学	6	630108	针灸推拿
3	630105	藏医学	7	630109	中医骨伤
4	630106	维医学	8	630302	中药

（五）中医药中等教育

截止到2005年，全国共有中等中医药学校61所，在校生9.4432万人，是1999年5.6万人的1.69倍；中等卫生学校中医药专业的在校生为11.4801万人；非医药院校、研究院所的中医药专业中专在校生为3.1612万人。2005年的全部中专在校生中，中医专业15.5901万人，中药专业3.8839万人。中医药高职高专教育发展状况与趋势预测见表2－2－15、表2－2－16和图2－2－11、图2－2－12。

表2－2－15　1999～2004年中等中医药学校发展状况

年度	1999	2000	2001	2002	2003	2004
中等学校（所）	52	–	50	–	64	61
招生（人）	19 082	18 627	20 831	20 967	26 444	30 050
在校生（人）	53 499	56 214	63 100	62 830	79 641	83 009

表2－2－16　1999～2004年各类院校（科研院所）招收中专生情况（人）

年度	1999	2000	2001	2002	2003	2004
中医药院校	19 082	18 627	20 831	20 976	26 444	30 050
高等西医院校	6 641	9 999	15 055	7 936	41 959	36 242
非中医药院校、科研院所	–	–	1 749	1 994	9 966	10 482

（1）中医类专业中专在校生logistic修正数学模型

数学模型：$Y=17285.5+1/(0.000003693+0.0339\times 0.58^{t})$

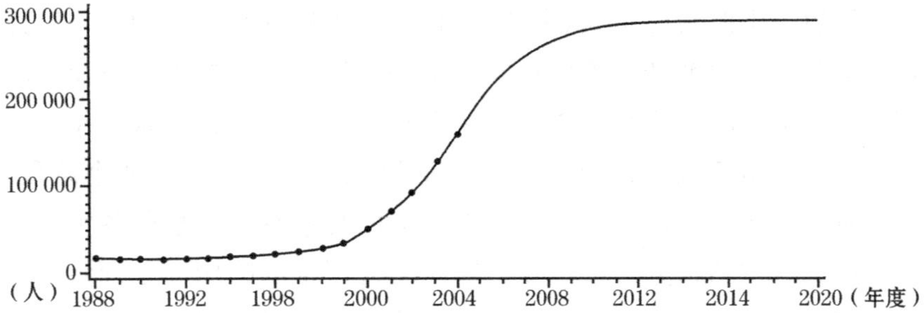

图2－2－11　中医类专业中专在校生发展趋势预测图

（2）中药类专业中专在校生 logistic 修正数学模型

数学模型：$Y = 4947.6 + 1/(0.0000087 + 0.2364 \times 0.58^t)$

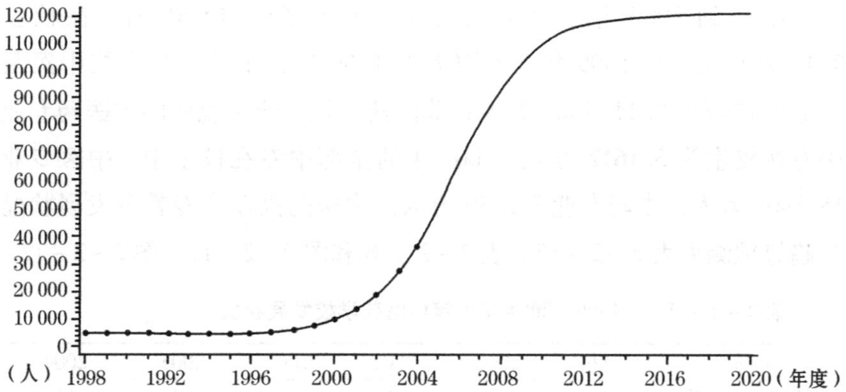

图 2-2-12　中药类专业中专在校生发展趋势预测图

（六）中医药继续教育

目前，我国中医药继续教育的形式主要包括住院医师规范化培训、继续教育项目和师承教育。

1. 住院医师规范化培训

中医住院医师规范化培训于 1989 年启动，1990 年部分地区进入试行阶段，北京、浙江和上海等都是较早开始实行的地区。1993 年和 1995 年卫生部相继颁发了《临床住院医师规范化培训试行办法》和《临床住院医师规范化培训大纲》，使此项工作步入系统化和规范化的轨道，中医药行业基本同步实施。到 2002 年底，该项工作已经在全国各地全面铺开，培养对象主要是高等医学院校本科毕业的临床住院医师，医学研究生毕业后从事临床工作，按其临床工作实际水平参加相应年度的培训。整个培训过程共五年，分为两个阶段：第一阶段三年，进行二级学科培训，培训对象参加本学科各主要科室和相关科室的临床医疗工作，期间进行严格的临床基础训练，培训单位基本以各科轮转为主要培训形式。培训对象需通过每个科室的出科考核和第一阶段考试后方可进入第二阶段。第二阶段培养期限为两年，主要从事本专业的临床工作，深入学习和掌握本专业的理论知识和临床技能，也有部分地区将五年培训过程划分为前两年和后三年两个阶段。

以本课题组进行调研的上海地区为例，该地区住院医师规范化培训工作启动较早。1989 年上海市出台了《上海市中医住院医师规范化培训实施细则》，中医住院医师规范化培训开始由三级医院逐步向二级医院推广，到 1999 年已经对《上海市中医住院医师规范化培训实施细则》进行了四次修订。此时，上海市的中医住院医师规范化培训已经覆盖二级专科医院。在五年住院医师规范化培训中，培训对象同时还要接受医疗系统的各类培训并取得 15 学分，完成相当数量的译文和一篇文献综述。整个培养过程，除了医院相关科室对住院医师进行培训之外，其他相关部门还要组织集中培训和考核，包括住院医师的“三基”、“三严”培训，基本技能的集中授课，外语及基础理论的考试等。经过五年的规范化培训，住院医师基本上可以胜任主治医师的岗位。

住院医师规范化培训是住院医师从院校毕业后的一个重要学习阶段，对住院医师尽快适应临床工作起到了举足轻重的作用。目前，该项工作已经覆盖一些较偏远的地区。从国家中医药管理局监测数据库追踪的 45 位 2000 年毕业的低年资住院医师中发现，每人每年接受各类培训所取得的继续教育学分呈逐年增加趋势。2000 ~ 2004 年住院医师取得中医药继续教育学分情况见表 2 – 2 – 17、图 2 – 2 – 13。

表 2 – 2 – 17　　2000 ~ 2004 年住院医师取得中医药继续教育学分情况

类别	2000	2001	2002	2003	2004
人数	45	40	37	35	35
总学分	158	283	244	251	381
人均学分	3.51	7.08	6.59	7.17	10.89

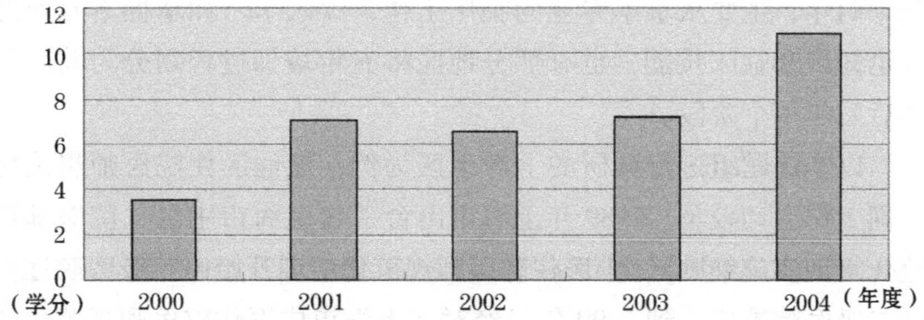

图 2-2-13　住院医师人均中医药继续教育学分情况

从以上可以看出，2004 年住院医师每人每年所取得的继续教育学分是 2000 年的 3 倍多，说明住院医师规范化培训工作越来越受到应有的重视。

2. 中医药继续教育项目

新中国成立以后，中医药人员的继续教育形式主要以进修学习为主，尚未形成制度。20 世纪 80 年代初，随着继续教育概念的引入，我国开始探索建立对卫生专业技术人员进行继续医学教育，并在浙江、吉林开始试点。1991 年，卫生部颁布了《继续医学教育暂行规定》，在天津、上海、河北等 11 个省市扩大试点。“九五”时期，中医药继续教育工作取得很大成绩，国家及各地相继成立了继续教育委员会，国家中医药管理局制定颁布了《中医药继续教育暂行规定》。“十五”期间，中医药继续教育工作继续得到积极推进，2002 年国家中医药管理局组织召开了全国中医药继续教育工作会议，并颁布了《中医药继续教育规定》等相关文件，为各地开展中医药继续教育工作提供了有力保障。中医药继续教育的规模不断扩大，教育质量和办学效益有所提高，目前，全国开展中医药继续教育的省、自治区、直辖市的覆盖率已达 100%。

通过调研、访谈发现，目前对于该项工作的重要性，无论是医疗单位还是培训对象均给予了积极的评价。有 45.5% 的调查对象认为，中医药继续教育很重要并且积极参与，有 62% 的调查对象到外省市接受过中医药继续教育。

中医药继续教育是以学习新知识、新理论、新技术、新方法为主的一种终生教育，其教育形式灵活多样。主要形式有举办不同级别的培训班、进（研）修班、学术讲座及会议，发表学术论文，计划的自学等。近几年，远程培训逐渐成为中医药继续教育的一种方式。教育对象可根据自己的实际情况选择相应的教育项目，以获得相应的Ⅰ、Ⅱ类中医药继续教育学分。中医药继续教育通过登记、考核和评估制度对受教育对象进行约束，并通过与职称晋升挂钩等措施逐步推进该项工作的不断深入。

2004 年，国家中医药管理局启动了“优秀中医临床人才研修项目”，旨在选拔一批优秀中青年中医临床人才，通过研修使他们尽快成长为热爱中医事业、全心全意为人民服务且医德高尚、理论深厚、医术精湛，以及享有较高知名度的优秀中医临床人才。“优秀中医临床人才研修项目”是一项高起点、高要求并体现个性化的人才培养项目，研修的基本方式与途径是读经典、做临床、跟名师。215 名主任医师经过三年的研修学习，达到了该项目的预期目标和要求，顺利结业。

各地在中医药人才培养工作中积累了不少成功经验。以上海市为例，开展了多种专项中医人才培养项目，初步形成了不同形式、不同层次的人才培养模式，如高层次中医临床人才班、中医紧缺专科临床人才班、高层次西学中临床科研人才班和外向型中医人才班等等，采用单导师、双导师及多导师制，以及本市导师和兄弟省市导师联合带教等形式，取得了较好的成效。

3. 中医药师承教育

中医药师承教育在中医药教育中具有特殊的地位，是具有中医药特色的一种中医药继续教育形式。1956 年以前的中医药教育基本是通过师承教育方式进行的。随着中医药继续教育内涵的不断扩大，师承教育这一培养模式逐渐在中医药继续教育中占有越来越突出的位置。

1990 年，国家中医药管理局联合七部委开展了“首批老中医药专家学术经验继承工作”。迄今为止，共开展了四批老中医药专家学术经验继承工作，三批已经结束，第四批正在积极进行。

（1）第一批老中医药专家学术经验继承工作

老中医药专家的学术经验和技术专长是中医药理论与他们实践经验相结合的结晶，是中医药学的宝贵财富。为了继承年事已高的老中医药专家的学术经验和技术专长，不使他们的经验和专长失传，1990 年 6 月 13 日人事部、卫生部、国家中医药管理局联合发文，作出采取紧急措施做好老中医药专家学术经验继承工作的决定。1990 年 10 月，在人民大会堂隆重举行了拜师大会。

全国第一批老中医药专家学术经验继承工作共有指导老师 464 名，627 名继承人结业出师，占原有 717 名继承人的 87.4%。第一批老中医药专家学术经验继承工作历经四年，成绩是显著的。一是及时、有效地继承了一批老中医药专家的学术经验和技术专长；二是培养了一批青年学术骨干；三是在全行业弘扬了尊师重教、勤奋治学、敬业乐业的良好风气。

（2）第二批老中医药专家学术经验继承工作

人事部、卫生部、国家中医药管理局于 1996 年联合发文，开展第二批全国老中医药专家学术经验继承工作，同时下发了《全国老中医药专家学术经验继承工作管理办法》。第二批老中医药专家学术经验继承工作的宗旨是继承、整理老中医药专家的学术经验和技术专长；培养造就高层次中医临床人员和中药技术人员。第二批共遴选指导老师 556 名，出师继承人 716 名。

（3）第三批老中医药专家学术经验继承工作

第三批老中医药专家学术经验继承工作于 2002 年开始。它是在总结第一、第二批继承工作经验的基础上组织实施的，它具有新时期的特征。1990 年开展的第一批老中医药专家学术经验继承工作，着眼于抢救年事已高的老中医药专家学术经验和技术专长；1996 年开展的第二批老中医药专家学术经验继承工作，侧重于在继承、整理老中医药专家学术经验的基础上，培养中医临床和中药技术人才；

第三批老中医药专家学术经验继承工作着重培养既能全面继承老中医药专家学术经验又具有创新意识的中医临床和中药技术人才。第三批老中医药专家学术经验继承工作共遴选出指导老师586名，出师继承人897名。

（4）第四批老中医药专家学术经验继承工作

第四批老中医药专家学术经验继承工作于2008年启动，旨在整理、继承老中医药专家学术经验和技术专长的基础上，发展、创新中医药学术，培养、造就一批热爱祖国、热爱中医药事业、中医理论深厚、中医药技术精湛、品德优良、医德高尚的高层次中医药继承创新型人才。

老中医药专家学术经验继承工作对抢救老中医药专家的学术经验、继承和发扬中医传统特色起到了不可估量的作用，并培养了一大批具有丰富临床实践经验的中医中坚力量。

二、中医药教育的成就、经验、特点与问题

中医药教育是中医药事业的根基，也是中国教育体系中独具特色和优势的重要组成部分。新中国成立以后，党和国家十分重视中医药教育事业，采取了一系列有效措施大力发展中医药教育。50多年来，中医药教育取得了显著成就，基本建立了多形式、多层次、多专业的中医药教育体系，实现了由传统教育方式向现代教育方式的转变，建立了以经济发展和社会需求为导向的人才培养机制，基本形成了富有特色的中医药人才培养模式，中医药教育内涵不断丰富，办学条件得到了改善，推动了中医药事业和学术的发展，为中医药走向世界作出了贡献。

（一）主要成就

1. 现代中医药教育体系基本确立，中医药教育事业不断发展

新中国成立后，国家恢复和发展中医药事业，明确了中医药的地位、作用和任务，并大力发展中医药教育。1951年12月，卫生部

颁发了《关于组织中医进修学校及进修班的通知》，各地随之建立起中医进修学校17所，中医进修班101个，开展中医药教育，积累了中医教学与管理经验。至1955年，全国已有20所中医进修学校和143个中医进修班。1956年北京、上海、广州、成都先后建立了四所中医学院，并设置中医本科专业。从此，中医药教育步入了国家高等教育的轨道。之后，创办了高中等教育、研究生教育、函授及夜大教育、中医师带徒、自学考试和社会力量办学等多种教育形式。近年实施的执业医师和执业药师资格考试与认证制度，为中医药人才培养开辟了更为广阔的途径，使中医药教育实现了历史性跨越。

至2005年，独立设置的高等中医药院校有45所；另外有22所医学院校和商（农）学院开办了中医药专业。全国有58所高等医学院校和综合性院校设置了中医药学院、系或专业；268所中等卫生学校开设中医药专业；187所中等非医药类学校开设中医药专业；有20所高等中医药院校开展留学生教育，12所高等中医药院校接受华侨、港澳台地区学生，27所高等中医药院校开办中医药学本、专科的函授、夜大教育。全国三批老中医药专家学术经验继承工作共确定名老中医药专家1607人次，培养继承人2285人。高等中医药院校和中等中医药学校教育已经成为中医药教育的主体。经过50多年的探索和实践，逐步实现了中医药高等教育、职业教育和成人教育的竞相发展，形成了中医药职前教育与职后教育相衔接，中医药院校教育与继续教育相统一的教育结构。

教育层次结构相继完善。中医药教育的层次结构经过发展不断完善，有研究生、本科、大专、中专四个层次。在发展中专、大专和本科教育的同时，1978年中医药教育首次招收中医药研究生，1981年正式建立中医药硕士、博士学位授予制度。1991年国家教委在部分高等中医药院校试办中医学专业第二学士学位教育，培养知识面较宽、跨学科的复合型人才。1995年国务院学位委员会批准北京中医药大学等6所院校设立博士后科研流动站。同时，开展了七年制教育。从新中国成立至今，中医药教育已形成了中专、大专、本科、研究生等多层次的教育体系。此外，中医药函授、夜大教育、自学考试在20世纪80年代中期已初具规模，现已成为中医药教育的重要组成部分。

专业设置呈现多学科性。高等中医药院校的专业设置在近20年内有了长足的发展。1956～1986年，中医类专业由最初的中医专业分为中医学、针灸、推拿和骨伤学专业。中药类专业分为中药制药、中药鉴定、中药资源专业。1999年，本科专业设置增加到三类29个专业（方向），2002年增加到四类41个专业（方向），2004年增加到七类102个专业（方向）。至2004年，全国高等中医药院校本、专科专业点已由1986年的83个增加到177个（其中，本科专业102个专科专业75个）。高等西医院校开设的本科中医药专业有20个，设有研究生教育的一级学科专业三个（中医学、中西医结合、中药学），二级学科15个（中医基础理论、中医临床基础、中医医史文献、方剂学、中医诊断学、中医内科学、中医外科学、中医骨伤科学、中医妇科学、中医儿科学、中医五官科学、针灸推拿学、民族医学、中西医结合基础、中西医结合临床）。

中等中医药学校的专业设置为14个（中医医疗、中医骨伤、针灸推拿、中医护理、中医康复、藏医医疗、蒙医医疗、维医医疗、中医食疗、中医眼鼻喉、中药、蒙药、中药鉴定、中药炮制）。2004年中等中医药学校的专业增加到30多个，即中医护理、中医骨伤、中医康复保健、中医五官科、针灸推拿、中西医结合、蒙医医疗与蒙药、蒙西医结合医士、中药、中药制药、中药营销、临床医学、卫生保健、医学检验、医学美容、医学影像技术、口腔医学、口腔工艺技术、药剂、社区医学、护理、康复技术、助产、计划生育技术、麻醉、文秘与档案、商品经营、烹饪、工艺美术等。

除此之外，有的院校还设置了卫生事业管理、医药企业管理、生物医学工程、图书情报学等专业，中医药院校的专业设置由过去较单一的中医、中药专业向多种专业、专业方向、相关专业及非中医药类专业发展，呈现了多学科、多元化趋势。

课程设置不断优化整合。新中国成立后，遵循高级中医药人才的培养目标，将中医学的学科结构分成基础学科与临床学科，分别设置了基础课程和临床课程，即公共基础课、中医基础课、中医临床课、西医基础课、西医临床课和临床实践课。基础课程主要有内经、伤寒论等中医经典著作课和中国医学史、中医各家学说、中医诊断学、中药学、方剂学，以及西医解剖学、生理学、病理学等。临床课程则与临床分科相对应，中西医课程之比为 7∶3。1982 年"衡阳会议"后，又把中医学基础分为中医学基础和中医诊断学两门课程。1984 年卫生部中医司在济南召开高等中医药教育工作座谈会后，对中医专业教学计划实行开放，各高等中医药院校可以自主修订教学计划，调整课程设置。1986 年在昆明，"中医基础学科分化方案"论证后，一些中医药院校把中医基础学科课程分化为 10 门课程，改变了一本《中医基础理论》包含中医生理、病理、诊断、防治的状况，并将中医原著课的相关内容充实到各门课程中。近年来，随着中医药教育改革的深化，为了进一步理顺中医学科与课程之间的关系，加强学科建设，使每一学科既有共同的理论基础，又有各自研究的对象和课程设置，除中医诊断学作为一门独立学科外，中医基础理论和内经被定为中医基础理论学科，中国医学史、中医各家学说、医古文被定为中医医史文献学科，伤寒论、金匮要略、温病学被定为中医临床基础学科，从而更密切了课程之间的关系，明确了学科发展方向，构筑了高等中医药教育的课程体系。20 世纪末，教育部组织实施"高等教育面向 21 世纪教学内容和课程体系改革计划"。其中，中医药类 15 个，本着"坚持特色、探索改革、不断创新、提高水平"的原则进行了中医药类的课程体系和教学内容改革；在改革成果的基础上又实施了"新世纪高等教育教学改革工程"，进一步完善了中医药课程体系和教学内容的改革。各院校积极开设综合课程，实行综合教学的"综合性医学课程模式"，淡化课程，强化学科，保留必要课程，减少必修课程，使课程设置不断优化，逐步形成了具有中国特色的中医药教育课程体系，满足了社会对复合型中医药人才的需要。

2. 实现了传统教育方式向现代教育方式的转变

千百年来，家传师授是中医药教育的主要培养形式，也是中医药得以延续和发展的主要途径，在培养中医药人才方面发挥了重要作用。中医的院校教育最早可追溯到南北朝时期，但真正成为中医药人才培养的主渠道则是在新中国成立以后。新中国成立后，中医药教育曾经历了专修班、进修班、高等教育等阶段，标志着我国高等中医药教育事业跨入了一个崭新的历史时期。中医药高等教育的模式，在相当程度上受到前苏联医学教育模式的影响。中医药院校从1956年的4所发展为现在的32所（含民族医药院校）。1956年首批创建的中医药院校（北京、上海、广州、成都）于1993年、1995年升格为中医药大学，1995年南京中医学院升格为大学，1996年黑龙江中医学院和山东中医学院升格为大学，2005年又有5所中医学院升格为大学，分别是天津中医药大学、浙江中医药大学、湖南中医药大学、辽宁中医药大学和长春中医药大学。迄今已有22所高等医学院校和近百所中等卫生学校设置中医或中药专业，院校教育已经成为中医药教育的主体，基本实现了中医药人才培养的规模化、标准化和教育管理的规范化、制度化，实现了传统的教育方式向现代教育方式的转变，使中医药教育成为我国医药教育中独具特色和优势的重要组成部分。

3. 内涵建设不断加强，办学条件逐步改善

初步建立并形成了具有自身特色的课程体系和学科群。高等中医药教育在完成向现代教育转变的同时，中医药院校的教学和教学管理也渐趋规范，学科不断地分化，课程体系也由经典原著和家传师授式的课程向现代中医药课程转变。1989年在全国范围内确定了6个重点学科，目前中医药有国家重点学科25个，学科种类15个，为中医药教育事业的科学发展奠定了基础。中医药院校不断地优化课程体系，开展中医药课程体系的研究和改革实践，调整中医药课程结构，更新教学内容，注重课程之间的相互衔接和有机联系，使之向整体优化发展。

建设了一支具有相当水平的专业教师队伍。教师是学校教育存在和发展的先决条件，是开展中医药教育活动的基本要素。50 多年来，中医药教育已经建立了一支品质优良、业务能力强、结构基本合理、相对稳定的专业教师队伍。根据国家中医药管理局的统计数据，2005 年，全国高等中医药院校教职工总数为 2.7523 万人。其中，校本部教职工 2.356 万人（包括专任教师 1.495 万人，行政人员 3508 人，教辅人员 2773 人，工勤人员 2323 人，其他人员 3963 人）；其中高级职称有 8993 人，占 32.67%。全国中等中医药学校有教职工 4914 人。其中，校本部教职工 4595 人（包括专任教师2623 人，行政人员 808 人，教辅人员 480 人，工勤人员 684 人，其他人员 747 人）；其中，高级职称有 952 人，占 19.37%。这支队伍在中医药教育中发挥了积极的作用，培养了大批中医药人才，推动了中医药教育事业的发展。

完善教材建设，编写主干课程规划教材。教材是教学的中介，是培养合格人才的重要工具，教材质量的高低对教学质量的影响极大。高等中医药教育一直把编写中医教材作为一项重要的基本建设。在卫生部、国家中医药管理局的直接指导下，主要采取统编的方法组织和领导全国高等中医药院校中医教材的编审工作。全国高等中医药院校先后 6 次编写中医学专业统编和规划教材，3 次编写中药学专业统编和规划教材，累计编写出版 59 门课程、174 种版本的教材。1977 年全国高等中医药院校开始独立统编西医课程教材，之后又进行了两次修订。为了适应中医大专层次教育的发展，提高教学质量，为农村培养应用型专门人才，1990 年国家中医药管理局组织编写大专层次中医专业主要课程教材，审订出版了 17 门教材。中等中医药教育的教材建设，50 年来经历了“自编教材、省编教材、统编教材”的过程。与此同时，民族医药院校教材建设也已起步，民族医药本科教材（藏医学 26 门、蒙医学 25 门、维医学 20 多门）正在编写和审订中。中医药教材经过多次编写和修订，其内容的科学性、系统性、实用性等日臻完善，初步形成了具有中国特色的中医药教材，有力地促进了中医药教育教学水平和教学质量的提高。

扩大临床教学基地，改善实践教学环境。教学基地是中医药院校实施实践教学的重要场所，各中医药院校除将直属附属医院作为实习基地外，还最大限度地利用其他中医机构的教学资源，构建“临床教学基地网络”，以保证临床实践教学的需求。至2004年，全国高等中医药院校有108所附属医院（含非直属），共有编制病床数4.32万张；实验室、实习场所面积已达到34.2394万平方米、非校产4.697万平方米。除此之外，各中医药院校还注重临床教学管理制度、带教教师队伍和医院硬件建设等，基本保证了临床实践教学。中药实践教学基地建设通过校－厂、校－企、校－院的横向联合，建立了广泛的中药校外实践教学基地，较好地解决了实习基地不足的问题。

办学条件明显改善。1999～2004年的5年间，全国高等中医药院校的办学条件明显改善，据统计，校园占地面积增长了380%，教室面积增长了1331%，图书馆面积增长了785%，学生宿舍（公寓）面积增长了345%，馆藏图书量增长了99%，教学、科研仪器设备总值增长了311%（以上数据均未包含非学校产权部分）。

4. 推动了中医药事业的发展

50年来，各类中医药教育培养了大量的中医药专门人才，提高了中医药队伍的整体素质。新中国成立以来，中医药院校已培养中专毕业生7万余人，本、专科毕业生20余万人，硕士、博士研究生2500余人，西学中8000余人，以及函授、夜大、自考毕业生10余万人。中医药继续教育和岗位培训的开展，有效地提高了在职中医药人员的业务素质和技术水平。中医药院校毕业生中不少人已成为中医药医疗、教学、科研和管理工作岗位上的骨干和中坚力量，对促进中医药科技进步和中医药学的发展作出了贡献，并涌现了一大批业务骨干和学科带头人，如王永炎、石学敏、陈可冀、吴咸中、沈自尹、张伯礼等人们耳熟能详的院士们，建立了一批国家级、省级、校级重点学科，促进了学科建设和学术的发展。各类人才充实到科学研究和教育机构，初步形成了国家、省市级的科研院所、医疗机构及高等院校为主体的科研体系，以及一支以中医药人员为骨干的科研队伍。一些重大科研成果在国内外产生了深远的影响，这些成果涵盖了中医药基础理论研究和应用研究的诸多领域，体现了继承与创新的结合，提高了中医药防治疾病的能力和整体学术水平。

中医药教育的发展促进了中医医疗事业的发展。经过50多年的建设，遍布中国广大城乡的中医药服务网络已逐渐形成。目前，我国有中医类医院2944家（中医医院2586家，中西医结合医院163家，民族医院195家），标准病床数28万张，门诊量22056.3155万次。此外，还有288所中医门诊部和许多小型中医专科医院，中医药已成为中国医药卫生保健中一支不可或缺的重要力量。同时，有89%的社区卫生服务中心和50%的社区卫生服务站能提供中医药服务。我国农村目前已有5万多个防治结合、中西医结合的乡镇卫生院。全国的卫生院中有中医药人员近17万人，约占卫生院医药人员总数的1/3。国家中医药管理局的调查显示，农村就诊人次中，中医药治疗者占34.55%。近年随着改革的深入，出现了一批卫生院办的中医专科和中医专科医院，一个好专科救活一个卫生院的例子屡见不鲜，仅山西省农村就有这种小型中医专科医院196所，对乡村“赤脚医生”进行了多次培训。由于农村中草药随处可得，乡村医生普遍应用中医药。目前，乡村医生中有40%～50%的人在使用中药。中医药已参与“新农合”工作。各县市普遍加大了中医医疗资金投入，加强了人才培养，医疗综合服务能力有了较大提高。中医科是西医医院不可缺少的重要部分，我国有7000余所西医医院，其中95%设有中医科或中药病房，其床位总数达9万余张，接近于全国中医医院床位总数的1/3。卫生部的调查显示，在城市西医医院的门诊量中，中医科占22.86%；在农村，西医医院的中医科占22.3%，城乡西医院中医科的门诊量超过总门诊量的1/5。

经过50多年的发展，我国已基本建立起以中药材生产为基础、中药工业为主导、中药商业为纽带的构架体系，为21世纪的发展奠定了坚实的物质基础。中药材生产经过国家宏观调控和市场经济的微观调控，已经走向了产业化发展的道路。目前，我国现有中药材规范化种植面积1424.4万亩，同时也解决了野生药材供不应求的问题。中成药生产也具有一定的规模，据统计，目前，我国有中药工业企业1200余家，年产值达700多亿元，730余家企业通过了GMP认证。这标志着我国中药生产企业在质量管理上已达到了一个新的水平。同时，饮片生产也正朝着质量标准化、工艺规范化、包装规格化、生产机械化的方向发展。目前，已拥有多种形式的中药商业点，形成了覆盖全国的中药流通体系，确保了人们医疗保健对中药的需求。一大批中药专业或相关专业的人才在其中发挥了重要作用。

5. 对外教育为中医药走向世界作出贡献

1956年，根据中苏科技委员会决议，前苏联派遣3名专家组成的针灸考察小组来华学习3个月。同年，朝鲜平安道保健部部长金孝善、保健省药物局指导员金声屹、医生金光一等3人在江苏中医学校学习，他们对中医给予了高度评价。1957年北京中医学院开始招收首批留学生。改革开放后，有100多个国家和地区的医学工作者来我国学习中医药。我国的高等中医药教育已成为全球性高等教育事业的组成部分。目前，全国有19所高等中医药院校具备接受外国留学生的资格和条件，到我国学习自然科学的外国留学生中，学习中医药的人数居第一位。现在校留学生达到3500多人，其中本科生1000多人，近5年毕业回国的留学生1500多人，来我国的中医药访问学者和进修生达5000多人。我国曾派出大批既懂中医药专业又通晓外语的国际型教学人才，广泛开展国际交流，向世界上80多个国家和地区输出中医药文化和技术，成立中医药对外教育机构和开展境外联合办学。高等中医药教育大步跨出国门，走在了中国高等教育国际化的前列。在建立中医药对外教育机构，招收来华留学生方面，1975年卫生部在北京、上海、南京建立了3个中医药对外教育基地，开展了以针灸为主的中医药教育。截止到1999年，这三个基地为世界80多个国家和地区开展培训近万人次。1992年教育部批准，天津中医药大学加挂“中国传统医药国际学院”，开展各层次规范化的中医药对外教育。截止到2005年，共培养博、硕及本科生近2000名。全国多家中医药院校已建立起了开展外国留学生教育的教学机构，专门从事留学生教育和管理工作。1996年组织实施中医药本科留学生毕业综合水平联合考试，对教学质量进行监控；派遣优秀的中医药师资分赴国外从事教学和国际学术交流，培养和造就了一批国际型中医药教育人才。在开展境外办学方面，20世纪80年代以来，与我国中医药教育界合作办学的伙伴有国外的民间教育机构、团体法人、商业公司及高等教育机构等等，有超过40个国家、近百家单位和机构。

（二）经验体会

1. 政府支持发展，服从并服务于医药卫生事业全局

50多年来，高等中医药教育从体系的诞生到改革发展，始终都得到了党和政府的关怀和指导，特别是党的十一届三中全会以来，国家在中医药事业发展和中医药教育方面已经提出了一系列政策和法律法规，保证了中医药教育事业的健康发展。

中医药教育作为我国教育事业的组成部分，在服从我国教育事业的全局、正确处理局部与整体关系的同时，按照我国教育事业发展的目标、战略和指导方针，并结合自身的实际情况，确定了改革和发展的方向和任务。中医药教育是中医药事业发展的命脉，是保证中医药事业健康、持续发展的基础。中医药是我国医药卫生的重要组成部分，必须服从医药卫生事业的全局。中医药教育要适应中医药事业的需要，服务于医药卫生事业全局，顺应形势，把握机遇，努力培养合格的中医药人才，为我国医药卫生事业服务。

2. 以院校为主体，辅以传统师承教育形式

1956年，高等中医药院校的建立标志着我国高等中医药教育事业跨入了一个崭新的历史时期。经过50多年的发展，中医药院校教育已经成为中医药教育的主体，实现了中医药人才培养的规模化、标准化和教育管理的规范化、制度化。师承教育作为院校教育的重要补充，不失为培养优秀中医药人才的有效方式。由于师承教育强调实践性，重视临床能力的培养，注重因材施教，符合中医药学术的传承规律，故而沿袭至今。中医师承教育的最大特点就是临床实践贯穿教学的始终，将课堂与临床合二为一，理论学习与临床实践融为一体，体现了中医"早临床、多临床、反复临床"的培养方式和特色。师承教育可以充分调动师徒双方的积极性，培养学生的个性；在学验俱丰的导师指导下，学生能较快地继承其独具特色的学术思想，既有利于构成人才链和人才群体，又能发展中医学术理论；师承教育特别重视中医基础理论及传统文化的传承，有利于学生尽快形成传统思维模式；积极接受良师的教诲有利于启发和发展学生的悟性，更好地理解和掌握中医理论。师承教育的不足在于易受门户学派的影响，而且个体传授的教育形式难以大规模地培养人才。实践证明，中医药院校教育可以弥补师承教育的某些不足，两者结合有利于中医药人才的培养，对中医药学术的发展、学科与课程的建设等具有推动作用。

3. 继承和发扬中医药的特色和优势

中医药学是中华民族优秀传统文化的重要组成部分，是我国卫生事业的特色和优势，切实继承和发扬中医药的学术内涵、学术本质和特色优势，是中医药教育的存在之本、发展之本。离开了中医药的学术特色，中医药教育就失去了赖以生存的基础。坚持和发扬中医药的优势和特色，是中医药教育的性质和任务所决定的。中医药教育的发展，应立足于中医药的特色和优势，遵循中医药学术的发展规律，建立体现中医药学科主体性的人才培养模式。中医药教育必须坚持"主体发展、自主创新"的正确方向，营造中医药的学术研究、学术创新、学术争鸣的学术氛围，调整中医药学科（专业）的结构体系，优化中医教学内容，开阔学生视野和思路，拓宽中医药人才的知识面，不断地完善教师的知识结构，提高教师的实践技能，促进教学质量和水平的提高，以体现出中医药院校的办学特色。

4. 遵循中医药人才成长规律

中医药人才的成长有其内在因素和规律，也有来自社会及环境的外部因素。其主要特点：一是勤奋学习，勇于创新。勤奋和创新是中医优秀人才成长的基石。勤奋学习是获取知识和能力的基础。创新是实现奋斗目标、推动医学发展的强大动力，也是人的各种素质中最具有价值的素质。从历史上看，勤奋学习和勇于创新，造就了我国一代又一代大师和名医。二是良师指导，虚心求学。名师出高徒。许多优秀人才的成长都得益于好的导师。特别是医学这门实践性强的学科，更是如此。师承教育之所以经久不衰，其根本原因就在于受教育者是直接聆听、体验和接受实践的锻炼和检验，这种教学方式符合中医药教育的特色，对于中医药人才的尽快成长是十分有益的。三是治学有方，坚持实践。学贵有恒，实践第一。在中医药人才成才的道路上，治学为基础，实践出真知。要取得成功必须经过艰苦而有效的学习、实践和探索，如此方能掌握中医药学的规律和技能。我国历代凡有成就、有作为的医学家，特别是那些大师级的名医名师，无一不是善于治学、勤于实践的楷模。四是目标高远，大业晚成。奋斗目标是激发人们行为的动力。目标具有预测性和激励性，是一个人走向成功的起点。在中医药人才成长的诸要素中，奋斗目标是其中最基本的因素。只有树立远大的目标，才能促使人们把个人的奋斗与对社会、国家的责任有机地结合起来，从而获得勇气和力量。无论是在古代社会，还是在现代社会，中医药人才成长的周期都是较长的。同时，由于中医学的特殊性，长期的实践经验积累，对于中医药人才的成长是非常重要的。五是医德高尚，品格优良。要成为优秀的中医药人才，不仅要有较高的诊治疾病的本领，同时也必须具备高尚的医德和良好的人格品质。这是因为：第一，我国历代医家都把医学看做是“仁术”，具有忧世爱民之心，视人的生命为神圣。第二，我国古代医家在治病救人中充分体现出高尚的医德和人格。第三，医德和医术是相辅相成的，医德和医术并存并重不仅是为医之道，也是习医之道。六是敬业乐业，身心健康。敬业精神是基于对职业的热爱和事业的追求而产生的一种全身心投入的精神。敬业乐业是医学人才的一种美德，是以强烈的救死扶伤意识，高度的责任感、使命感和全心全意为患者服务的精神来对待自己所从事的职业。敬业乐业是一种高尚的人生观，是对医学事业追求的一种严肃认真、积极向上的态度，它把医学事业看成是实现人生价值的途径和生命的组成部分乃至全部。只有敬业乐业，才能把自己的生命融入医学事业，才能对工作一丝不苟、精益求精，才能使人自立、自强、自信、自尊，才能鞠躬尽瘁，无私奉献，战胜困难，走向成功。健康的体魄是生命力的体现，心理健康是自我调节和社会适应能力的体现。我国古代许多名医成就显著，并且健康高寿都得益于有良好的身心素质。七是时代影响，人生机遇。中医药人才的成长不仅有其自身的内在因素，也与时代影响和人生机遇有着密切的关系。在一定条件下，这种外部因素往往呈现出一种关键性的力量，对人才的成长起着至关重要的作用。如先秦两汉的“百家争鸣”，金元时期的“四大医家”，明清时期的经济、科学、文化的快速发展，在促进医学人才的成长方面都有重要的意义。八是社会需求，地理环境。社会需求和地理环境是优秀医学人才成长的重要客观因素。自然因素是人发病的重要诱因，同时人们发病与社会因素、地理环境因素也紧密相关。医学流派的形成、名医的成长与社会因素、地理环境因素也有着直接的关系。

5. 在发展中不断完善教育体系

根据中医药人才成长的规律，中医药教育应是一个连续的过程，应从在院校接受高、中等教育开始，一直延续到整个职业生涯。学生在高、中等中医药院校接受的是基本专业教育，重点是掌握“三基”；进而从事专业化教育和实践培训，并不断接受继续教育，才能成长为高水平的中医药人才。不能设想通过一次性的高、中等中医药教育，就能培养出适应岗位需要的中医药人才。高、中等中医药教育培养的人才是为了教会学生如何学习，而继续教育则属于在职教育。中医药继续教育对提高中医药队伍素质，促进中医药科技的发展，培养造就学术和技术带头人具有重要作用。因此，一方面要积极发展高、中等中医药教育，另一方面要大力发展中医药继续教育，使两个教育阶段各有侧重，又有机联系，从整体上完善中医药人才的培养过程。

6. 主动适应国际化发展的需要

伴随着人类回归自然的趋势和医学模式的转变，中医药在国际上越来越受到关注和重视，来华留学生数量不断增加，中医药学术已输出到130多个国家和地区。在澳大利亚、泰国、新加坡等国家和我国港、澳、台地区，中医药已经被纳入正规的医学教育体系。截止到2004年12月，我国已经与世界51个国家签署了含有中医药条款的卫生合作协议，并开展了教育、医药等方面的合作，促进了中医药的对外贸易，也促进了中医药传统文化在全世界的传播与交流。中医药在世界范围内的广泛传播，使中医药人才走向世界的步伐越来越快。今后中医药教育国际化的任务是积极开展国际合作办学项目，促进世界各国对中医药的理解，在全球经济一体化的进程中，加快中医药教育的国际化进程；积极参与国际医疗和科研工作，以国内中医药院校教育教学管理的有关制度为基础，规范中医药对外教育的学习期限，加大监控力度；参照国际医学教育的基本要求，制定中医药教育国际标准、学术标准、办学标准和管理规范；实施质量保障的“元认证”，逐步建立以“我”为主的国际中医药教育标准实施区域；以“商业存在”方式直接切入国际教育市场，实现中医药教育“走出去”战略，提高实施主体在国际传统医学教育市场的竞争力。

（三）中医药教育的特点

1. 坚持“四个结合”

（1）坚持继承与创新相结合

中医药学是在中国地域范围内历经数千年的实践而独立发展起

来的中医药学术体系。中医药学的发展始终是在继承基础上的发展，是通过整理、归纳和总结历史上传统中医药理论的精华。20 世纪 50 年代末、60 年代初，老一辈中医药学者就是通过对古典医籍的总结、梳理和加工而形成第一批中医学教材的。这既是中医药教育教学的创新成果，也是中医学基础理论研究的重大突破。中医药学的发展是在有效继承的基础上，总结中医药学在当代的发展成就，丰富和充实中医药学术体系，通过合理吸收和有效借鉴现代科技适宜手段与方法而促进中医药研究方法和手段创新的。通过继承与创新相结合，发展中医病因病机学和中医治疗学，推动中药的研制与生产及中药产业现代化；通过继承与创新相结合，加强中医药学科建设，推进教学内容与课程体系改革，加快边缘学科的研究和发展，丰富中医药教育内涵，为培养现代中医药人才奠定基础。

（2）坚持传统与现代相结合

中医药教育坚持现代院校教育与传统师承教育相结合既是历史的选择，又是发展的需要。院校教育是与现代教育制度接轨的产物，它实现了人才培养的标准化、规模化和多样化。高等中医药院校的建立实现了多形式、多规格、多层次、多专业地培养中医药人才的目标，基本满足了社会对中医药各类人才的需求。院校教育采取的是班级授课方式，培养的毕业生基础理论比较扎实，知识面较宽，有利于综合素质的形成。但由于理论学习与临床实践相脱节，临床时间不足，师生互动少，难以做到因材施教，因而学生的临床能力提高较慢。师承教育是我国传统的医学教学方式，其特点是实行个体化教学，因材施教，理论联系实际紧密，便于调动师生两方面的积极性。老师言传身教，学生容易直接学到老师的学术思想和临床经验，临床技能提高较快。其不足是培养目标不够明确，老师经验相对单一，学生知识面较窄，难以规模化培养人才。院校教育与师承教育相结合，既可发挥各自的优势，又能弥补相互的不足，有利于提高学生的临床能力和教学质量，满足社会对人才的需求。

(3) 坚持理论与实践相结合

坚持理论教学与临床实践相结合是中医药教育的基本特征。用理论指导实践，用实践验证理论可以提高学生运用所学知识举一反三地解决医学实践问题的能力。在教学中将理论与实践紧密地结合起来，是培养中医药人才的基本要求和有效途径。对学生而言，其所学习的理论知识是前人和他人证明了的间接经验，这些间接经验只有与临床实践相结合，才能真正被学生掌握。理论与实践结合得越紧密，学生的理论水平和临床能力就提高得越快。坚持理论教学与临床实践相结合的前提是必须搞好中医药理论课的教学，只有把理论知识教透教活，才能使学生把握其实质，从而灵活运用。中医经典是中医基本理论的源泉，是中医药理论体系的重要载体，是深入研究中医理论、学术思想和临床经验的必读之书，应将其作为教学的重点，使学生掌握其精髓。同时，必须贯彻“早临床、多临床、反复临床”的教学理念，采取边上理论课边临床实践的“基础课-临床实习课”相互交叉、滚动循环的“两段式”教学模式，使理论教学与临床实践融为一体，相得益彰，从而培养出既具有扎实的基础理论知识，又有较强临床能力的中医人才。

(4) 坚持医学与人文相结合

坚持专业教育与人文素质教育相结合是中医药教育的又一特征。中医药学根植于华夏文明，其理论体系和思维方式与我国传统文化一脉相承。中医学是传统文化中的瑰宝，是自然科学与人文科学的有机结合。教育是教人做人、立人的教育。医学教育与人文教育并重是中医药教育的特色。中医药教育不仅是成“才”的教育，而且是成“人”的教育。成“才”就是通过教学使学生掌握人类优秀的文明成果，使他们能运用中医的理论和技能，服务于社会。成“人”就是以人文精神塑造学生，使学生懂得做人，懂得为人，懂得塑造和完善自己。优秀的人文精神和健全的人格是人全面发展的底蕴，是中医药人才成长的基础。

2. 坚持“五个注重”

（1）注重文化底蕴

中医药教育与传统文化教育紧密结合，是我国古代独特的教育文化现象，也是现代中医药教育的基本特点。中医药学是自然科学与人文文化的交融，具有鲜明的科学与人文的双重内涵，无论是学术体系，还是具体方法都融合了中国古代哲学、儒学、文学、伦理等文化思想的内容。中国传统文化既是中医学的源泉，又是中医学发展的动力。中医药教育在长期的实践中深受传统文化的影响，高度重视习医和行医者的伦理道德、文化素养对医术学习、诊疗过程的影响和指导作用。在古代的医学教育中，医术的学习提高已不单纯是技术性的问题，而是将医术的传授与习医者道德品质的塑造以及文化素质的提高有机地联系起来，并贯穿于学习的始终和整个行医生涯。

中医药教育与传统文化相结合主要表现在三个方面：第一，医德并举，寓德于医，坚持方术与德行并修。第二，医文融合，寓文于医，坚持习医与习文并重。孙思邈强调：“不读五经，不知有仁义之道；不读三史，不知有古今之事；不读诸子，睹事则不能默而识之；不读内经，则不知有慈悲喜舍之德”，要求习医者要加强文、史、哲等多学科知识的学习，提高文化底蕴。第三，医儒兼通，援儒入医，把儒学作为学医的重要内容。医儒相通是中医学的文化特征。这种医德并举、医文融合、医儒兼通的中医药教育，符合具有“医道”与“人道”结合的中医学特色，它培养和造就了一代又一代德高术精的优秀人才，使中医药学得以发扬光大。

（2）注重实践环节

重视实践、强调理论联系实际、注重学用结合是教学活动的基本特色。古代各家学说的形成和发展与医家本身的医疗实践有着非常密切的联系。他们通过实践经验而立论制方，自成一家之说，并不断丰富各家学说的内容。许多古代医学著作和古方之所以经久不衰，至今仍有着很高的理论和应用价值，就在于其重视实践。孙思邈一生勤于实践，在80多年的医学生涯中，大部分时间放在了种采药物、药学研究和巡诊考察之中。陶弘景提出的采药“春宁易早，秋宁易晚，花实茎叶各随其成熟”，以及药物不同的煎法和服法都来自亲身的实践。被英国科技史学家李约瑟誉为“中国博物学中的无冕之王”的李时珍，不仅是一位伟大的药物学家，而且是一位优秀的临床医学家。坚持理论来源于实践，并在实践中反复验证是他始终坚持的原则。清代名医王清任力主医学理论必须与医疗实践相结合，反对主观臆断。他强调著书立说“必须亲治其症，屡验方法，万无一失，方可传于后人。”他认为，古人立方有无效和有效两种，“其方效者，必是亲治其症，屡验之方。”他的言与行是古人重视实践的典范。现代中医药教育十分重视实践教学环节，并在长期的教育教学实践中总结出了“早临床、多临床、反复临床”的临床教学模式，以培养学生的实践动手能力，提高其临床实践水平。

（3）注重思辨训练

中医药人才思辨能力的培养是教师与学生共同进行的认识和实践活动。传统中医药教育思想认为，医学知识和技能的传授过程是师生双方互动的过程，教师的教与学生的学构成教学过程的共同体，为此，应充分调动教与学两个方面的积极性。我国历代名医辈出，这与古代医学教育既重视教法，又重视思辨能力的培养是密不可分的。古代医学教学的独特方法概括起来主要有四种：一是注重启发式讲授法。讲授法是教师向学生传授知识和技能的重要方法，也是古代医学基本的教学方法。由于中医经典著作内容、文字深奥难懂，范围宽泛，对此，《内经》要求讲课要“口传得妙”，注重讲课内容的选择、讲课的艺术和效果，以“发蒙解惑”，培养学生的悟性。通过讲授激发学生的学习动机、兴趣。二是主张循序渐进，由博返约。古人认为，医学教学是一个自然有序的过程，应当做到“阶浅以涉深，由易以及难”。既要按照学生的年龄特征由浅入深，又要按照教学深浅程度由易到难。同时也要根据教学内容，做到“由博返约”，“返约知要”，以达到从源及流、触类旁通、融会贯通的教学效果。

三是注重理论与实践相结合。“熟读王叔和，不如临证多”，强调实践对于学习医学的重要性。“法于往古，验于来今”，只有使学到的知识和技术在临床实践中得到验证，才能真正为学生所掌握。“明经、别脉、识证、临床、处方”紧密结合，是古代医学教学的基本步骤。四是注重寓教于学，寓教于医。“医德双修”、“德业相辅”，在教学实践中把成人教育与成才教育紧密结合起来，并渗透到整个习医和业医的全过程，是我国古代医学教学方法的鲜明特色和优势。

（4）注重医德修养

在坚持社会主义道德标准的基础上，现代中医药教育积极汲取古代的医德思想。“医乃仁术”是古代医家的最高道德准则。古人认为，医学是一种救命活人的方法和技术，故被称为“仁术”。作为“仁术”，要求医生必须对人的生命持有崇高的仁爱精神，这也是作为习医者和为医者必须具备的最基本的道德修养。对习医者进行医德教育是传统中医药教育的突出特色。传统的医德教育是以生命神圣、医乃仁术为目标，以仁术济世、活人修身为核心，以仁心立术、仁心立业为途径的。这种德育范式已经超出了普通个体之间的医患关系，它将医德与所承担的社会责任紧密地联结起来，其立意高远，显示了历代医家追求医德的崇高境界。

“医乃仁术”体现了生命神圣的价值观。崇尚生命、重视和维护生命健康是医学的目的，也是医学教育追求的目标。对于生命，《内经·素问》明确提出了“天覆地载，万物悉备，莫贵于人”的观点。孙思邈在《千金方》中也提出“二仪之内，阴阳之中，唯人最贵”，并反复强调“人命至重，有贵千金”，将其医著名为《千金方》。扁鹊认为，“人之所依者，形也；乱于和气者，病也；理于烦毒者，药也；济命扶危者，医也。”济世是医家的重要理想，“医乃仁术”。“仁术”乃济世、活人之术，它要求医者要有强烈的仁爱之心和高尚的医德修养。这一思想已成为历代医家反复阐明、始终如一的信条，也是现代中医药人才培养必须坚持的道德准则。

（5）注重中医药人才培养个性化

中医药教育注重统一性与因人、因材施教相结合。统一性与多样性是当代教育发展的特征和趋势。统一性要求是指根据学生的共同特性和社会需求进行教学，它要求学生掌握所学专业必需的理论、知识和技能。因人、因材施教是根据学生的个性差异和具体情况有针对性地进行教学，以使每个学生的志向、才能和特长都能得到充分的尊重与发展。统一性要求是完成教学任务、保证人才合格的前提条件，因人、因材施教是提高教学实效的重要保证。发展中医药事业既需要大量合格的普通医师从事基本的医疗服务，也需要具有个性化和创造性的人才，以满足社会、医学发展和个人的不同需求。因人、因材施教要做到以下几点：第一，教师要尊重学生的个性差异。第二，教师要有针对性地进行教学，在教学内容的组合上，实行多样化和多种知识模块，让学生根据自己的需要进行选择。第三，在教学管理上将学年制改为学分制，在时间和选课上给学生充分的自由。第四，在课程设置上增加选修课的比例，使学生能够按照自己的兴趣、爱好和特长选修相关课程，促进学生综合素质的提高和个性化发展。

（四）中医药教育面临的主要问题

1. 中医药高等教育面临的主要问题

目前，我国的大学共分为研究型、研究教学型、教学研究型和教学型几种类型。每一所院校都有自己的定位，类型不一，其办学定位不同，办学特色和发展目标也不同。目前，中医药院校的类型大致分为研究教学型、教学研究型和教学型，研究型很少见。由于各个院校的发展方向不同，对学校类型和办学理念的认识也有差异，中医药院校应定为何种类型的大学，未来发展是单科型、复合型，还是多学科型成为近些年中医药教育者思考和讨论的热点问题。

（1）对课程、知识结构和人才培养质量标准认识不一

现行的中医药课程、知识结构和人才培养质量一直是争论的焦

点。现行的中医药课程结构模式是参照20世纪50年代前苏联的教育“蓝本”而形成的，其特点是强调专业性和系统性，在特定的历史条件下该模式为我国中医药人才的培养发挥了重要的作用。但随着社会的进步与发展，许多不适应中医药人才培养的问题日渐凸现。一是中医基础理论内容重复陈旧，学科界限不清，更新缓慢。二是课程体系安排过于庞杂，不符合学习认知规律。特别是“三段式”结构，课程门数偏多，教学时数偏多，重课堂教学，课外自习时间过少。三是课程设置不尽合理，必修课过多，选修课过少，不能充分涵盖人文、社会学科和新兴学科的内容，学生人文底蕴薄弱，知识结构单一，学术视野局限。四是课程之间彼此缺乏有机联系，尤其是基础与临床间缺乏相互联系和渗透，重理论教学轻实践教学，重灌输轻启发，学生不能学以致用，适应性差，中医理论学习与临床运用脱节。五是在知识结构和中医药人才培养的要求上尚存在诸多争议，如应多设中医课程还是多设西医课程，两者各应占多大的比例；在教学流程上，入学后应先开中医基础课，还是中医基础课与西医基础课同时开；在学习要求上，对大多数中医学生来讲，究竟是学习古汉语重要，还是学习外语重要；在技能培养上，究竟是西医实验重要，还是中医临床训练重要。当前，普遍中医专业毕业生望、闻、问、切等诊断硬功夫不够，训练不足，能够运用中医思维方法和技能诊治疾病，熟练诊治重病、诊治疑难病的优秀中医人才越来越少。在招生取向上，中医专业应招理科考生，还是文科考生；在培养名医的方式上，究竟是传统师承方式符合中医人才成长规律，还是现代院校教育符合中医人才成长规律；在对中医药人才的评价上，究竟是用中医标准，还是西医标准；是学校标准，还是社会标准；是以分数为标准，还是以实践为标准也存在诸多争议。

中医药院校办学思路的认识差异。高等中医药院校属于单科性医学院校，目前有向多学科、多样化发展的趋势。究竟是向医学院校、多学科院校发展，还是向综合性院校发展是目前需要认真研究的问题。

目前，西医院校和非医药院校的中医药教育发展较快。1995 年全国西医院校中设中医（药）系或专业的只有 13 所，到 1998 年已发展到 23 所，至 2004 年全国有 58 所医学院校和综合性院校单独设立了中医药院、系或单独设置中医药专业，268 所中等卫生学校设置了中医药专业，187 所中等非医药学校设置了中医药专业。“十五”期间，西医院校、非医药类院校招收中医药专业的学生数量大幅度增加。西医院校在 1999～2004 的 5 年里，招收中医药专业本专科生的数量就由 2633 人增加到 9929 人，增长了 4 倍。西医院校中医药专业的研究生、本科、专科的在校生人数为 4.0144 万人，中专生为 11.5475 万人，全国非医药院校、研究院所中医药专业的研究生、本科、专科在校生人数为 2.3685 万人，中专在校生人数为 3.087 万人。其发展速度之快、规模之大、人才培养层次偏低、质量问题值得深思。

（2）办学条件不足，发展不平衡

高等中医药教育的办学条件虽然近些年得到了明显改善，但从总体上看仍然比较落后。由于规模的快速扩张，办学条件全面趋紧。对多数中医药院校而言，教学配套设施紧张，不能满足实际教学需要。教师队伍的总量不足，整体水平与素质不能完全适应高等中医药教育的快速发展。同时，教师结构性短缺现象也十分突出。公共基础课如外语、计算机等课程的教师普遍短缺。一些新专业的授课教师更为缺乏。由于学生数量的增加，实习或实验场所和设施不足，致使学生的动手能力差，社会适应性不强。内涵建设跟不上规模的发展，导致教学质量下滑，学生就业困难。特别是经济欠发达地区，中医药教育外延和内涵发展不平衡表现得尤为严重。

（3）中医药教育结构不尽合理

从中医药人才培养的总量看，低层次人才培养过多，特别是中专学校和非中医药院校培养的中医药人才超过了中医药院校；中医药院校专业发展迅速，尤其是新办专业，从过去单纯的医类发展到现在的医、理、文、工、管、法、农七类 102 个专业（方向），呈现多学科、多类别和多元化发展局面。

在中医药教育结构方面存在的主要问题有：一是学科建设与专业设置不相适应，传统学科专业设置与社会需求发展不相适应，尚未建立起根据社会需求适时调整专业设置和专业口径的机制。二是教育层次构成虽然已形成体系，但低层次教育仍然偏大，还没构成中医药精英教育体系；本科教育、研究生教育、中医药继续教育的连续统一体有待于进一步完善；各科类的教育发展不够平衡，民族医学教育还比较薄弱。三是拓宽专业口径的同时需加强新专业的内涵建设。四是在人才培养结构上，要加速中医药高层次人才和学术带头人的培养，加强面向农村和社区的中医药实用型人才的培养。五是在办学规模上应适当控制，重在内涵建设和提高教育质量。

（4）中医药教育滞后于中医药学术的发展

课程结构和教学内容未能随着中医药科技进步和需求变化而进行相应改革。如中医基础理论课程内容重复，课程体系庞杂，学科界限不清。课程体系安排不符合学生学习的认知规律，不利于学生掌握课程内容。教学内容陈旧，更新缓慢，不能体现最新的中医药学科研究成果，自然科学和社会科学知识内容太少。中医理论学习忽视创新能力和创新思维的培养。教学方法和教学手段尚不能满足中医药人才培养的需要。教学方法多用灌输法，课堂教学所采用的教学手段明显滞后于现代教育技术的发展。

（5）中医药教育管理体制改革力度不大，教育模式比较单一

中医药教育管理体制改革力度不大且进展缓慢，中医药教育资源没有得到合理配置和充分利用，特别是行业内部的医、教、研尚未形成合力，地方高等中医药院校与行业管理部门之间的协调、配合有待进一步加强。

中医药教育模式虽几经改革，但终究还没有摆脱“三段式”，不能满足科技进步和社会发展的需求。现存的教育模式是在计划经济体制下形成的，过于强调专业化和系统性。随着经济的发展、科学技术的进步、医学模式的转变、疾病谱的变化和老龄化社会的到来，

教育观念需要更新，教育模式也需要创新。

（6）农村人才培养仍然是薄弱环节

目前，农村中医药队伍的人才总量、结构和素质，尚不能适应农民群众不断增长的中医药服务需求，队伍的整体素质不高，学历偏低，技术骨干匮乏。据统计，农村中医药队伍中，中专学历者占43.82%，无学历者占36.24%；初级职称者占61%，无职称者占17.95%，尤其是村卫生室低学历、低职称人员比例更高；地区间发展也不平衡，特别是边远、贫困地区中医药人员留不住，用不上，高层次中医药人员极其缺乏。

2. 中医药高职高专教育面临的主要问题

（1）对中医药职业教育认识不充分

发展中医药事业，推进中医药产业化、现代化，中医药应用型人才的培养是一个不可或缺的重要方面。目前，国家多偏重于从产业政策上对中医药产业的扶持，对中医药应用型人才的培养没有提升到应有的高度，忽视了中医药应用型人才在发展中医药事业和转化成果中的作用，致使中医药职业人才培养滞后。尤其是与普通教育相比，中医药高职高专毕业生的社会认可度偏低。

（2）定位不够准确，培养模式特色不够明显

中医药高职高专教育属于“高等职业技术教育”范畴，因此培养模式不能照搬本科教育模式，要体现其面向社会需求以培养技术应用能力为主的特色。当前的中医药高职高专教育还没有摆脱传统专科教育思想的束缚，教育模式僵化，照搬本科教育模式。人才培养仍以医疗人才为主，这成为制约中医药高职高专教育发展的瓶颈。

（3）招生制度及学制不够灵活

目前，中医药高职高专教育招生的对象主要是高中毕业生，是通过普通高考选拔进入中医药高职高专学习的，大量的医学中专毕业生、职业高中以及具有中专学历的在职技术人员被拒之门外。改革当前招生制度，积极吸纳部分具有医学文凭及技能的在职人员进入中医药高职高专学习，是培养下得去、用得上、留得住的实用型

人才的重要措施。但是当前中医药高职高专教育为刚性学制，不适宜在职人员学习，工学矛盾比较突出。

（4）专业设置缺乏针对性，职业教育政策指导不到位

目前，中医药高职高专的专业设置与岗位要求不完全相符，存在沿袭以往普通专科教育设置的情况，专业设置僵化，以临床学科为主，忽视了高等职业技术教育的特色，以能力为本位、以就业为导向、突出实践技能培养的产学合作模式尚未形成。一方面中医药行业急需大量综合素质较高、技能娴熟的各类技术应用型人才，另一方面中医药高职高专教育培养的学生从层次、类型、规格上又不能完全满足行业发展的需求。当前，中医药高职高专教育已初步完成了特定时期扩张规模的任务，但在不同层次的院校中存在着严重的错位办学现象，影响了中医药高职高专教育的规范发展。同时，由于国家相关部门对中医药高职高专教育准入制度落实不力，加之行业内未经中医药职业规范教育的人员大量存在，从而影响了中医药高职高专毕业生就业。

（5）教育投入严重不足

目前，中医药高职高专的教育规模普遍偏小，基础设施普遍较差，许多院校的教学场所和学生用房尚不能满足实际需要，缺少完善的实训、实习条件；实训、实习教材短缺，教学仪器和设备技术含量低，生均图书、生均教学仪器和仿真性设备不能满足教学需要；师资缺乏，尤其是公办高职院校缺少编制，学历结构、职业结构不合理，“双师型”教师比例偏低，师资队伍建设缺乏资金保障，这些均直接影响到中医药高职高专教育质量的提高和特色的发挥。

3. 中医药中等教育面临的主要问题

（1）办学规模过大

目前，西医院校、非医药院校和科研院所中医药专业的中专教育层次办学规模不断扩大，其在校生人数已超过高等中医药院校的本专科学生数。2004 年，全国中等中医药学校在校生达到8. 3009万人，与 1999 年相比，增长了 4. 05 倍；中等卫生学校中医药专业中

专生为11.5475万人；非医药院校、研究院所中医药专业中专生为3.087万人；在2004年的全部在校生中，中医类中专在校生为15.4633万人，占全部中医类学生总数的53.3%；中药类中专在校生为3.4662万人，占全部中药类学生总数的54.5%。

（2）增长速度过快

2004年，全国中医药学校中医类中专在校生是1999年6.64倍，较1999年增长了564%，年均增长率为46%。各层次在校生增长速度由大到小依次为中专生>专科生>研究生>本科生；研究生、本科生、专科生、中专生的层次结构之比为1.0：6.7：2.8：11.0。

全国中医药学校中药类中专在校生数，2004年是1999年的5.43倍，较1999年增长了443%，年均增长率为40.3%。各层次在校生人数增长速度由大到小依次为研究生>中专生>专科生>本科生。研究生、本科生、专科生、中专生的层次结构之比为1.0：10.8：2.7：17.4。见图2-2-4、图2-2-5。

中专教育办学规模过大，办学层次偏低，增长速度过快，占用了大量的教育资源，直接影响了中医药教育办学效益的提高，进而冲击了就业市场，导致中医药从业人员的学历结构失调，人力资源的整体水平长期在低层次徘徊。

4. 中医药继续教育面临的主要问题

（1）中医住院医师规范化培训有待进一步加强

目前，中医住院医师规范化培训存在的主要问题：一是对住院医师规范化培训重视不够。近年来，随着中级职称考聘分开，规范化培训合格不再作为中级职称晋升的必备条件，使得部分培训对象对该项工作不够重视，态度消极甚至逃避。二是对研究生层次的人员培训有疏漏，许多地区没有把研究生层次的人员纳入住院医师规范化培训。或者只是参照培训，没有硬性规定。这样本科毕业的住院医师可以通过攻读研究生而避开住院医师规范化培训。目前，用人单位很少把规范化培训合格作为在职攻读研究生的条件，这样就形成了一个盲区，导致研究生学历层次高，但动手能力差。从访谈的结果看，大多数医院都存在这种状况。三是中医内涵建设有待加强。从问卷、专题调研和专家访谈的结果来看，持这种观点的占44.2%。调查结果显示，虽然经过培训，但培训对象的现代医学基础仍不够扎实，中医特色不够突出，一些考试内容不能够适应现代中医的发展要求。四是培养时间不尽合理。中医住院医师规范化培训的第一阶段多数是2~3年。调研结果显示，认为第一阶段应该为1~2年者占62.5%，表明大多数更倾向于缩短第一阶段的培训期限。这样可以使中医药人才尽早确定自己的专业发展方向。五是培训基地不足。由于培训基地没有跟上，资金投入相对不够，培训机构资质审核不够严格，一些用人单位仍然存在对住院医师使用大于培养的现象，以使用代替培训，使得住院医师的培训质量难以保证。这一点在我们的开放式选择问题中可以看出，认为医院使用大于培训的高达59.7%，关于培训的实施单位，有90%的调查对象认为基层单位住院医师规范化培训工作应该由更高级别的医院承担。这样培训的过程更规范，培训对象的视野也会更开阔。六是中医住院医师流失率相对较高。我们在国家中医药管理局中医医院质量监测中心数据库中追踪了45位2000年毕业的低年资住院医师，结果发现，五年流失率达22.2%，其中本科学历住院医师流失率最高，为31.3%。

（2）中医药继续教育有待进一步完善

目前，中医药继续教育存在的问题主要表现在以下几方面：一是区域发展不平衡。经济发达地区及沿海城市由于教育资源比较丰富，培训经费相对充足，基本上能够满足教育对象的学习要求。但经济落后地区则很难做到这一点，师资力量薄弱、教育设备落后、知识更新速度较慢是其共同特点，在中医药继续教育的经费投入上更显得无能为力。另外，偏远地区的中医药继续教育状况与经济发达地区存在着较大的差距。东部地区的培训经费不但一直远高于西部地区，而且培训经费增长较快。据国家中医药管理局中医医院质量监测中心提供的数据，2000~2004年的5年间，东部地区的培训经费增长了5倍，而西部地区的培训经费仅增长了一倍，这种地域间的差距随时间增长而不断加大。即使是在东部地区也存有地域间的不平衡，经济不太发达地区也同样面临经费不足的问题。本课题组对浙江省丽水地区进行的专题调研情况表明，当地不仅中医师资力量十分缺乏，而且在其所属的八县一市的中医机构中均无中医药继续教育专项经费。二是重复办班，资源浪费。由于管理归口不明确、不规范，项目审批缺乏统筹性、计划性，导致项目举办方的资质审核不严格。一些项目举办单位为了盲目追求考核指标甚至经济利益，导致培训质量下降，甚至流于形式，滥办班、乱收费、乱发证等现象时有发生，并存在几个单位于同一时期在同一地区办同类项目，或同一个单位连续几年举办同一个项目的现象，导致中医药继续教育的质量难以保证。课题组所调查的358位调查对象中有42.2%的人认为中医药继续教育质量一般，流于形式，中医药继续教育的总体满意率为33.5%。三是中医药继续教育内容西化倾向明显，不能完全适应中医药专业技术人员的根本需要。这对于营造中医学术氛围十分不利。四是缺乏有效的约束和激励机制。目前，一些中医药人员甚至部分单位对中医药继续教育缺乏足够认识，参加中医药继续教育的主动性和积极性不高，甚至被动应付。调查显示，有59.8%的人认为，工作和学习时间的矛盾是造成教育质量难以保证的重要原因；有42.7%的人认为，单位对中医药继续教育的支持与考核力度不够是造成中医药继续教育质量下降的主要原因。因此，如何建立合理、有效的约束和激励机制，提高受教育对象的学习主动性是需要研究的课题。五是人才培养缺乏计划性、系统性。许多地区对已经纳入专项培养的对象常常缺乏整体规划和进一步的培养措施。北京地区在这一方面做得比较好。北京市实施“125”人才培养计划结束后，将培养合格的人员全部纳入北京市人才库，注重创造机会对其进行更进一步的锻炼和使用，使这批培养对象尽快成长起来，成为各学科的中坚力量。

（3）师承教育应引起进一步重视

师承教育是中医药教育的重要形式之一，是高水平中医药人才培养的有效方式。师承教育重视理论与实践的有机结合，重一师之技，重学派之间的兼收并蓄、博采众长，使学生的知识结构、思维方式、认知能力等方面具有显著的学科特点；师承教育属于个体传授的教育形式，在培养人才上注重口传心授、临床体悟、技能养成和悟性提高，强调让学生直接继承导师的经验和技能，使习医者具有明显的个性化特征。

师承教育的规范化管理还有待进一步探索。导师的遴选、培养对象的选拔、教学内容的设置与安排、教学方法和手段的改进、导师的学术个性与普遍性教育的结合、教育资源的合理配置、导师待遇及学员在学期间及结业出师后的待遇等还要不断完善。抽样调研数据表明，有60.3%的调查对象认为，目前导师临床带教和指导时间不足，希望能增加跟师实践时间，加强中医经典学习。有69%的人认为，在带教中，中医临床技能的教授、医籍经典的学习需进一步加强。

5. 中医药对外教育面临的主要问题

目前，中医药对外教育存在的主要问题：一是中医药对外教育缺乏统一标准；二是对外办学规模小、效益低；三是对外教育的监管力度不够，以致其机构设置、培养目标、师资队伍、办学条件、课程设置等达不到要求，难以保证培养质量；四是中医药对外教育的发展速度有待加快。

第三章　中医药人力资源现状与需求分析

一、中医药人力资源现状分析

（一）医药卫生人力资源总体状况

1. 医药卫生人力资源现状分析

一般说来，医药卫生人力资源由三部分人员构成：一是医药卫生行业的从业人员（包括专业技术人员、医药卫生管理人员、工勤服务人员等）。二是在医学院校和相关专业其他院校学习，毕业后可能补充到医药卫生行业的人员。三是其他部门有关专业人员，因工作需要可能调入医药卫生机构工作的人员。根据1997年卫生统计资料，全国医药卫生人员共551.6万人，其中，卫生技术人员439.8万人，乡村医生和卫生员132万人，农村接生员32万人。全国有高等医学院校130余所，每年毕业生约6万人，中等医学专科学校每年毕业生约12万人，留学回国及其他部门调入人员数量不多。到2000年底，我国医药卫生人力资源的数量已超过559万人，其中卫生技术人员449万人，每千人口卫生技术人员数、医师数和护士数分别为3.63、1.30和1.02人，另有乡村医生和卫生员132万人。我国每千人拥有的医药卫生人员数量已达到甚至超过一些发展中国家，接近世界平均水平。2005年，全国医药卫生人员总数为492.9481万人，其中，卫生技术人员396.2817万人。全国卫生技术人员（不含乡村医生、卫生员及接生员）约占全国各行业专业技术人员的1/6左右，这是卫生事业发展最重要的人力资源。具有中国特色的乡村医生、卫生员、接生员是中国卫生事业的一大特色，也是重要的农村卫生人力资源。

（1）从数量配置上看，每千人口拥有医师数偏低

我国是人力资源大国，专业技术人才总量也居世界首位。然而，与发达国家相比，从专业技术人才的人口密度来看我国仍然处于低水平状态，知识密集型职业（管理、专业技术）的人员比重也明显偏低。资料表明，1958 年，美国专业技术人员占劳动力人口的比重为 11%，1980 年则达到 16.3%。而 2000 年，我国专业技术人员总量为 4100 万人，就业人口 72085 万人。按这两个数据计算，专业技术人才密度为 5.7%。根据 1982 年和 2000 年全国人口普查资料，在 7 类行业中，我国专业技术人员、管理人员的比重明显偏低，而且增长幅度缓慢。1982 年，我国专业技术人员占在职人员总数的比重为 5.07%，2000 年比重达到 5.70%，仅提升了 0.63 个百分点，只相当于美国和加拿大的 1/3 左右，日本和澳大利亚的 1/2 左右。新中国成立以来，尤其是改革开放以来，我国各级医药卫生部门积极推进城镇医药卫生体制改革，不断加强农村卫生工作，逐步完善社区卫生服务、卫生监督和疾病预防控制体系，卫生事业稳步发展。与此相适应，医药卫生人力资源数量总体上呈上升趋势。1949 年全国每千人口拥有 0.93 个卫生人员，0.67 个医师；1978 年全国卫生人员数量增加到 310.56 万，其中卫生技术人员 246.39 万，每千人口拥有 2.57 个卫生人员，1.08 个医师。1997 年全国卫生人员数量增加到 558.40 万，与 1949 年相比增长了 79.80%，年均增长率超过同期人口增长率（1.48%）。到 2004 年，全国医药卫生人力资源总量为 535.36 万，其中，医药卫生专业技术人员 439 万，管理人员 31.6 万，工勤人员 43.9 万人。见表 2－3－1～2－3－3。

表 2-3-1　四个代表年度的卫生机构与人力资源状况

年度	1949	1978	1997	2004
卫生机构数（万人）	8.46	–	33.03	29.65
卫生人力数（万人）	54.12	310.56	558.40	535.36

表 2-3-2　六个代表年度的医药卫生人力资源状况（万人）

年度	1950	1980	1990	2000	2003	2004
卫生技术人员	55.5	279.8	389.8	449.1	430.6	439.0
医生	38.1	115.3	176.3	207.6	186.8	190.5
其中：医师	32.7	70.9	130.3	160.3	148.6	152.1
护师（士）	3.8	46.6	97.5	126.7	126.6	130.8
药剂人员	0.8	30.8	40.6	41.4	35.7	35.5
检验人员	–	11.4	17.0	20.1	21.0	21.1
其他	12.8	75.6	58.4	53.2	60.6	61.1
其他技术人员	–	2.8	8.6	15.8	19.9	20.9
管理人员	2.2	31.1	39.7	42.7	31.9	31.6
工勤人员	3.4	39.8	52.6	51.6	45.0	43.9
总　计	61.1	353.5	490.6	559.1	527.5	535.4

注：①2003、2004 年卫生人员不再包括高、中等医学院校本部、药检机构和非卫生部门举办的计划生育指导机构，故卫生人员数有所减少。②2003、2004 年医生系执业医师和执业助理医师数，医师系执业医师数，护师（士）系注册护士数，故医生、医师、护师（士）有所减少。

表 2-3-3　每千人口拥有医药卫生技术人员数

年度	卫生技术人员			医生			医师	护师、护士		
	合计	市	县	合计	市	县		合计	市	县
1949	0.93	1.87	0.73	0.67	0.70	0.66	0.58	0.06	0.25	0.02
1955	1.42	3.49	1.01	0.81	1.24	0.74	0.70	0.14	0.64	0.04
1960	2.37	5.67	1.85	1.04	1.97	0.90	0.79	0.23	1.04	0.07
1965	2.11	5.37	1.46	1.05	2.22	0.82	0.70	0.32	1.45	0.10
1970	1.76	4.88	1.22	0.85	1.97	0.66	0.43	0.29	1.10	0.14
1975	2.24	6.92	1.41	0.95	2.66	0.65	0.57	0.41	1.74	0.18
1978	2.57	7.73	1.63	1.08	2.99	0.73	0.64	0.42	1.74	0.18
1980	2.85	8.03	1.81	1.17	3.22	0.76	0.72	0.47	1.83	0.20
1985	3.28	7.92	2.09	1.36	3.35	0.85	0.70	0.61	1.85	0.30
1990	3.45	6.59	2.15	1.56	2.95	0.98	1.15	0.86	1.91	0.43

续　表

年度	卫生技术人员			医生			医师	护师、护士		
	合计	市	县	合计	市	县		合计	市	县
1995	3.59	5.36	2.32	1.62	2.39	1.07	1.23	0.95	1.59	0.49
1998	3.64	5.30	2.35	1.65	2.34	1.11	1.25	1.00	1.64	0.51
1999	3.64	5.24	2.38	1.67	2.33	1.14	1.27	1.02	1.64	0.52
2000	3.63	5.17	2.41	1.68	2.31	1.17	1.30	1.02	1.64	0.54
2001	3.62	5.15	2.38	1.69	2.32	1.17	1.32	1.03	1.65	0.54
2002	3.41	–	–	1.47	–	–	1.17	1.00	–	–
2003	3.42	4.84	2.19	1.48	2.08	0.97	1.18	1.00	1.59	0.50

（2）从区域分布来看，医药卫生人力资源的地理分布与城乡分布不平衡问题较为突出

各省、直辖市、自治区在2004年医药卫生人力资源情况见表2－3－4。

表2－3－4　2004年医药卫生人力资源区域分布状况（人）

类别	合计	卫生技术人员	执业（助理）医师	注册护士	每千人口执业（助理）医师	每千人口注册护士
东　部	2 309 565	1 882 538	806 250	588 407	1.70	1.24
中　部	1 725 848	1 408 740	594 245	404 526	1.38	0.94
西　部	1 318 215	1 098 720	504 276	314 881	1.38	0.86
总　计	5 353 628	4 389 998	1 904 771	1 307 814	4.46	3.04
北　京	153 367	116 638	49 091	41 557	4.21	3.57
天　津	77 548	60 521	25 208	19 585	2.69	2.09
河　北	268 399	223 745	101 070	53 573	1.48	0.79
山　西	174 658	147 561	68 294	40 962	2.08	1.24
内蒙古	120 253	101 730	50 177	26 517	2.12	1.12
辽　宁	270 325	212 644	92 265	72 751	2.21	1.75
吉　林	161 507	128 732	58 257	39 546	2.18	1.48
黑龙江	190 563	149 274	63 974	44 768	1.72	1.21
上　海	130 823	101 661	43 775	38 112	3.24	2.82
江　苏	306 639	247 323	104 512	76 356	1.45	1.06
浙　江	221 539	185 376	83 052	54 874	1.82	1.20
安　徽	190 763	157 993	64 483	45 048	1.00	0.70
福　建	117 937	100 502	43 586	32 687	1.29	0.97

续 表

类别	合计	卫生技术人员	执业（助理）医师	注册护士	每千人口执业（助理）医师	每千人口注册护士
江　西	141 244	118 196	50 084	35 429	1.15	0.82
山　东	377 950	320 918	138 314	96 114	1.51	1.05
河　南	356 925	284 231	109 367	74 739	1.11	0.76
湖　北	260 569	213 805	89 852	66 214	1.49	1.10
湖　南	249 619	208 948	89 934	57 820	1.36	0.87
广　东	348 203	283 351	113 266	92 287	1.45	1.18
广　西	154 384	125 455	53 390	43 286	1.10	0.89
海　南	36 835	29 859	12 111	10 511	1.51	1.31
重　庆	93 485	77 516	36 603	20 249	1.16	0.64
四　川	281 847	236 035	113 126	60 871	1.32	0.71
贵　州	90 174	76 699	36 856	21 602	0.96	0.56
云　南	136 697	113 871	53 248	36 540	1.26	0.87
西　藏	10 260	8 569	4 356	1 849	1.66	0.70
陕　西	163 850	134 591	59 683	37 476	1.62	1.02
甘　肃	96 423	81 932	34 451	22 283	1.33	0.86
青　海	23 005	19 637	8 635	6 200	1.74	1.25
宁　夏	27 335	22 897	10 698	7 100	1.82	1.21
新　疆	120 502	99 788	43 053	30 908	2.25	1.61

注：根据全国及各地区人口数推算。

（3）从队伍结构来看，基本状况不容乐观

一是学历结构偏低。目前，我国医药卫生专业技术人才队伍中低学历者较多，高学历比例较低。与发达国家相比，我国医药卫生专业技术人才队伍的整体学历水平偏低。2000 年，我国医药卫生专业技术人员平均受教育年限为 13.05 年，相当于大学一年级水平，其中，不具备大专及以上水平的接近 60%。2002 年，我国医药卫生专业技术人才队伍中大专以上学历者约占总数的 58%，其中，大学本科学历占 21.9%，研究生学历不到 1%。而日本的医药卫生专业技术人员平均受教育年限为 14.4 年，其中具有大专及以上学历的人员超过 75%，具有本科学历的接近 50%。随着医药卫生事业的发展，我国医药教育水平不断提高，医药卫生人力资源的整体素质也得到较大的提高。从学历分布上看，2002 年医药卫生技术人员中具有大学本科及以上学历者占 14.3%，低于 22.9% 的全国整体专业技术人员学历结构水平；大专学历者占 26.7%，仍略低于 27.1% 的全国整体专业技术人员学历结构水平；中专学历占 46.6%。二是职称结构偏低。2002 年高级医药卫生技术人员占医药卫生技术人员总数的 5.18%，低于全国聘任高级专业技术人员占专业技术人员总数 7.7% 的比例值；中级医药卫生技术人员占 20.85%，低于全国聘任中级专业技术职务人员占专业技术人员总数 33.4% 的比例值。见表 2－3－5 和表 2－3－6。

表 2－3－5　　1999～2002 年中高级卫生技术人员结构分布（人）

年　度	1990	1995	2000	2001	2002
主任医师	10 879	26 393	28 848	31 098	34 790
主任护师	116	223	250	310	889
主任药师	467	1 155	1 008	962	833
主任技师	330	745	832	783	1 587
共计	11 792	28 516	30 938	33 153	38 099
副主任医师	82 339	123 206	161 063	169 917	172 061
副主任护师	1 640	4 698	6 449	7 212	8 791
副主任药师	4 174	5 847	8 205	8 179	6 407
副主任技师	3 625	5 681	7 009	7 519	10 542
共计	91 778	139 432	182 726	192 827	197 801
主治（管）医师	459 030	553 777	546 336	556 512	508 743
主治（管）护师	91 664	145 396	240 018	260 713	282 649
主治（管）药师	39 689	55 154	68 263	69 559	60 888
主治（管）技师	35 117	52 403	71 383	75 957	94 981
共计	625 500	806 730	926 000	962 741	947 261
总计	729 070	974 678	1 139 664	1 188 721	1 183 161

表 2-3-6　2002 年医药卫生专业技术人员性别、年龄、学历及职称构成（%）

项目	医药卫生技术人员							其他技术人员	管理人员
	合计	执业医师	执业助理医师	注册护士	药剂人员	检验人员	其他		
按性别分									
男	37.0	59.0	54.0	1.8	40.3	37.9	47.5	45.3	49.2
女	63.0	41.0	46.0	98.2	59.7	62.1	52.5	54.7	50.8
按年龄分									
25 岁以下	14.1	4.7	23.8	18.9	11.3	15.0	24.2	12.4	6.9
25～34	39.0	37.1	53.5	40.3	30.9	37.6	37.4	33.6	27.0
35～44	27.0	29.4	13.9	27.7	32.4	28.6	22.7	31.8	34.3
45～54	17.2	23.0	7.5	12.9	23.1	17.3	13.9	19.8	27.9
55～59	2.3	4.9	1.2	0.1	2.1	1.2	1.5	2.1	3.6
60 岁及以上	0.5	1.0	0.1	0.1	0.3	0.3	0.2	0.3	0.3
按工作年限分									
5 年以下	18.7	12.5	35.2	18.3	13.2	18.1	30.2	15.6	8.7
5～9 年	19.7	18.5	29.9	19.8	15.4	19.2	18.8	15.4	11.4
10～19 年	30.0	30.1	20.3	35.1	27.8	29.4	25.1	30.9	29.4
20～29 年	21.5	22.6	10.9	21.2	31.5	23.8	18.6	27.3	32.5
30 年及以上	10.2	16.2	3.7	5.6	12.1	9.5	7.3	10.7	18.0
按学历层次分									
博士	0.2	0.6	–	–	–	–	0.1	0.2	0.1
硕士	0.9	2.2	0.1	–	0.2	0.5	0.3	0.6	0.5
大学本科	13.2	30.7	4.0	1.3	5.2	7.6	6.2	7.1	11.9
大专	26.7	31.8	28.9	24.3	19.2	28.2	21.0	23.5	32.9
中专	46.6	28.3	55.3	64.5	44.9	50.5	48.2	27.8	26.9
高中	7.6	3.5	6.7	6.4	18.0	9.5	15.2	24.4	18.1
初中及以下	4.9	2.9	5.0	3.5	12.5	3.7	9.2	16.3	9.7
按专业技术级别分									
正高级	1.1	2.7	–	0.1	0.3	0.4	0.2	0.4	1.0
副高级	5.4	13.3	–	0.8	2.1	2.8	1.4	1.8	5.0
中级	26.0	38.9	3.0	24.7	20.1	26.7	11.3	11.2	19.2
助理/师级	39.5	39.3	45.9	43.5	41.8	39.3	24.8	20.7	21.9
员/士	21.0	3.2	46.8	28.0	27.4	21.8	32.4	21.2	16.4
其他	7.0	2.6	4.3	3.0	8.3	9.0	29.8	44.8	36.5

续　表

项目	医药卫生技术人员							其他技术人员	管理人员
	合计	执业医师	执业助理医师	注册护士	药剂人员	检验人员	其他		
按聘任技术职务分									
正高级	0.9	2.4	–	–	0.2	0.2	0.2	0.4	1.0
副高级	5.3	13.0	–	0.7	2.0	2.6	1.3	1.9	5.8
中级	25.5	38.8	2.8	23.6	19.7	26.4	11.3	12.0	21.9
助理/师级	40.6	40.8	45.9	44.6	42.5	42.1	25.6	23.4	25.4
员/士	22.3	3.7	48.4	29.2	29.3	24.1	35.9	26.0	19.1
待聘	5.3	1.4	3.0	1.9	6.3	4.6	25.6	36.4	26.9

注：本表不包括诊所、卫生所、医务室、村卫生室。

（4）从流向上看，医药卫生人力资源的分配与流动频度不高

在任何国家，如无政府政策干预，医药卫生人力资源的自发流动总是有利于经济发达的地区。因此，通过什么样的机制来合理分配医药卫生人力资源，以满足经济欠发达地区的医疗卫生需要，是一个需要解决的普遍问题。①在职医药卫生人力资源流向分析：从总体上看，目前我国在职医药卫生人力资源流动的比例与频度并不高，市场配置人力资源的程度与效率均未达到应有的程度。除了通过提高学历教育层次实现人力资源价值提升的流动外，我国医药卫生人力资源基本上处于超稳定状态。其根本原因在于医疗卫生单位绝大多数属于国有机构，尤其是医院属于事业单位，用人制度仍然处于体制内模式。相比之下，药品生产、经营行业则流动率较高。当前，我国医药卫生人力资源流动的特点是无序化流动，亟须法律、法规加以规范；高端医药卫生人力资源的稀缺与日益增长的医药卫生人力资源的需求，使医药卫生人力资源面对许多流动的诱惑和流动的机会；医药卫生人力资源流动的交易成本增加，使医药组织在医药卫生人力资源流动上面临的风险增加。②在校医药卫生人力资源流向分析：高等院校及其他学校中的医药卫生人力资源是我国医药卫生人力资源的重要来源，其毕业后的流向是我国医药卫生事业

能否提供基本医疗卫生服务的重要保证。在校医药卫生人力资源的流向主要集中在医药及其相关行业。医学类毕业生的传统就业单位主要在各级医疗卫生部门、各级医疗卫生管理机构、药品生产或经营机构、高等中医药院校、科研机构、康复保健机构等，主要从事医疗、教学、科研、生产、销售等工作。随着社会的发展，就业单位已延伸至私人诊所、医疗保险、私营（民营）制药企业等。

2. 医药卫生人力资源存在的主要问题

结合全国医药卫生专业技术人才的整体状况，冷静地分析我国医药卫生人力资源的状况，可以看出，目前我国的医药卫生人力资源仍然存在数量配置不尽合理、人才类型结构不尽合理、区域分布不够平衡、质量与需求不够匹配、医药卫生体制与社会发展不够协调等问题，这些问题在一定程度上影响了我国医药卫生事业的发展。

（1）数量配置不尽合理

我国医药卫生人力资源数量配置尚不平衡。据专家预测，我国需要执业药师 100 万人，但目前仅有 12 万左右。与发达国家相比，我国医护人员的人口密度距离欧美国家的平均水平尚有非常大的差距。医护人员比例远低于发达国家水平的基本要求，口腔、妇产、检验、护理、放射、预防保健等方面的人力资源尤为短缺。一方面医药卫生人力资源不足，一方面又存在医药卫生人力资源浪费的情况。主要表现在：一方面医药卫生人力资源流动困难。一些医疗卫生单位求贤若渴，需要有创造力的医药卫生人力资源团队，但由于种种限制，无法如愿引进人才；另一方面，一些单位例如某些“三资”（独资、外资、合资）企业，盲目引进甚至蓄积医药卫生人力资源，大材小用，造成医药卫生人力资源的浪费。医药卫生部门严重缺乏医药卫生管理方面的人力，特别是缺乏科技开发和医药卫生企业经营管理等方面的人才，急需要一批优秀的企业家和热爱医药卫生事业的管理专家。

（2）类型结构不尽合理

医药卫生人力资源的分布与经济结构调整存在差距，主要表现在：一是不同所有制单位的医药卫生人力资源分布不尽合理。目前，占全国70%以上的医药卫生专业技术人才主要集中在国有企事业单位。二是学科或专业结构不尽合理。教育、卫生、经济、会计等专业技术人才占70%以上，而工程技术类专业技术人才仅占18%。

为适应社会主义市场经济的发展要求，近年来，各高等医药院校不断调整专业结构，以培养社会需要的医药卫生人才。但由于医药卫生人才培养周期长，受培养结构的影响，因而我国医药卫生专业技术人员的专业结构仍然存在不合理现象。一是医护比例倒置。2001年全国医护比例为1∶0.67，远低于国家1∶2的要求和发达国家水平。二是学科比例失衡。口腔、妇产、检验、护理、放射、预防保健、卫生管理等方面的人才短缺。三是教育结构比例失衡。具有研究生、本科及大专学历的人才均低于中等专业人才，加之高学历者不愿意到农村基层医疗机构，从而造成本科、大专生城市就业难，而农村缺少专科人才的现象。加之护理人员用工结构急速改变，合同聘用制人员所占比例愈来愈高，不同用工形式的护理人员待遇相差悬殊。

2002年，我国高、中、初三级医药卫生专业技术人员的构成比为0.1∶0.41∶1，与世界卫生组织规定的中等发达国家1∶3∶1的比例相比，高、中级人员比例偏少。在专业方面，全国医疗机构的医药卫生人力资源约占总量的88%，而预防、保健和防治机构的医药卫生人力资源只占近7%，全科医生和护士，以及信息、电脑、生物工程等非医药卫生类及新技术、新方法的应用型人才尤为短缺。在年龄方面，40～50岁的业务骨干所占比例较小，具有高级职称的中青年人员比例较低。

（3）区域分布不平衡

医药卫生人力资源配置不平衡还表现在以下几方面：一是上下不平衡，高学历、高职称的医药卫生专业技术人员集中在较大的三级医院，基层医疗机构大部分医护工作者仍然是中专乃至初中、小学水平。

二是地区分布不平衡。2004 年，全国每千人口执业医师数和注册护士数分别为 1.48 和 1.00 人，从其分布情况看，沿海经济发达地区与内陆经济欠发达地区差别较大，东部与西部地区差别较大。经济发达地区如上海、北京、天津等地，每千人口执业医师数和注册护士数已经接近或达到发达国家水平；而一些经济欠发达地区，如安徽、贵州等地还不到1人，尤其是注册护士数的差距更大。

三是城乡不平衡。城市医药卫生人力资源相对充足，而乡村人才缺乏。由于历史原因，我国一直存在城乡二元结构，从而导致城乡经济发展不同步，城乡医药卫生人力资源不平衡。我国城镇与乡村每千人拥有的医师数相差非常大。如 2004 年全国平均每千人口执业医师数为 1.48 人，而乡村仅为 0.98 人。从学历层次、专业技术级别等方面看，乡村医师与城市医生差别也很大。

（4）质量与需求不匹配

目前，医药卫生人力资源总量仍呈现快速增长趋势。2004 年末，全国医药卫生人力资源总数为 535.36 万人，比 2003 年增加了 7.9 万人。2004 年全国执业医师及助理执业医师已达到 190.5 万人，注册护士 130.8 万人，执业药师 12 万人，但是全国医药类专业的大学毕业生就业率仅为 75% 。

（5）医药卫生体制、机制与社会发展不协调

尽管我国的医学教育取得了较大的进步，专业口径过窄、素质教育薄弱、教学模式单一、教学内容陈旧、教学方法过死等状况有了一定程度的改善，但与社会进步、科技发展、卫生事业改革的要求仍不相适应，主要表现在对医学教育在社会经济发展中的重要作用及其特殊规律认识不足；医药教育的结构不尽合理，层次偏低，不能适应人民群众日益增长的卫生服务需求；医学教育的办学条件与发展规模不相适应，存在招生规模发展过快、办学层次偏低、专业结构不尽合理、地域分布不够均衡、临床实习基地不足等问题，这与医药教育国际化、质量认证要求，以及能力培养为主、学生自主学习、早期接触临床的发展趋势不相符。

（6）人力资源配置不尽合理，医护比例失衡

2004 年我国护师和护士总数为 130.78 万人，医生总数为 190.48 万人（其中，医师 152.1 万人）。WHO1998 年的统计显示，尽管我国每千人口的医生比例已达到世界许多国家水平，但护士数量远远不够。我国 2001 年的医护比为 1 : 0.61，远低于世界平均水平（1 : 2.7）。每千人口护士比例，1998 年绝大多数国家已达到 1 : 3 以上，部分发达国家甚至达到 1 : 30 以上，而我国仅为 1 : 1。护士短缺的原因是多方面的，直接原因是护理教育落后于医疗事业发展。此外，护士的社会地位没有得到合理认同、劳动强度高、收入偏低等也是导致护士短缺的重要原因。

综上所述，我国目前的医药卫生水平无论从医学教育、科学研究还是临床服务来说，与世界一流水平还有相当大差距。政府及其卫生行政部门、药品监督管理部门、医药界还需付出相当大的努力。

（二）中医药人力资源总体状况

1. 中医药人力资源现状

目前，我国中医药人力资源分布面较广，但仍存在着总量不足、素质不高、区域分布不平衡、学历职称结构不合理、人员流失严重等问题，不能满足人民群众对中医药的服务需求。

（1）数量配置情况

改革开放以来，随着社会与经济的发展，中医药人力资源数量总体呈上升趋势，其中中医药专业在校生数急剧上升。据《全国中医药统计数据摘编》显示，1999 ~ 2001 年，全国中医药专业技术人员的数量分别为 49.66 万、49.29 万和 48.39 万；2002 ~ 2005 年，全国中医执业（助理）医师、执业中药师数量分别为 27.01 万、26.41 万、26.18 万和 25.42 万；2000 ~ 2005 年，全国中医药院校教职工数量分别为 2.32 万、2.02 万、2.14 万、2.51 万、2.94 万和 3.24 万，全国中医药科研机构的人员分别为 1.28 万、1.37 万、1.36 万、1.35 万、1.29 万和 1.3 万；各级各类中医药专业在校生分别为 18.2 万、

37.1 万、74.1 万、58.8 万、53.1 万和 55.03 万。

（2）区域分布情况

受经济发展程度的影响，东部地区与中西部地区中医药人力资源呈梯度分布，地理分布和城乡分布不平衡成为较为突出的问题。东部沿海地区和广大中西部地区中医药人力资源分布严重失衡，中医药人力资源主要集中在东部地区，呈现出东部地区人力资源密集，中西部地区人力资源匮乏的两极分化局面。从 2005 年全国各地区每万人口中医执业（助理）医师数可以看出，我国中医药人力资源在区域分布上的不平衡性问题仍然突出。见表 2－3－7。

表 2－3－7　　2005 年全国各地区每万人口中医执业（助理）医师

地　区	人口（万人）	中医执业（助理）医师数	中医执业（助理）医师数/万人口	全国位次
北京市	1 538	8 024	5.22	1
天津市	1 043	2 931	2.81	5
河北省	6 851	11 443	1.67	20
山西省	3 355	8 136	2.43	6
内蒙古自治区	2 386	6 903	2.892	
辽宁省	4 221	8 374	1.98	14
吉林省	2 716	6 199	2.28	10
黑龙江省	3 820	6 159	1.61	22
上海市	1 778	4 117	2.32	9
江苏省	7 475	10 363	1.39	26
浙江省	4 898	9 244	1.89	16
安徽省	6 120	6 567	1.07	30
福建省	3 535	7 214	2.04	12
江西省	4 311	6 630	1.54	23
山东省	9 248	13 664	1.48	25
河南省	9 380	14 150	1.51	24
湖北省	5 710	9 659	1.69	17
湖南省	6 326	12 162	1.92	15
广东省	9 194	15 452	1.68	19
广西壮族自治区	4 660	5 412	1.16	28
重庆市	2 798	8 023	2.87	3

续 表

地 区	人口（万人）	中医执业（助理）医师数	中医执业（助理）医师数/万人口	全国位次
海南省	828	925	1.12	29
四川省	8 212	23 084	2.81	4
贵州省	3 730	3 816	1.02	31
云南省	4 450	5 196	1.17	27
西藏自治区	277	644	2.32	8
陕西省	3 720	8 442	2.27	11
甘肃省	2 594	6 275	2.42	7
青海省	543	900	1.66	21
宁夏回族自治区	596	1 215	2.04	13
新疆维吾尔自治区	2 010	3 382	1.68	18
总 计	128 323	234 685	1.83	

（3）结构情况

中医药人力资源的结构现状主要包括专业技术结构、学历结构、学科结构和年龄结构四个方面。

第一，从专业技术结构来看，中医药人力资源的专业技术结构呈金字塔形。2001 年全国中医药专业技术人员的总数为 48.3950 万人。其中，高级专业技术人员为 3.3797 万人，占总数的 6.98%；中级专业技术人员为 11.2501 万人，占总数的 23.24%；初级专业技术人员为 12.64 万人，占总数的 23.24%。中医药人力资源中两院院士、名师等数量尚少；具有博士、硕士学位的比例偏低。2004 年的统计资料显示，高等中医药院校的职称结构呈倒金字塔形，具有高、中、初级专业技术职称人员的比例分别为 32.11%、29.47% 和 19.03%。中医药科研机构的职称结构呈“橄榄球”型，具有高、中、初级专业技术职称人员的比例分别为 19.20%、23.18% 和 16.99%。

第二，从学历结构来看，中医药人力资源的学历结构主要以中专、大专为主，其次是大学本科学历。这三种学历层次占全国中医药人力资源总数的 81.46%。2003 年中医药人力资源中，具有博士学位的 576 人，占总数的 0.22%；具有硕士学位的 3140 人，占总数的1.22%；具有学士学位的5.7979万人，占总数的22.46%；具有大专和中专学历的15.2297万人，占总数的59%。

第三，从学科结构来看，中医药从业人员涉及的学科及门类，除了医学专业以外，还有理学、工学、农学、哲学、法学、教育、文学、历史、经济、管理等专业。从全国中医药人员的专业构成来看，2003年，中医药人员以中医专业为主，占67.44%，其次为药学专业，占16.84%，其他专业占8.53%。从全国中医药人员的科室分布来看，中医科的人员最多。根据卫生部的统计，非中医医疗机构的中医相关科室的人员数量除中医科外，排在前十位的依次是中医内科、中西医结合科、中医外科、骨伤科、针灸科、民族医学科、中医妇产科、推拿科、中医儿科和肛肠科。

第四，从年龄结构来看，中医药人员以青年居多，随年龄段的增加，依次下降。2003年的统计资料显示，中医药专业技术人员中，40岁以下人员14.0551万人，占总数的54.45%；41～50岁的7.4676万人，占总数的28.93%；51～60岁以上的3.9903万人，占总数的15.46%；60岁以上的2996人，占总数的1.16%。

（4）流向情况

受宏观经济情况、社会发展程度和国内外医药行业发展状况、毕业生就业情况等的影响，我国中医药人力资源既有正向流入，也有负向流出。从正向流入情况来看，由于国际上兴起的药物研发热潮和国家对中医药重视程度的提高，特别是中医药院校的“扩招”，1999年以来中医药专业的毕业生人数迅速增加。从负向流出来看，近几年来，由于行业收入、地区发展程度差距的拉大和就业压力的影响，中医药人力资源向其他行业的转移非常明显。1999年以来，我国中医药类毕业生增长迅速，2005年，全国高等中医药院校专科以上的毕业生人数达到6.7841万人，然而1999～2004年，我国中医药专业技术人员的总量不升反降。2000年比1999年总人数减少了0.37万人，降幅为7.45‰；2001年比2000年减少0.90万人，降幅为18.26‰；2002～2004年，全国中医执业（助理）医师、执业中药师分别为 27.01 万、26.41 万和 26.17 万，均呈逐年下降趋势；2005 年，我国中医药人员的数量依然呈下降趋势，比 2004 年减少了 7765人，降幅为 3.5%。1999 ~ 2004 年中医药院校毕业生情况见表 2 – 3 – 8。

表 2 – 3 – 8　　1999 ~ 2004 年中医药院校毕业生情况（人）

年度	本、专科生	研究生
1999	26 729	764
2000	28 807	918
2001	30 464	1 406
2002	82 794	1 392
2003	74 219	2 823
2004	123 480	3 143

从区域流向来看，中医药人力资源的流向与其他人力资源的流向一样，呈现出由经济落后地区向经济发达地区、由农村向城市、由小城镇向大中城市流动的特点。一是由中西部地区向东部地区流动；二是从农村向城镇流动；三是从社区医疗机构向大中型医院流动。

2. 中医药人力资源的地位与作用

中医药人力资源是我国医药卫生人力资源中一支非常重要的力量，在防病治病、保健康复、繁荣经济、促进发展、加强交流、保障人民群众的生命安全和身体健康方面发挥了重要作用，作出了突出贡献。

中医药是我国医药卫生事业的重要组成部分，中医药具有独特的生理观、病理观和疾病防治观，具有临床疗效确切、用药相对安全、服务方式灵活、费用比较低廉、创新潜力巨大和发展空间广阔的独特优势，在治疗常见病、多发病、传染病、慢性病、老年病以及现代医学难以攻克的疑难杂症等方面特色明显。我国实行的“中西医并重、共同发展、互相补充”的医药卫生政策，有力地促进了中医药事业的发展，为人民群众提供了更加完善、有效的医疗保健服务。

3. 中医药人力资源存在的主要问题

（1）人员总量不足

2005年，我国医疗机构的人员总数为492.9万人，其中，中医药专业技术人员为46.5万人，仅占全国医药卫生人员总数的9.45%。

（2）类型结构不尽合理

主要表现在三个方面：一是专业技术结构不够合理。二是整体学历层次偏低。三是学科结构不尽合理。

（3）区域分布尚不平衡

主要表现在三个方面：一是东西部严重不平衡。东部沿海发达省份的中医药人力资源远远高于西部经济欠发达地区。二是城乡不平衡，城市中医药人力资源相对充足，而农村仍然缺乏。三是上下不平衡。城市中高学历、高职称的中医药专业技术人员主要集中在规模较大的三级医院，基层专业技术人员大部分为中专或以下层次。

（4）人员流向不尽合理

一是正向流入的主要是高等中医药院校中医药专业的毕业生。二是人员流失严重。2000年以来，每年从中医药行业流出的人员明显增加。三是区域间人才流向严重失衡。中医药人才由中西部地区向东部地区流动、由农村向城市流动、由基层医务机构向上级医院流动的趋势越来越明显。

（5）质量与需求不吻合

一是学科带头人严重缺乏，名中医非常缺乏。二是基层医疗单位整体素质不高，特别是广大乡村的中医药人力资源素质亟待提高。三是中医药行业的管理者缺乏现代管理的思想、知识和技能。

（三）中医药人力资源构成分析

1. 医疗机构的中医药人力资源构成状况

根据我国城乡二元经济的特点，及卫生体制改革板块从城镇医疗机构、社区医疗机构、乡村医疗机构等三个层次分析目前中医医疗机构（包括蒙医、藏医、维医等少数民族医院）的人力资源状况，我国医疗机构的人力资源应包括的类别见图 2－3－1。

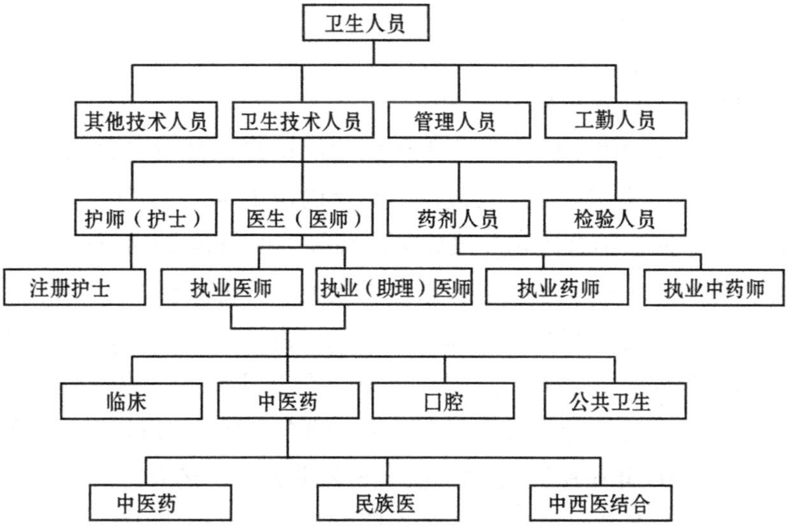

图 2－3－1　医疗机构卫生人力资源构成图

1993 年，我国制定了各种职业资格的标准和录用标准，并实行学历文凭和职业资格两种证书制度。1994 年 3 月 15 日，《执业药师资格制度暂行规定》颁布。1995 年 7 月 5 日，《执业中药师资格制度暂行规定》颁布，由此中西药领域都展开了执业药师管理工作。1995 年 10 月，首次执业药师资格考试举行。1996 年 10 月，首次执业中药师资格考试举行。1998 年 6 月 26 日，第九届全国人大常委会第三次会议通过了《中华人民共和国执业医师法》，自 1999 年 5 月 1 日起施行。1999 年卫生部成立了国家医师资格考试委员会，颁布了《医师资格考试暂行办法》、《医师执业注册暂行办法》、《关于医师执业注册中执业范围的暂行规定》等配套规章，执业医师管理走上了法制化、规范化的轨道。

目前，执业医师考试分为两级四类，即执业医师和执业助理医师两级，每级分为临床、中医、口腔、公共卫生四类。中医类包括中医、民族医和中西医结合，其中民族医又含蒙医、藏医和维医三类。其他民族医医师暂未开考。故此，医疗机构中的中医药人力资源主要指中医执业医师、中医执业助理医师和执业中药师，以及尚未认定的从业中医师、从业中药师等。

（1）城镇医疗机构

目前，我国以中医医院为主体的中医医疗保健服务体系基本形成。2003 年，全国有县及县级以上医疗机构 2.6435 万个。其中，中医医院、中西医结合医院及民族医医院等中医机构 2518 个，占全国医疗机构的 9.53%。全国县及县级以上医疗机构拥有病床 247.84 万张，其中中医机构拥有病床 26.02 万张，占全国县及县级以上医疗机构病床总数的 10.5%。全国大部分综合医院设立了中医科。2003 年全国中医医院诊疗人次达 2.06 亿，综合医院中医科门诊人次达 5636 万。2004 年中医医院门、急诊服务量为 2.2 亿人次，占全国医院门、急诊服务总量的 17%。中医医院收治的病种达 9213 种，占国际疾病分类 ICD－10 中总病种的 82.83%。为发挥中医药特色与优势，全国已建设了 137 所示范中医医院，161 个重点专科（专病）。见表 2－3－9 和表 2－3－10。

（2）社区医疗机构

目前，我国已基本建立社区卫生服务组织、综合医院和专科医院合理分工的医疗服务体系。社区医疗机构是指建立在社区，以社会群体或社会组织形式聚集在一起的集体人群和基层作为着眼点及服务主要对象的诊所、门诊部及社区卫生服务机构等。社区卫生服务组织主要从事预防、保健、健康教育、计划生育和常见病、多发病、诊断明确的慢性病的治疗和康复。

表 2－3－9　　1949～2003 年我国城镇医疗机构数（个）

年度	全国医疗机构总数	医院				疗养院	妇幼保健院（所、站）	专科疾病防治院（所、站）	疾病预防控制中心（防疫站）	城镇医疗机构总数	中医医疗机构占城镇医疗机构比例（%）
		医院总数	综合医院	中医医院	专科医院						
1949	3 670	2 600	–	–	–	30	9	11	–	2 650	–
1950	8 915	2 803	2 692	4	85	60	426	30	61	3 380	0. 12
1955	67 725	3 648	3 351	67	188	822	3 944	287	315	9 016	0. 74
1960	261 195	6 020	5 173	330	401	1 577	4 213	683	1 866	14 359	2. 30
1965	224 266	5 330	4 747	131	339	887	2 910	822	2 499	12 448	1. 05
1970	149 823	5 964	5 353	117	385	359	1 124	607	1 714	9 768	1. 20
1975	151 733	7 654	6 817	160	543	297	2 128	683	2 912	13 674	1. 17
1978	169 732	9 293	7 539	447	643	389	2 571	887	2 989	16 129	2. 77
1980	180 553	9 902	7 859	678	694	470	2 745	1 138	3 105	17 360	3. 91
1981	190 126	10 252	8 044	781	718	538	2 789	1 197	3 202	17 978	4. 34
1982	193 438	10 471	8 146	878	731	593	2 827	1 272	3 271	18 434	4. 76
1983	196 017	10 901	8 370	1 009	772	606	2 851	1 326	3 274	18 958	5. 32
1984	198 256	11 381	8 545	1 218	810	599	2 955	1 458	3 339	19 732	6. 17
1985	200 866	11 955	9 197	1 485	938	640	2 996	1 566	3 410	20 567	7. 22
1986	203 139	12 442	9 363	1 646	1 030	638	3 059	1 635	3 475	21 249	7. 75
1987	204 960	12 962	9 657	1 790	1 097	652	3 082	1 697	3 512	21 905	8. 17
1988	205 988	13 544	9 916	1 932	1 190	652	3 103	1 727	3 532	22 558	8. 56
1989	206 724	14 090	10 242	2 046	1 265	651	3 112	1 747	3 591	23 191	8. 82
1990	208 734	14 377	10 424	2 115	1 362	650	3 148	1 781	3 618	23 574	8. 97
1991	209 036	14 628	10 562	2 195	1 345	642	3 187	1 818	3 652	23 927	9. 17
1992	204 787	14 889	10 774	2 269	1 376	639	3 187	1 845	3 673	24 233	9. 36
1993	193 586	15 436	11 426	2 418	1 438	600	3 115	1 872	3 729	24 752	9. 77
1994	191 742	15 595	11 549	2 457	1 440	587	3 190	1 905	3 711	24 988	9. 83
1995	190 057	15 663	11 586	2 482	1 445	582	3 179	1 895	3 729	25 048	9. 91
1996	322 566	15 833	11 696	2 526	1 473	528	3 172	1 887	3 737	25 157	10. 04
1997	315 033	15 944	11 77	12 547	1 488	506	3 180	1 893	3 747	25 270	10. 08
1998	314 097	16 001	11 779	2 576	1 495	503	3 191	1 889	3 746	25 330	10. 17
1999	300 996	16 678	11 868	2 575	1 533	485	3 180	1 877	3 763	25 983	9. 91
2000	324 771	16 318	11 872	2 591	1 543	471	3 163	1 839	3 741	25 532	10. 15
2001	330 348	16 197	11 834	2 617	1 576	461	3 132	1 783	3 813	25 386	10. 31
2002	306 038	17 844	12 716	2 492	2 237	365	3 067	1 839	3 580	26 695	9. 34
2003	291 323	17 764	12 599	2 518	2 271	305	3 033	1 749	3 584	26 435	9. 53

表 2-3-10　1949~2003 年全国医疗机构床位数（万张）

年度	合计	医院				疗养院	妇幼保健院（所、站）	专科疾病防治院（所、站）	其他	城镇医疗机构床位数	中医医院床位数占城镇医疗机构床位数比例（%）
		医院总数	综合医院	中医医院	专科医院						
1949	8.46	8.00	-	-	-	0.39	-	-	0.07	8.46	0.00
1950	11.91	9.71	8.46	0.01	0.74	0.60	0.27	-	1.33	11.91	0.08
1955	36.28	21.53	17.08	0.14	2.80	5.77	0.57	-	8.41	36.28	0.39
1960	97.68	59.14	44.74	1.42	7.95	10.69	0.88	1.74	20.60	93.05	1.53
1965	103.33	61.20	48.04	1.04	7.49	9.84	0.92	-	18.12	90.08	1.15
1970	126.15	70.50	57.21	1.01	7.79	4.76	0.70	-	13.39	89.35	1.13
1975	176.43	94.02	76.33	1.37	11.11	3.72	0.97	2.88	12.81	114.40	1.20
1978	204.17	110.00	87.33	3.40	12.10	5.09	1.16	2.63	10.56	129.44	2.63
1980	218.44	119.58	94.11	5.00	12.87	6.79	1.64	2.73	10.16	140.90	3.55
1981	223.38	124.09	96.80	5.79	13.49	8.07	1.97	2.71	10.23	147.07	3.94
1982	228.03	128.52	99.83	6.40	13.90	8.78	2.33	2.73	10.35	152.71	4.19
1983	234.16	134.53	103.99	7.24	14.58	9.15	2.75	2.85	10.26	159.54	4.54
1984	241.24	141.24	108.00	8.65	15.29	9.53	3.18	2.96	11.19	168.10	5.15
1985	248.71	150.86	112.77	11.23	16.56	10.62	3.46	2.95	8.76	176.65	6.36
1986	256.25	155.98	117.52	12.52	17.71	11.08	3.67	3.06	11.34	185.13	6.76
1987	268.50	165.34	123.71	14.21	19.03	11.85	4.00	3.07	11.94	196.20	7.24
1988	279.49	174.70	129.06	15.55	20.23	12.23	4.35	3.00	12.60	206.88	7.52
1989	286.70	181.46	133.60	16.60	20.93	12.30	4.50	3.10	13.04	214.40	7.74
1990	292.54	186.89	136.90	17.57	21.95	12.30	4.66	3.10	13.30	220.25	7.98
1991	299.19	192.61	140.55	18.82	22.26	12.50	4.80	3.17	13.19	226.27	8.32
1992	304.94	197.66	144.10	20.04	22.71	12.50	5.00	3.22	13.28	231.66	8.65
1993	309.90	203.64	156.63	21.35	24.37	11.90	4.50	3.03	13.75	236.82	9.02
1994	313.40	207.04	158.70	22.18	24.85	11.80	4.80	2.98	13.54	240.16	9.24
1995	314.06	206.33	158.72	22.72	24.51	11.60	5.13	3.07	14.62	240.75	9.44
1996	309.96	209.65	159.73	23.75	24.86	10.87	5.60	2.83	7.26	236.21	10.05
1997	313.45	211.92	161.21	24.46	24.97	10.45	6.02	3.06	7.06	238.51	10.26
1998	314.30	213.41	162.00	24.95	25.01	10.18	6.30	2.90	7.12	239.91	10.40
1999	315.90	215.07	163.25	25.33	25.03	9.85	6.63	2.93	7.43	241.91	10.47
2000	317.70	216.67	164.09	25.93	25.08	9.69	7.12	2.84	7.26	243.58	10.65
2001	320.12	215.56	150.50	24.60	25.65	9.45	7.40	2.70	10.36	245.47	10.02
2002	313.61	222.18	168.38	24.67	26.21	6.90	7.98	3.18	4.83	245.07	10.07
2003	316.40	226.95	171.34	26.02	26.72	4.83	8.09	3.38	4.59	247.84	10.50

2003年，全国有社区卫生服务中心753个，社区卫生服务站9348个；到2004年社区卫生服务站达1.2839万个（见表2－3－11），社区服务中心（站）仍然以国有及集体经济成分为主。有资料显示，在城市有89%的社区卫生服务中心和50%的社区卫生服务站能够提供中医药服务。

表2－3－11　　2003年全国各类卫生机构数（个）

医疗机构	合计	按经济类型分					合计		
		国有	集体	联营	私营	其他	政府办		企业办
								卫生部门	
社区医疗机构									
社区卫生服务中心	753	487	252	2	10	2	393	392	39
社区卫生服务站	9 348	2 597	4 398	893	689	771	–	–	–
卫生院									
街道卫生院	925	359	549	0	14	3	868	861	12
乡镇卫生院	44 279	25 444	18 199	67	240	329	43 115	43 056	81
中心卫生院	10 031	8 569	1 406	3	21	32	9 840	9 837	19
乡卫生院	34 248	16 875	16 793	64	219	297	33 275	33 219	62
门诊部									
综合门诊部	4 457	2 017	1 354	52	794	240	884	827	599
中医门诊部	495	154	123	8	156	54	90	89	14
中西医结合门诊部	216	67	75	3	60	11	37	35	6
民族医门诊部	9	8	0	0	1	0	4	4	0
专科门诊部	975	321	160	21	368	105	90	79	62
其他医疗机构									
诊所	139 804	4 033	5 832	507	127 072	2 360	1 910	–	1 903
卫生所、医务室	58 438	30 341	17 088	750	5 475	4 784	5 153	–	25 847
护理站	74	–	1	–	73	–	–	–	–

2005年，全国有中医医院、中西医结合医院及民族医医院等中医机构3792个，全国医疗机构中医药从业人员21.4231万人。其中，

中医执业医师 16.5905 万人，中医执业助理医师 2.8792 万人，执业中药师 1.9533 万人，初步形成了以全科医师为骨干，公共卫生、中医药、护理等各类专业技术人员职责明确、分工协作、具有较高素质的社区卫生服务专业技术队伍。到 2005 年，形成广泛吸纳优秀人才进社区工作的体制和机制，基本完成全科医师岗位培训，全科医师规范化培训和护士岗位培训取得积极进展。在实现上述要求的城市，平均每一万城市居民至少有一名从事社区卫生服务的全科医师，有条件的城市努力达到 2 名以上；至少有 50% 在社区工作的护士，经过省级卫生行政部门认可的岗位培训。

社区医疗机构的中医药人力资源构成状况。2005 年，全国有社区卫生服务站 1.5746 万个，从业人员 5.9138 万人，其中，中医执业医师 2677 人，中医执业助理医师 526 人。2002～2004 年全国社区卫生服务站情况见表 2－3－12。

表 2－3－12　2002～2004 年全国社区卫生服务站情况

年度	机构（个）	人员	中医执业医师（人）	中医执业助理医师（人）	每服务站中医师（人）	中医师的比例（%）
2002	7 519	25 359	1 163	206	0.182	5.40
2003	9 348	34 628	1 355	268	0.173	4.69
2004	12 839	48 312	1 977	420	0.187	4.96

（3）乡镇医疗机构

乡镇医疗机构包括乡镇卫生院（含中心卫生院）、村卫生室、个体诊所（门诊部），以及在城乡一体化推进过程中，仍承担乡镇卫生院（含中心卫生院）或村卫生室职能的社区卫生服务机构。

约 70% 的县建有中医医院，70% 的乡镇卫生院设有中医科，40% 的乡村医生采用中医或中西医两种方法为患者治病。国家和地方积极开展农村中医工作先进县建设，近年建成全国中医工作先进县 113 个，在建单位 111 个。国家中医药管理局为各地县级中医医院培训技术骨干 3000 名，为西部地区贫困县中医医院（含民族医医院）培养了 600 余名中医专科技术骨干人才。在四川、湖南等八省启动了农村无学历乡村医生开展学历教育的试点工作，努力提高乡村医生的学历层次和业务水平。

据统计，2003 年，我国乡镇有卫生院 4.4279 万家，有诊所、门诊部近 10 万个。资料显示，我国医疗资源分配极不均衡（见表 2－3－13），占全国人口 20% 的城市占有 80% 的医疗资源，占全国人口 80% 的农村只占有 20% 的医疗资源。

表 2－3－13　　2003 年我国乡镇医疗机构情况

医疗机构	合计	按经济类型分					合计		
		国有	集体	联营	私营	其他	政府办	卫生部门	企业办
卫生院									
乡镇卫生院	44 279	25 444	18 199	67	240	329	43 115	43 056	81
中心卫生院	10 031	8 569	1 406	3	21	32	9 840	9 837	19
乡卫生院	34 248	16 875	16 793	64	219	297	33 275	33 219	62
门诊部									
综合门诊部	4 457	2 017	1 354	52	794	240	884	827	599
中医门诊部	495	154	123	8	156	54	90	89	14
中西医结合门诊部	216	67	75	3	60	11	37	35	6
民族医门诊部	9	8	0	0	1	0	4	4	0
专科门诊部	975	321	160	21	368	105	90	79	62
其他医疗机构									
诊所	139 804	4 033	5 832	507	127 072	2 360	1 910	0	1 903
卫生所、医务室	58 438	30 341	17 088	750	5 475	4 784	5 153	0	25 847
护理站	74	0	1	0	73	0	0	0	0

乡镇医疗机构的中医药人力资源构成状况。2005 年，全国有中医诊所、中西医结合诊所、民族医诊所共 3.4337 万个，从业人员总数 6.721 万人。其中，中医执业医师 1.3938 万人，中医执业助理医师 3795 人。

（4）民族医药机构

2005 年，全国有民族医医院 195 所，从业人员 9915 人。其中，专业技术人员 7764 人，其他技术人员 459 人，管理人员 619 人，工勤人员 1073 人。

2. 中药行业中医药人力资源状况

（1）中药种植业

目前，全国已建立了 448 个中药材种植基地，规范化种植基地面积1424.4万亩，全国中药材专业户约34万余户，从业人员超过1000万人。

（2）中药制造业

目前，我国有中药制药企业1200余家，通过药品GMP认证的中药制药企业（车间）730余家。2004年，我国中药制药共36.676万人。其中，大型制药企业5.5323万人，中型制药企业15.9681万人，小型制药企业15.1756万人。有数据显示，我国中药制药企业占化学药品企业总数的73.66%，其工业总产值、销售收入、利润总额分别为化学药品企业的27.68%、42.33%和60.51%。中药制药企业中，中小规模的制药企业占90%以上，存在生产能力低、集约化程度不够、产业规模小、技术相对落后、创新不足等问题。

3. 教育、科研机构的中医药人力资源

（1）教育机构

2005年，全国有高等中医药院校和中等中医药学校共106所，教职工总数3.2437万人，各级各类院校中医药专业在校生为55.0258万人（含留学生、在职培训等）。

（2）科研机构

2005年，全国有独立的中医药科研机构98所，主要分布在东部发达地区。其中，国家级中医药科研机构11家，省级中医药科研机构50家，地市级中医药科研机构37家，人员总数1.3221万人。其中，科技人员8210人。从学历结构和专业技术结构上看，国家级科研机构的比例明显高于省级和地市级科研机构。

二、中医药人力资源发展趋势与需求

（一）中医药行业发展趋势预测

中医药是我国最具特色和优势的领域。21世纪是生命科学的世纪，正确把握这一历史机遇，认清中医药行业的发展趋势，对于积极推进中医药现代化，促进中医药走向世界具有十分重要的现实意义和历史意义。

1. 中医药行业发展的影响因素

未来15年将是我国经济发展和社会进步的重要机遇期，作为全面实现小康社会的重要保障之一，医药卫生事业的发展在整个国民经济和社会发展中占有举足轻重的地位。作为医药卫生事业的重要组成部分——中医药事业的长足发展也显得尤为重要。正确分析中医药事业发展的影响因素，对于实现中医药事业的跨越式发展，为保护和增强人类健康具有十分重要的意义。

从目前的发展状况以及未来的发展趋势进行分析，中医药行业发展的影响因素分为外部影响因素和内部影响因素两个方面。

（1）外部影响因素

将把用于企业战略研究的SWOT矩阵分析法（S、W、O、T分别代表Strengths、Weaknesses、Opportunities、Threats）引入中医药行业发展趋势研究，把影响中医药行业发展的主要外部因素从外部机遇（Opportunities）和外部威胁（Threats）两方面加以总结，并利用外部因素评价矩阵［External Factor Evaluation（EFE）Matrix］进行综合评估。外部机遇包括人民生活水平提高对健康的迫切需求、医学模式的转变、疾病谱的变化、健康观念的转变、老龄化社会的形成、经济全球化进程的加快、中国加入WTO和国家政策的大力扶持等。外部威胁包括中医药文化传承弱化，存在文化认同差异、尚未完全建立符合中医药自身发展规律的管理体制和运行机制、西医药的竞争、中医药医疗服务不够完善等。见表2-3-14。

表 2-3-14　中医药行业发展外部影响因素评价矩阵（EFE）

外部影响因素		权重	评分	加权分值
外部机遇	人民生活水平提高对健康的迫切需求	0.25	4	1.00
	医学模式的转变	0.05	3	0.15
	疾病谱的变化	0.05	3	0.15
	健康观念的转变	0.05	3	0.15
	老龄化社会的形成	0.05	3	0.15
	经济全球化进程的加快及中国加入 WTO	0.05	3	0.15
	国家政策的大力扶持	0.15	4	0.6
外部威胁	中医药文化传承弱化，存在文化认同差异	0.05	2	0.1
	尚未完全建立符合中医药自身发展规律的管理体制和运行机制	0.2	1	0.2
	西医药的竞争	0.05	2	0.1
	中医药医疗服务不够完善	0.05	2	0.1
总加权分值		1.00		2.85

注：①外部因素权重值的变化范围为 0（最不重要）~1（最重要），且各因素权重之和为 1。②评分标准：1 分表示重要威胁，2 分表示次要威胁，3 分表示次要机遇，4 分表示重要机遇。③各因素权重和评分由本课题研究人员、专家共同打分得出。

运用外部因素评价矩阵（EFE）对中医药行业发展的机遇与威胁进行定量分析，无论外部因素评价矩阵包括的机遇与威胁的数量有多少，总加权分值最高为 4.0，最低为 1.0，平均总的加权分值为 2.5。人民生活水平提高对健康的迫切需求是中医药行业发展的最重要机遇，其权重为 0.25，评分值为 4；尚未完全建立符合中医药自身发展规律的管理体制和运行机制是中医药行业发展的最大威胁，其权重为 0.2，评分值为 1。总体而言，中医药行业发展的总加权分值为 2.85，高于 2.50 的平均分值，表明中医药行业在未来发展中有较好的外部环境。

（2）内部影响因素

将影响中医药行业发展的主要内部因素从内部优势和内部劣势两方面加以总结，并利用内部因素评价矩阵［Internal Factor Evaluation（IFE）Matrix］进行综合评估。内部优势包括资源优势、文化优势、后发优势、人才优势等。内部劣势包括缺乏对中医药优势的科学评价；没有建立符合中医药特点、尊重中医药规律的评价方法和标准；技术手段落后，没有形成实现中医药特色的技术体系；中医药研究的系统性和复杂性；传承的现代方法研究薄弱；创新体系不健全，创新能力不足；国家层面的中医药科技基础条件平台建设滞后，难以满足中医药研究需要；科技项目缺乏系统设计和组织等。见表2－3－15。

表2－3－15　中医药行业发展内部影响因素评价矩阵（IFE）

	内部影响因素	权重	评分	加权分值
内部优势	资源优势	0.25	4	1.00
	文化优势	0.05	3	0.15
	后发优势	0.10	4	0.40
	人才优势	0.10	4	0.40
内部劣势	缺乏对中医药优势的科学评价，没有建立符合中医药特点、尊重中医药规律的评价方法和标准	0.10	1	0.10
	技术手段落后，没有形成实现中医药特色的技术体系	0.15	1	0.15
	中医药研究的系统性和复杂性	0.05	2	0.10
	传承的现代方法研究薄弱	0.05	2	0.10
	创新体系不健全，创新能力不足	0.05	2	0.10
	国家层面的中医药科技基础条件平台建设滞后，难以满足中医药研究需要	0.05	2	0.10
	科技项目缺乏系统设计和组织	0.05	2	0.10
总加权分值		1.00		2.70

注：①内部因素权重值的变化范围为0（最不重要）~1（最重要），且各因素权重之和为1。②评分标准：1分表示重要威胁，2分表示次要威胁，3分表示次要机遇，4分表示重要机遇。③各因素权重和评分由本课题研究人员、专家共同打分得出。

通过内部因素评价矩阵（IFE）来定量分析中医药行业发展的内部优劣势程度，无论IFE矩阵包含了多少因素，总加权分值的范围都是从最低的1.0至最高的4.0，平均分为2.5，总加权分值低于2.5表明内部状况处于劣势，总加权分值高于2.5表明内部状况处于优势。资源优势是中医药行业最重要的内部优势，其权重为0.25，评分值为4分；技术手段落后是中医药行业最重要的内部劣势，其权重为0.15，评分值为1分。总体而言，中医药行业发展的总加权分值为2.70，略高于平均分值2.50，表明中医药行业的内部状况基本处于优势。

基于上述分析可以认为，未来15年，影响我国中医药行业发展的因素是多方面的，只有抓住关键问题，充分利用好有利因素，克服不利因素，坚持“有所为、有所不为”的原则，就能够使中医药行业的发展顺应时代发展的要求，为我国医药卫生事业乃至人类健康事业作出新的更大贡献。

2. 中医药行业发展趋势预测

随着我国科学技术水平的提高和经济的快速增长，以及综合国力的不断增强，世界范围内对中医药的认可程度逐渐提高，这为中医药事业实现快速发展、进一步走向世界提供了前所未有的良好环境。未来15年，我国中医药事业发展将呈现发展速度加快、发展空间扩大、学科领域扩展的良好趋势。

(1) 发展速度加快

一是我国国民经济的快速增长将为中医药行业发展提供强大动力。中国科学院预测科学研究中心于2006年2月16日发布的《中国经济崛起对中国食物和能源安全及世界经济影响的预测》称，中国未来20年经济还将保持快速增长。2006～2010年间，中国GDP年均增长率将保持在8%左右。2011～2015年为7%～8%，2016～2020年为6%～7%。到2010年后，中国实际GDP将由现在的世界排行第六位升至第三位。这将为中医药行业的快速发展提供强大的经济支持。

二是国家政策的支持将为中医药行业发展提供良好保障。《中华人民共和国宪法》明确规定“发展现代医药和我国传统医药”。这一规定确立了中医药的法律地位。近年来，党中央、国务院从经济社会协调发展的高度，更加重视中医药工作，在国民经济和社会发展第十个五年计划中，明确提出了“大力发展中医药，促进中西医结合”等战略任务。中共中央、国务院《关于卫生改革与发展的决定》，充分肯定了中医药的历史地位、法律地位，以及所取得的成绩，确立了“中西医并重、发展中医药”的方针，要求“积极利用现代科学技术，促进中医药理论和实践的发展，实现中医药现代化，更好地保护和增进人民健康”；“积极发展中药产业，推进中药生产现代化”；“积极创造条件，使中医药更加广泛地走向世界。”《中国农村初级卫生保健发展纲要（2001～2010年）》确定了中医药工作指标；在城镇职工基本医疗保险制度改革中，明确规定符合条件的中医医疗机构可作为医保定点医疗机构，并适度扩大了中药报销范围；在新型农村合作医疗试点工作中，中医药服务项目和中药被纳入报销范围。2002年，国务院办公厅转发了科技部、国家中医药管理局等八部委联合制定的《中药现代化发展纲要》。国家发改委、财政部、科技部等有关部门相继实施了一系列旨在推动中药现代化进程的专项计划，为发展中医药事业提供了强有力的保障。

三是迫切的社会需求将为中医药行业发展提供良好机遇。实践证明，国外的医疗模式不适合我国。改革开放以来，我国的医疗保障制度仅覆盖了城市人口，广大农村人口被排除在外，广大农村缺医少药现象比较普遍，农村居民因病致贫、因病返贫事件层出不穷。分析我国现行的医疗保障体系，如果继续走以西医为主的道路，面临的最大问题是我们没有能力支付日益增长的医疗卫生成本。由国情国力决定，我国不应该也根本不可能采用国外的医疗模式。人民群众有迫切的健康服务要求，特别是在广大农村，医疗需求更加强烈。在这种外部环境下，中医药将迎来极佳的发展机遇。

（2）发展空间扩大

一是人民生活水平提高对健康的迫切需求将为中医药行业的发展提供广阔的空间。随着社会、经济的发展和物质、文化生活的改善，人们对医药卫生服务的需求在不断增长。一般来讲，在温饱时期，人们对医药卫生服务的需求仅停留在“有病能医、有药治疗”

的水平，保健要求的层次偏低。当人们的生活水平进入小康之后，除了基本的医疗需求之外，人们更注重预防保健，强身健体，注重健康的行为方式及养生之道。这为中医药服务提出了新的要求，也提供了新的发展机遇。

二是遏止医疗消费猛增和预防西药毒副作用的全球共识，促使中医药加速走向世界。当今，世界各国的医疗消费迅猛增加，涨幅远远超过国民经济的发展速度。然而，医疗消费的猛增并没有使人们的健康状况得到明显改善。更为严重的是，西方发达国家的西医医疗模式面对此困境束手无策。与此同时，西药由于作用单一、局部对抗、毒副作用大、所产生的耐药性问题越来越受到关注。与之形成鲜明对比的是，五千年来没有哪种中药因毒副作用或产生耐药性而被淘汰。另一方面，中医药的治疗费用明显偏低，实施或者辅助中医药治疗模式能有效地降低医疗费用。鉴于此，西方有识之士逐渐认识到中医药的价值。美国专门设置了总统的“替代和补充医学”顾问委员会，并举办各种听证会，制订相应政策，逐渐放宽对中医药的限制。这为中医药进一步走向世界创造了良好环境。

三是经济全球化进程的加快及我国的“入世”将为中医药事业发展开辟新途径。经济的全球化、贸易的自由化为中医药的国际化提供了前所未有的发展机遇。近年来，国际上回归自然的思潮已经形成，随着化学药物治疗的局限性和毒副作用逐渐为人们所认识，传统草药的应用迅速增长，西方市场迅速扩大，这无疑是发展中医药对外贸易的大好时机。我国作为中医药的发源地，在中医药国际市场上具有资源和竞争的相对优势。

（3）学科领域拓宽

首先，人们对健康概念的理解和医学模式的转变，将为中医药事业发展提供新的契机。随着医学科学的实践和社会、经济、政治、文化的发展，人们对“健康”一词有了更深刻的理解。健康不再仅仅被理解为躯体没有疾病，其含义包括三个方面的要素：体格健壮、心理健全以及人与自然、人与社会环境的相互依存与和谐发展。这就澄清了长期以来“躯体无病＝健康”的认识误区。当今的医学模式已经从单纯的生物医学模式向生物－心理－社会－环境医学模式转变，医疗方式也从单纯的治疗型转变为预防、保健、群体和主动参与的方式。医学模式的转变为中医药的发展提供了机遇。中医药学符合新世纪“保护生态、回归自然”的要求。可以说，中医药学是一门人与自然和谐的大生态医药学，医学模式的转变凸现了中医药的优势。

其次，干预病前状态的医学新需求，将为中医药学术发展拓展新的空间。20世纪80年代初，有人提出健康与疾病之间存在着“第三状态”，或曰“中间状态”、“游离状态”、“灰色状态”。尽管提法有所不同，所指却基本相似，都是指两者之间的非病非健康状态。这些都反映出了“过程论”的观点，即把健康和疾病理解为一个相互联系的过程的两端。近来，人们又以“亚健康”来概括这些状态。因此，注重亚健康，着力在此领域进行深耕细作，正是发掘中医药学潜在优势、拓展中医药学术新的发展空间的重要一环。它不仅将给中医药学术的发展带来勃勃生机，而且必将促进整个世界医学的调整与发展。这种对于“亚健康”状态的干预是一个重要的新命题。社会的发展迫切需要医学拓展其视野，不仅关注病，更要解决病前的亚健康状态，优化群体的体质，提高人群的健康水平。而在这一方面，中医药学有许多潜在优势隐含于理论观念、诊疗操作乃至方药食疗中。努力发掘、提升中医药学的这些潜在优势，必将会给中医药学的发展开出一片广阔的领域。

再次，疾病谱的变化和老龄化社会的到来，将使中医药迎来一个新的发展高峰。随着人类生存环境、生活方式的改变以及医学水平的提高，人类疾病谱发生了重大变化，一些与现代人生活、精神、环境因素密切相关的疾病，已逐渐成为危害人类生命健康的主要疾病，如癌症、心血管疾病、糖尿病、老年痴呆、骨质疏松、帕金森病等。现实使人们认识到，对于这些医源性疾病、老年性疾病，西方医学已表现出明显的不足，这给传统中医学提供了更加广阔的空间。中医治病强调扶正祛邪，善于调理，重视辨证论治和因人、因时、因地制宜等，这些原则对于治疗慢性病及某些病毒性疾病具有明显的优势。纵观中医理论的发展历史，疾病谱的改变是推动中医学发展的内源动力。当今社会疾病病谱的变化，将为中医药优势的发挥提供新的发展机遇，中医药的发展将由此迎来新的里程碑。

目前，我国人口老龄化形势严峻，其特点为基数大，速度快，底子薄，负担重。人口老龄化给我国社会、经济和人民生活带来了广泛的影响，如何解决老年人的医疗保健服务与养老问题将成为不容忽视的重大社会问题。在中医学宝库中，有关老年医学的内容十分丰富，它以中医理论为指导，专门研究人体老年期的生理、病理和疾病防治，以达到减少疾病、早期康复、健康长寿的目的。展望未来，那些疗效卓著的抗衰防老中药或中成药，行之有效的延缓衰老的养生保健方法，在老年医疗保健服务中将发挥越来越大的作用。

（二）中医药人力资源需求预测

1. 影响中医药人力资源需求的关键因素

（1）学科特点的影响

——思维方式因素。思维方式决定一个国家、一个民族、一门学科的存在与发展。中医学从代表其理论体系形成的《内经》起，就渗透着浓厚的儒、道文化色彩，其整个理论体系充满了宏观与思辨特色，其理论的形成及其发展主要依靠中国传统的系统思维。这种思维方式与中华民族的传统文化息息相通，水乳交融。它既不同于原始思维，也不同于现代理性的逻辑思维，比较独特。它包括感、知、悟，但主要是悟性，这与以形式逻辑为推理工具的现代医学有着明显的区别。中医的传统思维方式影响了中医学科的发展：一是容易吸收人文和哲学先进的研究成果。中医理论在其发展历程中，吸收了各个时代先进的人文和哲学研究成果，如阴阳学说、五行学说、精气神学说等，都是从中国哲学中吸取而来的。再如受儒家中庸思想的影响，强调平衡协调为治疗的目标，即“以平为期”。中医学体现了医学与社会科学、人文科学的高度融合和统一。二是中医的思维方式更注重于传统文化知识和宏观思辨能力的培养与教育。中医学这种独特的思维方式给中医药教育打下了深深的烙印，其理论和自身的发展没有像西医那样随现代科学技术的进步而突飞猛进。这不仅使中医走向现代化的步伐延缓了，而且对中医药人力资源产生了深远的影响。因此，丰富和完善中医学理论及方法论，构建更为严谨的临床方法学体系，形成与现代自然科学切合的医学诊断模式，建立中医学自身的诊疗规范已经刻不容缓。

——研究方法因素。按照民族、区域、社会、历史等原因形成的研究习惯来划分，方法论大体分为两大体系。其一是以综合为主要倾向的研究方法，即在整体层次上把握对象的方法。它多以哲学方法、系统方法等为基础。中医学的整体观和辨证论治就运用的是宏观和综合的研究方法。其二是以分析为主要倾向的研究方法，即把整体分为若干部分来研究的还原性研究方法，多以物理学、化学、数学方法为基础。这便是西医学所采用的研究方法。中医学和西医学由于思维方式与研究方法的差异，从而形成两种不同的生命科学理论体系。其学术形成的区别在于中医学是实践的总结，西医学是实验的演绎；从理论构建来看，中医学采用的是宏观形象，西医学采用的是微观观察；从思维方法来看，中医学应用思辨思维，西医学应用逻辑思维；在认识方法上，中医学强调的是取类比象，西医学强调的是实体解剖；在知识应用上，中医学以辨证论治为核心，西医学以辨病论治为基础。中医理论是从宏观的、哲学的角度去认识事物，诊断结果是透过现象推导本质，治疗是针对推导出的本质而改变现象。两者理论体系的截然不同，决定了两者基础课程教学的差异，进而形成了不同的医学模式。西医学以数学、物理、化学、生物为基础课程，侧重培养学生的逻辑思维能力和其对感性知识的获取能力。其研究方法是比较单纯的“生物医学”模式。中医学以文学、历史、哲学为基础课程，侧重训练学生的思辨能力，培养其对理性知识的认知能力，其研究方法是具有中医特色的“时空－生物-心理-社会”的综合模式。

比较两种医学模式，不能简单地用孰是孰非来判别，必须从人类认识和改造世界的方法论所经历的三个发展阶段来分析。中医的形成和发展处于方法论的第一阶段，即自发的整体综合性研究方法阶段。西医产生和发展的方法论基础是科学进入了第二个发展阶段，即以分析为主要倾向的分析时代。20世纪中期以来，随着科学的日益发展，人类对世界的认识不断深入，单靠某一种方法进行科学研究难以达到探寻科学真谛的目的。因此，科学在高度分化的同时又出现了高度综合的倾向，产生了以自觉综合为主要倾向的现代科学方法论。研究方法的改变有可能导致两种医学模式在理论研究或者临床实践某些方面的结合。这对中医药人力资源将产生影响。

——教育模式因素。中医药教育有两种模式：一是师承教育；二是院校教育。这两种教育模式均对中医药人才的培养起着十分重要的作用。师承教育是中医药教育最传统的模式，它是由中医学的学术特性决定的，师带徒是中医传承的重要途径。中医学天人相应、整体辨证的宏观思维方式，以及“黑箱理论式”的推理方法都决定了其理论学习过程与临证之间的密切同步性，决定了中医药人才的培养不仅在理论上要有指导教师，更应有同步的临证老师的指导，这样才能使其理论学习及时地与临床实践相结合，在理论与实践相互印证中使知识得以升华。师承与读书、临证这三大要素，始终被认为是按照中医自身规律总结出的人才培养模式。名老中医通过长时间的临床实践，积累了相当丰富的辨证论治经验，他们独特的中医思维以及审因论治、组方遣药的方式方法只可意会，无法书传。师承的教育模式可使其思想与经验得以流传，实践证明，这种教育模式是培养实用型名中医的重要途径。院校教育虽然解决了师承教育的弊端，实现了传统中医药教育方式向现代教育方式的转变，但在突出中医药学学科特点上仍然存在着理论与实践脱节、知识体系被“三段式”教学割裂、中医药特色和优势突出不够等问题。这种教育模式直接影响到中医药人力资源的质量，培养出的中医药人才数量多少、质量优劣，不仅会影响中医药服务供给市场，也会影响到市场对中医药的认同。

（2）供需平衡的影响

中医药人力资源供需平衡因素包括两个方面：首先是中医药服务的供方与社会对中医药的需求构成的供需关系（见图2－3－2）。在这一供需关系中，供方提供的医疗服务量（病床总量、门诊总量、病床使用率等），受社会需方（包括人口总量、城镇人口比例、老龄化和14岁以下人口比例）等各种因素的制约；供方提供的中医药服务数量取决于社会需求量的多少。过多或过少提供医疗服务都会造成资源浪费或不能满足人们的医疗服务需求。这种供方和需方的平衡关系，在市场经济社会中，受多种因素影响和制约。因此，需要政府通过制定相应的政策对中医药人力资源进行调配和宏观调控，使不同经济水平地区的中医药服务供需达到平衡。

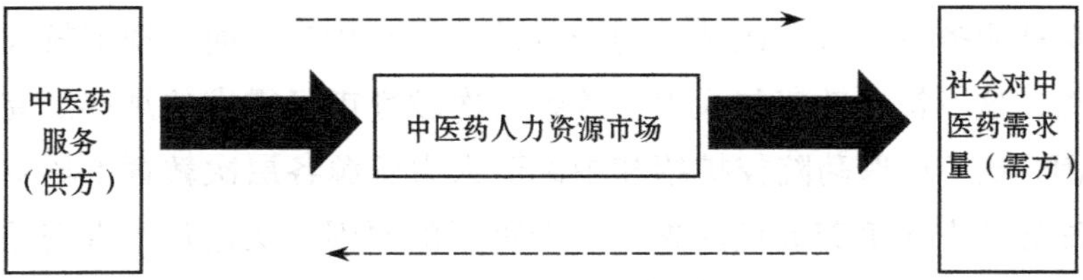

图2－3－2 中医药人力资源市场第一组供需图

其次，中医药教育和中医药服务供方共同构成中医药人力资源的第二组供需关系。中医药教育机构是中医药人力资源的生产者，中医药教育的规模、质量、结构和效益决定了中医药人力资源的基本状况，中医药教育水平的高低决定了中医药人力资源质量的好坏，而中医药人力资源质量的好坏直接影响到中医药供方产出状况。中医药服务供方对中医药人力资源的需求，是中医药教育层次、规模、结构确立和优化的基本依据。因此，中医药教育和中医药服务供方是相辅相成的关系。中医药教育产出的中医药人力资源，应当满足和符合中医药服务需方的要求，这样两者才能有机地结合在一起，才不至于造成人才的浪费和无谓的损失，才能符合人力资源的市场规律。见图2－3－3。

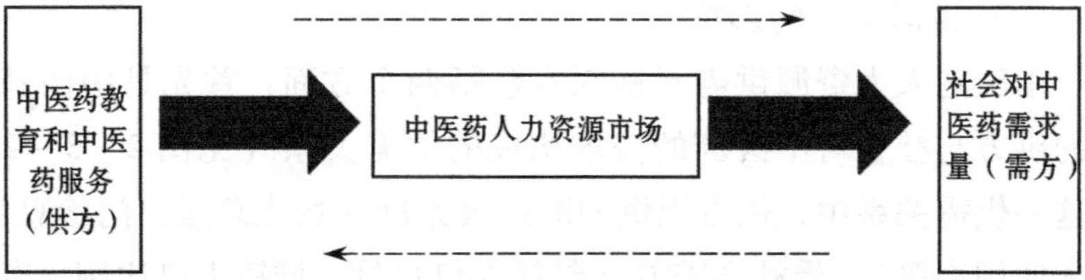

图2－3－3　中医药人力资源市场第二组供需图

近几年，中医药教育和中医药服务的供需关系违背了人力资源市场的供需规律。从1999年到2004年，全国中医药专业技术人员呈每年递减趋势，平均每年减少5729人，平均减幅为1.75%（见表2－3－16）。而中医药每年培养的各层次毕业生却在不断增加，平均每年各类毕业生为2.9295万人。这表明，高等中医药院校并未按照中医药服务供方对中医药人力资源的需求来培养，而出现了较大的偏差，这不符合教育与人力资源各层次教育市场需求的规律。究其原因，高等中医药院校扩招和中医药人力资源各层次教育市场就业萎缩导致人才培养大量流失是一个重要的原因。从近几年供需差异看，供给远远大于需求，为达到中医药教育与中医药服务的供需平衡关系，在未来15年，中医药高等教育必须坚持规模、结构、质量、效益的协调发展。

表2－3－16　1999～2004年中医药人力资源各层次教育与中医药毕业生比较

年度	中医药专业技术人员（人）	减少（人）	减少比率（%）	中医药毕业生总数（人）
1999	496 641	–	–	8 425
2000	492 936	3 705	0.74	7 741
2001	483 950	8 986	1.82	8 951
2002	232 223	–	–	70 817
2003	226 046	6 177	2.65	30 951
2004	221 996	4 050	1.79	48 888

注：1999～2001年中医药专业技术人员＝中医专业技术人员＋中药专业技术人

员。2002～2004年中医药专业技术人员数＝中医执业医师＋中医执业助理医师＋执业中药师。

中医药人力资源的产出和需求涉及三个市场、两个接口、两个过程。所谓三个市场就是中医药教育市场、中医药人力资源市场和中医药服务供给市场；两个接口就是中医药教育的出口与中医药人力资源市场入口的接口，中医药人力资源市场的出口与中医药服务供给市场入口的接口；两个过程就是中医药教育过程和中医药人力资源的需求实现过程。在三个市场、两个接口和两个过程的衔接与运转过程中，如果接口不能对接，过程运转不畅通，都会影响中医药服务供方提供中医药服务的质量和数量，最终将导致中医药人力资源的供需不平衡，造成资源的巨大浪费。

当前，我国中医药人力资源配置不够平衡，主要表现在三个方面：一是城乡不平衡。城市中医药人力资源相对充足，而农村仍然缺乏。二是东西不平衡。东部沿海经济发达省份远远高于西部经济欠发达地区。三是学历、职称层次不平衡。高学历、高职称的中医药专业技术人员主要集中在大城市的三级医院，基层农村中专学历占50%～60%。见表2－3－17。

表2－3－17　1997年平均每个医院卫生技术人员学历构成（%）

项目	城乡合计	城市合计	大城市	中城市	小城市	农村合计	一类农村	二类农村	三类农村	四类农村
本科以上	23.6	27.98	31.09	27.72	18.47	10.63	11.39	11.26	9.32	4.75
大专	16.4	16.37	14.63	16.03	22.00	17.46	18.78	18.29	16.32	11.03
中专	49.58	47.07	47.42	49.34	43.06	57.00	60.01	53.40	53.85	68.85
高中	5.66	4.67	3.67	4.34	8.13	8.59	5.98	8.79	13.16	7.96
初中以下	4.52	3.91	3.27	2.57	8.34	6.32	3.83	8.25	7.35	7.40

（3）社会、经济的影响

——社会因素。中医药人力资源的规模、储量、结构是由中医药服务供方的需求决定的。中医药服务供方提供的中医药人力数量取决于社会对中医药的需求量。影响中医药人力资源的社会因素归纳起来主要包括三个方面：人口因素、医疗观念和医疗保障制度。

人口因素对中医药人力资源的影响主要体现在三个方面：即人口数量、人口年龄结构（老年人口比例和少儿人口比例）和城镇人口比例。

人口数量是中医药服务最重要的影响因素，人口增长与中医药人力资源需求呈正比例关系，但人口数量的增长对中医药卫生服务的需求影响有多大呢？为了考察人口增长对中医药服务需求的影响程度，课题组将1999～2004年人口增长情况与中医药人员数量的增长情况进行了比较。考虑到地区经济发展不均衡对中医药人员需求的影响因素，分东、中、西三个地区对人口增长、中医药人员增长数量情况进行了比较，排除2002年的人口增长统计数据非正常因素。结果显示，东部地区人口增长600万左右，每万人口的中医药人员增长2人，中、西部地区人口增长300万人，但每万人口的中医药人员则为负增长。见表2－3－18和表2－3－19。

表2－3－18　1999～2004年东、中、西部地区人口增长情况（万人）

年度	东部	增长人口	西部	增长人口	中部	增长人口
1999	45 764		35 072		41 654	
2000	46 270	506	35 459	387	41 942	288
2001	46 524	254	35 659	200	42 209	267
2002	48 231	1 707	36 691	1 032	42 596	387
2003	48 621	390	36 924	233	42 892	296
2004	49 251	630	37 127	203	43 037	145

注：资料来源：《全国中医药统计摘编》。

表2－3－19　1999～2004年东、中、西部地区中医药人员增长情况

年度	东部增长（万人）	中医药人员增长/人	西部增长（万人）	中医药人员增长/人	中部增长（万人）	中医药人员增长/人
2000	506	－0.09	387	－0.17	288	＋0.06
2001	254	－0.06	200	－0.09	267	－0.11
2002	1 707	－1.05	1 032	－2.28	387	－1.74
2003	390	＋0.1	233	＋0.03	296	＋0.08
2004	630	＋0.07	203	＋0.04	145	＋0.01

人口年龄结构比例的变化也直接影响中医药服务的需求，且人

均年龄与人均医疗费用密切相关。《中国卫生服务调查研究——第三次国家服务调查分析报告》的分析结果表明，65 岁以上人群的住院率为 80‰，14 岁以下人群的住院率为 52‰，中青年人群住院率为 30‰。从门诊数量看，两周就诊率，65 岁以上组接近 300‰，14 岁以下组为 430‰，中青年组为 160‰～180‰。最新人口老龄化趋势研究结果表明，在未来 15 年，我国老年人口将每年增加 590 万；到 2020 年，我国老龄化人口将达到 2.5 亿人。人口老龄化必将导致中医药服务需求的增加。

由于经济水平、文化程度、交通条件和医疗观念等因素的差异，城镇居民的医疗保健意识、医疗服务利用等均高于农村居民。随着我国经济不断发展，城市（镇）化步伐也随之加快，越来越多的人口转为城镇居民。根据预测，在 21 世纪的前 10 年里，我国城镇居民的比例将达到 50%～60%，为目前中等发达国家水平。因此，中医药人力资源需求预测，必须考虑人口城镇化水平这一重要因素。

医疗观念包括两个方面：一是对中医药的认同；二是对维护健康的需求。虽然医疗观念属于文化认识范畴，但它对中医药服务需求也具有不可忽视的影响。随着社会竞争的加剧、心理压力的不断加大，许多人处于亚健康状态，人们对养生保健的需求日益迫切，越来越重视饮食营养、食品安全、美容美体、整形护肤、健身、养生等中医药保健，医疗观念的变化将促进和带动中医药服务的需求。

医疗保障制度是国家对医疗卫生市场的宏观干预，是一种解决医疗卫生消费的制度。由于医疗保障制度是利用社会医疗保险的渠道提供医疗卫生服务，这势必改变我国医疗卫生的资源配置和人们的医疗消费方式。我国目前的医疗保障制度有公费医疗、劳保医疗、家属半劳保医疗、其他各种医疗保险、新型农村合作医疗等。这些制度不仅减轻了人们的医疗负担，而且在很大程度上对中医药人力资源市场起到了重要的调节作用。随着国际上对中医药治疗疾病的认同，一些国家也在逐步把中医药治疗纳入政府和社会的医疗保险范围，这对中医药人力资源面向国际市场起到了极大的推动作用。

——经济因素。综合国内外多年来的卫生服务研究结果，经济因素对中医药人力资源的影响大致包括以下三个方面：一是经济发展水平与居民医疗服务需求不仅呈明显的正相关，而且还表现出一定的增量效应，人均 GDP 每增长 1%，医疗服务消费则增加 1.04%。二是在影响医疗服务的诸多因素中，居民收入水平在不同年龄、职业、性别、文化程度、婚姻及就业状况等组别中均是第一位影响因素。三是经济因素不仅影响中医药服务的需方，而且对中医药服务的供方也产生重要的影响。就中医药服务需方来讲，经济水平决定了居民的就医意愿、就医能力和就医地点等；就中医药服务供方来讲，经济水平决定了中医药服务的设备、人力、管理水平和医疗质量。经济因素对中医药人力资源的影响宏观观测指标，可以从人均 GDP 和卫生费用占 GDP 比例测得。

综上所述，影响中医药人力资源发展的市场因素，既有市场供需平衡因素，也有社会、经济因素，它们是互相制约、互相促进、互相影响的关系，这些因素可以用图 2-3-4 来描述。

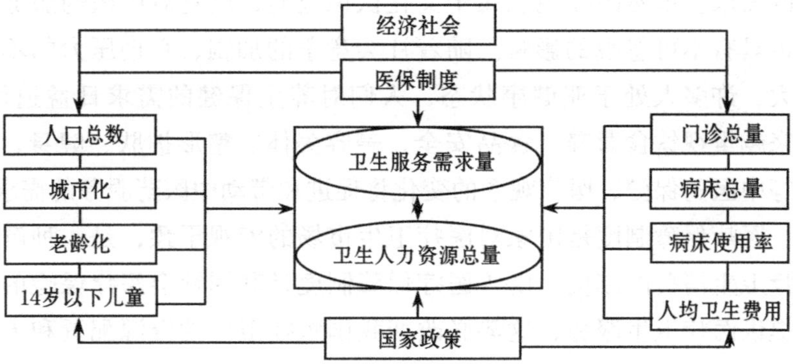

图 2-3-4　影响中医药人力资源总量的因素

（4）区域差异的影响

——城乡差别因素。据《中国农村统计年鉴 2002》统计，1997～2001 年，我国农民卫生总支出占全国卫生总费用的比重，一直维持在 16% 左右，即 20% 的城市人口占用了 80% 的医疗资源和设施，80%的农村人口只占用了20%的医疗资源和设施，城乡在医疗卫生领域已经形成了巨大“剪刀差”。对此，国务院发展研究中心在《中国医疗卫生体制改革》报告中指出：“改革开放以来，中国医疗卫生体制改革从总体上讲是不成功的。”究其原因，我国农村存在的主要问题有以下七个方面：一是医疗资源不足；二是医疗资源分布不均；三是医疗保障覆盖面小；四是医疗费用高；五是政府投入不足；六是人均收入较低；七是对于中医中药和民族医药不够重视。因此，在我国人均GDP水平较低、建设较少投入的时期，广覆盖的医疗保障体系——新型农村合作医疗制度完全符合中国国情。据卫生部统计，截止到2004年10月31日，31个省、自治区、直辖市已有333个县（市）开展了新型农村合作医疗试点工作，实际参加新型农村合作医疗的农民有8000多万，“参合”率为75.20%。“新农合”医疗试点和推广工作，为中医药人力资源提供了巨大的需求市场。为此，应当及时采取激励政策让中医药人力资源流向农村，培养中医药人力资源的高等院校也要密切关注农村医疗市场，大力培养适合农村的中医药人才。

——东、中、西部差异。东、中、西部地区的中医药人力资源差异，导致我国中医药人力资源的区域分布、单位人口拥有中医药人员不均衡。见表2-3-20。

表2-3-20　1999~2004年东、中、西部地区及全国每万人拥有中医药人员数

年度	东部	西部	中部	合计	平均
1999	3.91	4.41	4.25	12.57	4.15
2000	3.82	4.24	4.31	12.37	4.09
2001	3.76	4.15	4.20	12.11	4.01
2002	2.71	1.87	2.46	7.04	2.43
2003	2.81	1.90	2.54	7.25	2.50
2004	2.88	1.94	2.55	7.37	2.55

1999~2001年，东部地区每万人拥有中医药人员数量少于中、西部地区，且低于全国水平；中、西部地区每万人拥有中医药人员数量非常接近，中部地区略高于西部地区。但从2002~2004年，情

况发生了很大的变化，东、中、西部地区每万人拥有中医药人员数量整体下降58%，这可能与中医执业医师、执业中药师前后统计的数据不同有关。值得注意的是，在这三年东部地区的中医药人员数量大幅增加，超过中、西部地区及全国水平，跃居第一。东部地区的城镇人口增长、经济发展水平、居民收入状况、中医医疗环境、中医药人员待遇等因素可能是吸引西部地区中医药人员的主要原因，从另一个角度也证明这些因素是推动中医药人力资源增长的强有力因素。

2. 中医药人力资源需求趋势预测

采用SPSS（Statistical Package for the Social Science，社会科学统计软件包）自回归-移动平均模型（ARIMA）对现有相关数据进行统计分析，预测2006～2020年15年间全国人口增长趋势，通过以人口基数、卫生技术人员基数和世界主要国家每万人拥有医师平均值为预测比值，分别预测2020年全国中医药人力资源需求量，最后通过综合分析比较作出最优预测。

（1）对未来15年我国人口增长趋势的预测

由于中医药人力资源的需求取决于人口的数量，因此，要预测未来15年的中医药人力资源的需求量，首先应该预测未来15年的人口发展情况。我们以1999～2004年的人口普查数字作为预测基数，通过数据统计分析，到2020年我国的人口预测数为145940万人，接近15亿，其上限值接近17亿。见表2-3-21、图2-3-5。

表2-3-21　未来15年我国人口增长趋势预测（万人）

年度	人口数	人口预测	下限	上限
1999	117 834			
2000	118 948	119 172	116 269	122 076
2001	119 672	120 286	117 383	123 190
2002	122 696	121 010	118 107	123 914
2003	123 517	124 034	121 131	126 938
2004	124 526	124 855	121 952	127 759

续　表

年度	人口数	人口预测	下限	上限
2005	–	125 864	122 961	128 768
2006	–	127 203	122 768	131 638
2007	–	128 541	122 734	134 348
2008	–	129 880	122 768	136 992
2009	–	131 218	122 836	139 600
2010	–	132 556	122 927	142 186
2011	–	133 895	123 031	144 759
2012	–	135 233	123 145	147 321
2013	–	136 572	123 266	149 877
2014	–	137 910	123 393	152 427
2015	–	139 248	123 523	154 974
2016	–	140 587	123 657	157 517
2017	–	141 925	123 793	160 057
2018	–	143 264	123 931	162 596
2019	–	144 602	124 071	165 133
2020	–	145 940	124 213	167 668

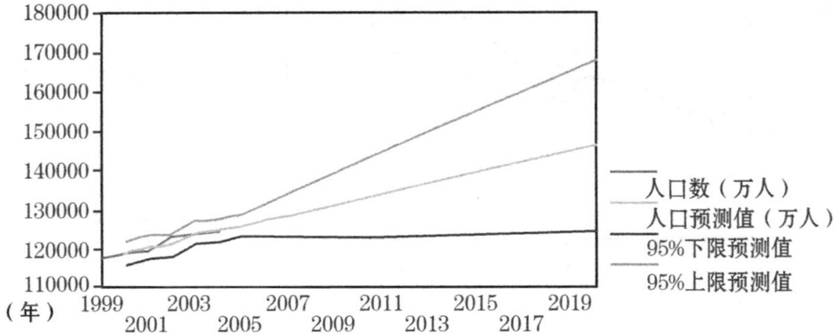

图 2－3－5　未来 15 年我国人口增长趋势图

（2）对未来 15 年中医药人力资源需求趋势的预测

以人口基数进行预测。根据国家中医药管理局办公室和北京中医药大学管理学院联合制作的《全国中医药统计摘编》数据显示，1999～2004 年全国每万人拥有中医药人员的平均数为 3.28 人。如果这个比率保持不变，到 2020 年，按照 15 亿人口计算，我国中医药人员的需求量将达到49.2万人。

以卫生技术人员基数进行预测。以1990~2004年我国卫生技术人员数量为基数，统计预测显示，我国卫生技术人员数量在未来15年总体呈上升趋势。如果以过去15年的发展规模计算，到2020年我国医药卫生类专业技术人员的数量将超过500万人，其上限接近700万人；1990~2004年中医类专业技术人员占全国医药卫生专业技术人员的比率平均值为7%左右，中药类专业技术人员所占比率的平均值为3%左右，中医药专业技术人员总计占医药卫生专业技术人员的比率为10%左右。据此预测，未来15年中医药专业技术人员的需求量为70万人。见图2-3-6。

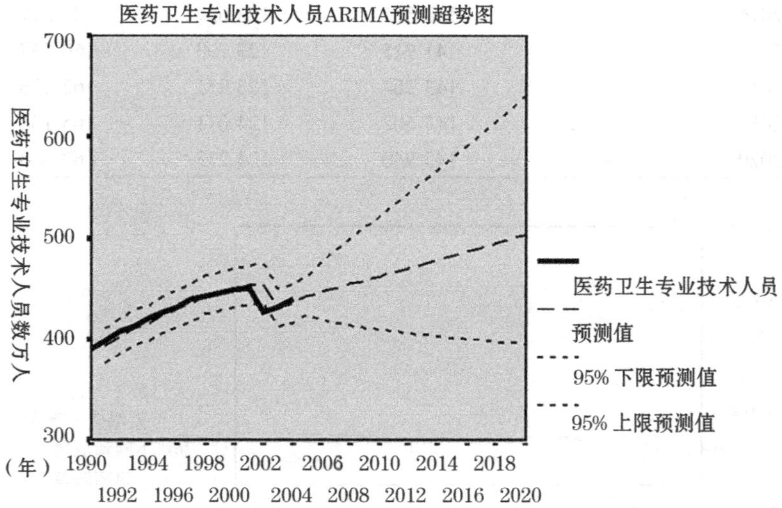

图2-3-6 未来15年我国医药卫生专业技术人员趋势预测

以世界主要国家每万人拥有医师平均值为标准进行预测。以世界主要国家每万人平均拥有20名医师为标准（见表2-3-22），预测未来15年中医药人力资源的需求量。

表 2－3－22 1990～1999 年 11 个国家每万人拥有医师数（人）

国家	中国	俄罗斯	法国	美国	波兰	日本	英国	埃及	巴西	印度	泰国
每万人拥有医师数	17	42	30	27	23	19	18	16	13	4	4

假设到 2020 年，我国人口总量为 15 亿人，每万人口拥有的医师数接近目前国际平均值 20 人，那么我国医师总量的预测标准值约为 300 万人；根据目前医师数量占医药卫生专业技术人员的 28% 比例预测，未来 15 年，我国医药卫生专业技术人员总量的标准值应在 1071 万人左右；按照过去 15 年中医药人员数量占全国医药卫生专业技术人员总量的 10% 推算，2020 年，中医药人力资源的需求量标准值预测应为 107 万人。见表 2－3－23。

表 2－3－23 未来 15 年我国人口、医师数、卫生技术人员、中医药人员需求预测

年 度	全国人口数（亿人）	医师数（万人）	卫生技术人员数（万人）	中医药人员数（万人）
2010	14	280	1 000	100
2020	15	300	1 071	107

以上三种预测结果显示，我国未来 15 年中医药人力资源需求量分别为 50 万、70 万和 107 万人，与现有的统计数据比较，总体上呈增长趋势。随着我国经济的不断发展，国家综合实力不断提高，我国的医疗卫生水平与发达国家日趋接近，在未来 15 年内，我国每万人拥有的医师数量在现有 17 人的基础上将接近或达到 20 人的国际平均值的趋势较为明显。考虑以上因素，我国未来 15 年中医药人力资源的需求量应为 107 万人。

3. 中医相关专业人力资源需求趋势预测

随着人类疾病谱的变化、亚健康人群的扩大、老龄化社会的到来，以及新型农村合作医疗的发展，特别是国家宏观政策的重视，大量调研数据表明，中医相关专业人才需求旺盛。根据综合调研结果预测，至 2010 年，我国需要中医相关专业人才约 80 万人。其中，医疗卫生行业需求 25 万人，康复保健行业需求 22 万人，社区服务

需求30万人。至2020年，中医相关专业人才需求约200万人。

4. 中药产业技能型人力资源需求趋势预测

中药产业是改革开放以来我国国民经济中发展最快的行业之一。但从中药产业的现状分析，我国中药产业技能型人才目前仍然存在数量不足、年龄偏大、掌握先进设备的能力不足等问题，因此，在未来5~10年内中药产业需求空间巨大。在综合调研的基础上，根据产业发展需求预测，到2010年，我国需中药应用型人才约100万人。其中，中药种植业（中药材种植基地专业技术指导人员）需6.4万人；中药工业企业（制造业）需13万人，中药流通领域需70万人，医疗服务行业需3万人，康复保健行业需2万人，社区服务行业需3万人。

5. 中医药各层次人力资源需求状况的基本估计

随着我国经济实力的不断增强、人民群众生活水平的不断提高、医疗卫生服务条件的不断改善、医学科技的不断进步，以及医疗市场竞争的加剧，中医药人才需求无论在数量上还是在质量上都有所提高，主要表现为三方面的特征：一是研究生以上学历的人力资源需求增加。按照世界发达国家医药卫生人力资源的标准，具有博士、硕士学历程度的人才在医药卫生行业的比例一般为15%~20%。目前，我国中医药行业硕士以上学历的比例仅为2.1%，与发达国家差距较大。未来10年中医药行业对硕士以上高层次人才的需求将进一步增加。二是本科层次人力资源需求趋于平衡。三是专科层次的实用型技术人力资源的社会需求良好。四是中专层次人力资源社会需求总体呈萎缩趋势。

第四章　中医药教育发展战略目标、战略重点

一、中医药教育发展趋势

中医药教育作为我国教育事业的重要组成部分，随着我国卫生服务体系、疾病控制体系改革呈现出新的发展趋势。《中华人民共和国中医药条例》颁布后，在进一步明确中医医疗、教育、科研和对外交流与合作等方面的行为规范的基础上，中医药教育在发展中医药事业中的基础性地位进一步凸现，推动了中医药事业的全面发展。本报告回顾过去，总结经验，立足现在，着眼未来，以科学发展观为指导，按社会发展的环境和需要，依据中医药教育发展的规律与客观要求，在现有中医药教育的基础上，研究与探索未来5～15年中医药教育的发展战略趋势。

（一）中医药教育办学体制与机制多元化

中医药教育体制是关于中医药教育机构设置、隶属关系和职责、权益划分的体系和制度的总称。它主要反映了学校与政府、社会之间的关系，也是中医药教育活动的基本构成要素。机制是一定体制下工作运行和行为的规则体系，是工作运行秩序及利益调节手段的总和。中医药教育办学体制与机制多元化，主要是指办学主体的多元化。

办学主体的多元化包括办学投资主体多元化和行为主体多元化。办学投资主体多元化表现为除政府投资办学以外，社会、企业和个人正在逐步成为我国中医药教育投资主体。多年来，由于我国尚处

在社会主义初级阶段，教育投入严重不足，教育基础设施和教师队伍的水平都远远不能适应中医药教育现代化的要求。面对教育经费投入滞后、优质教育资源短缺，仅靠政府投资办学将错失中医药教育发展的良机。在这种形势下，社会力量的介入，使中医药独立学院发展很快，它不但对中医药教育投资主体进行了大胆探索，而且在扩大高等中医药教育资源和高等中医药院校办学规模方面起到了积极的作用。民办中医药教育蓬勃发展，截止到 2006 年 3 月 17 日，教育部公布的全国独立学院名单中，高等中医药院校设置的独立学院有 8 所，分别为北京中医药大学东方学院、辽宁中医药大学杏林学院、南京中医药大学翰林学院、浙江中医药大学滨江学院、江西中医学院科技学院、湖南中医药大学湘杏学院、广西中医学院赛恩斯新医药学院、贵阳中医学院时珍学院，占全国独立院校的 2.71%。

此外，民办职业技术学院设置的中医药院（系）、专业，如山东现代职业技术学院、山东协和职业技术学院，其他层次与形式的民办中医药教育也蓬勃发展。随着企业办学、民办教育等多元化发展，长期以来的政府投资创办中医药教育的惯例正在发生变化。与此相适应，办学行为主体也呈多元化趋向。以政府办学为例，长期以来中医药教育完全由中医药教育机构承担的格局已被打破，中医药教育现已发展成为由中医药教育机构、西医教育机构和非医药教育机构共同承担的格局，见表 2－4－1。

表 2－4－1　2004 年高等中医药院校本专科教育机构（所）

高等中医药院校	高等民族医药院校	高等中医药职业技术学院	独立学院	设置中医药院（系）、专业的西医院校	设置中医药系、（专业）的非中医药院校	合计
24	3	5	8	54	74	168

中医药教育办学主体多元化导致了学校与政府、社会之间关系的变化，为此中医药教育体制中的行政体制、学校教育体制、学校内部管理体制均出现多元化趋势，与之相适应的是中医药教育体制下的领导机构、决策机制、预警机制、评估机制和信息沟通机制也

呈现多元化趋势。

（二）中医药教育多样化

与社会需求相适应，中医药教育呈现多样化的发展趋势，主要体现为教育形式多样化、办学模式多样化、专业设置多样化和学制多样化。

1. 教育形式多样化

教育形式多样化主要表现为除了普通教育之外，还有职业教育、成人教育（函授、夜大、自学辅导）、继续教育（包括多种形式的岗位培训）以及广播电视教学、远程教育等多种教育形式。教育形式的多样化使人们可以通过不同的方式实现接受高等教育的理想，传统意义上的全日制正规教育所占比重逐步降低。随着信息技术的快速发展，教育教学手段的更新，接受高等教育变得更加灵活。教育形式的多样化使接受高等教育不是一次性的，而成为一个渐进的过程。每个人都可以根据需求，不断更新知识，终身教育成为现实。高等中医药院校教育的对象已从初期举办以青年在校学生为主，转变为不同身份、不同年龄、不同职业、不同学习目标的学生并存的多样化格局，即教育对象的多样化。

2. 办学模式多样化

教育形式的多样化趋势还表现在培养适应社会发展的中医药人才特别是复合型人才的需要。中医药院校一改过去封闭办学的特点，走向社会，与其他学校、企业、科研院所联合办学，实现了由单一院校教育向联合办学的转变。以高等中医药教育为例，有的院校与综合大学联合举办七年制中医专业。如北京中医药大学与清华大学、南开大学，成都中医药大学与四川大学等。有的院校与西医院校联合办学，培养七年制中西医结合人才，如广州中医药大学与第一军医大学、南京中医药大学与南京医科大学等。有的院校与工科院校联合办学，合作培养制药工程人才，如安徽中医学院与合肥工业大学等。有的院校与财经院校联合办学，合作培养经济管理和营销人才，如成都中医药大学与西南财经大学等。有的与具有学科优势的大学联合办学，培养复合型人才，如成都中医药大学与西南交通大学联合办学，培养七年制中医学专业英语方向人才；与四川烹饪专科学校联合办学，培养营养与食疗专业人才。有的中医药院校之间联合办学，合作培养高层次人才，如西藏藏医学院与北京中医药大学联合培养藏医学博士研究生，成都中医药大学与贵阳中医学院联合举办研究生班等。

3. 学制多样化

随着社会对中医药人才需求的多样化要求，中医药教育打破了较为单一的学制，以培养不同规格的中医药人才。以高职高专教育为例，作为中医药教育的重要组成部分，其以培养技能型、应用型人才和基层医学人才为根本任务。经过近 40 年的发展，到本世纪初，中医药高职高专教育有了较大的发展，学制设置相对灵活，目前主要有三年制专科层次、三二连读和五年一贯制等形式。“三二连读”是指前三年在普通中专学习，经考核合格直接升入相应的高校高职班学习两年。这与“五年一贯制”的大专模式不同。五年修业期满，成绩合格，颁发普通高等教育专科毕业证书，毕业生具有继续接受本科以上教育的资格。就业办法和就业后的待遇与普通高校专科毕业生相同。“五年一贯制”是指初中毕业生经选拔后直接进入高等职业技术学院学习五年，学习期间不进行升学考试，成绩合格，颁发大专毕业证书，享受普通大专毕业生待遇。高等中医药教育设有七年制、五年制、四年制、三年制等不同的学制，培养不同规格的中医药人才。

4. 专业设置多样化

中医药教育开展之初主要是培养中医学专业人才，随着中医药教育的发展，逐步增设了中药学、针灸学、推拿学、骨伤科学等中医类专业，少数院校增设了药学等非中医类专业，其后相当长一段时期专业设置主要在中医学范围内拓展。改革开放以后，特别是 20 世纪末 21 世纪初，中国高等教育出现了超常规、跨越式发展，中医药教育的专业设置出现了重大的变化，在不太长的时期内即经历了超越中医学领域的医学学科范畴的专业拓展和非医学学科范畴的专业拓展的快速发展历程。许多非中医和非医学类专业的大量设置，形成了中医药教育专业设置的多样化格局，而且高等中医药职业教育也向中医药相关专业延伸，设置有针灸推拿、中医康复治疗、中医护理、中医美容、保健按摩、中医理疗、中医足疗、中医膳食营养、社区护理和家政护理等专业。最为典型的是，大多数独立设置的高等中医药院校已经不再是仅设置单一的中医专业了。据国家中医药管理局办公室编印的《2001 年全国中医药统计摘编》，按照普通高等学校基层报表的学科划分制作的统计表明，2001 年，在哲学、经济学、法学、教育学、文学、历史学、理学、工学、农学、医学、管理学等共 11 个学科门类中，高等中医药院校的专业设置涵盖了 7 个学科门类。见表 2－4－2。

表 2－4－2　2001 年全国高等中医药院校部分专业本专科生情况（人）

项　目	招生数			毕业生数			在校生数			毕业班学生数		
	小计	本科	专科	小计	本科	专科	小计	本科	专科	小计	本科	专科
经济学	113	113	－	30	30	－	230	230	－	28	28	－
法　学	80	－	80	－	－	－	80	－	80	－	－	－
文　学	32	32	－	－	－	－	32	32	－	－	－	－
理　学	44	44	－	－	－	－	44	44	－	－	－	－
工　学	957	921	36	234	195	39	1 997	1 881	116	241	200	41
医　学	26 933	20 435	6 498	8 585	6 578	2 007	79 641	64 998	14 643	10 759	7 765	2 994
管理学	600	510	90	102	33	69	1 215	1 060	155	81	52	29
总　计	28 759	22 055	6 704	8 951	6 836	2 115	83 239	68 245	14 994	11 109	8 045	3 064

（三）中医药教育规模、结构、体系进一步优化

经过 50 多年的发展，我国中医药院校教育的规模、结构、体系进一步发展，并不断优化。

自改革开放之初至 1998 年，高等中医药教育处于平稳持续增长阶段。从 1999 年开始，随着高等教育发展进程的加快，中医药教育呈现出快速增长的势头，其规模达到了 56.66 万人。高等教育经历

了7年的高速扩招之后，随着第二次全国普通高等学校本科教学工作会议的召开和“十一五”规划的实施，高等教育规模发展的势头明显减弱，中医药教育也呈现出类似的特征。在“十一五”及今后一个较长的历史时期内，高等中医药教育的总体规模将基本稳定在现有水平，在校生将保持在10万人左右的规模。中医药高职高专教育的规模，总体上与整个高等中医药教育的走势相同。未来5～15年，基本规模保持在1万人左右。

与教育规模相适应，中医药教育已形成多元的专业、层次结构。中医药教育创办之初，仅有本科和专科层次。1999～2004年，我国中医药教育处于快速发展阶段，以专科层次的增长为主，中药类中专层次的增长加快，2004年中医药研究生、本科生、专科生、中专生的在校生层次结构比例为1.0：6.7：2.8：11。在今后一个较长的历史时期内，中医学类专业教育层次将逐步减少，由四级结构（研究生、本科、专科、中专）向三级结构（研究生、本科、专科）转化，进而发展为二级结构（研究生、本科），向精英教育转化。中药学类专业，教育层次也将逐步减少，由四级结构（研究生、本科、专科、中专）向三级结构（研究生、本科、专科）转化。

目前，我国中医药教育体系结构基本上是以院校教育为主，辅之以成人教育、网络教育和继续教育，在未来10～15年内，通过深化中医药体制改革，逐步建立政府统筹规划、宏观管理，学校面向社会自主办学，中医药人才培养走向精英化的轨道，进一步完善包括学校素质教育、中医药继续教育在内的中医药教育体系。

适度的办学规模与较为合理的专业、层次结构，加之日益完善的中医药教育体系，中医药教育规模、结构、体系进一步优化的趋向日渐凸显。

（四）中医药人才培养个性化

中医药人才培养个性化包括中医药教育机构办学个性化和人才培养模式个性化两个方面。

1. 办学个性化

随着办学自主权的不断扩大，中医药教育机构与其他教育机构一样，自主管理意识日渐增强，越来越注重形成各自独特的管理理念、办学风格和办学特色，努力建立自我发展、自我约束、面向社会依法自主办学的运行机制，从而表现出很强的个性化趋势。从高等中医药院校教育发展看，由于所承担的教学、科研任务的不同，学校被分为研究型、研究教学型、教学研究型、教学型等类型，不同类型的学校表现出所在类型的个性特色。在同类型的高校中，由于地域差异和办学时间的长短等多方面的因素，各校也形成了各自的特色，从而表现出强烈的个性化特征。

2. 人才培养个性化

中医药人才培养个性化是培养目标、培养规格、培养方式的具体体现。为适应新时期经济与社会发展的要求，提高教育质量，实现中医药教育可持续发展，各中医药院校和教育机构对中医药人才培养进行了不断的探索。在中医药人才个性化培养上，经过多年实践，确立了“宽口径、厚基础、强能力、高素质”的人才培养模式；“按类招生、分段教学、中后期分化”的培养模式；七年制本硕融通培养模式；“非医攻博、硕博连读”培养模式；“本科生导师制”培养模式；优秀中医临床人才研修培养模式；老中医药专家学术经验继承培养模式；现代远程教育培养模式等，创新了中医药人才培养体系。中医药人才培养个性化集中表现在教育观念、人才培养模式、教学方法、学生评价等方面。从职业技术教育发展看，随着中医药事业的发展，社会分工的细化，各类技术工种的分化，职业技术教育的人才培养更加专门化。从中医药继续教育发展看，师承教育与继续教育的有机结合，凸显出个性化特征。在教育观念方面，转变了统一规格的教育观，树立了因材施教、鼓励学生个性发展的思想；教学以学生为中心，根据社会需求提供个性化的学制和多种培养方向；根据发展的要求不断更新教育内容，调整专业方向，采用生动活泼的方式培养学生的创新精神与创新能力。在人才培养方面，采用学分制教学管理模式，灵活安排课程，制定多种培养计划让学生选择，准许学生更换专业，且允许学生分阶段完成学业，给学生更大的自由选择的空间。在教学方面，积极实践启发式、讨论式、研究式等现代教学方法，加强学生自学能力、创新能力和独立分析、解决问题能力的培养，促使学生个性和才能的全面发展。在学生评价方面，主要标准是创造性，注重实践应用能力。

（五）中医药教育国际化

中医药教育的国际化趋势突出表现在留学生教育规模日趋扩大，合作办学日渐广泛，国际学术交流日趋深入。

1. 中医药对外教育规模日趋扩大

中医药对外教育是教育国际化的重要内容之一。随着中医药在国际上的影响日益扩大，中医药已成为来华留学最热门的专业。中医药对外教育走在了中国高等教育国际化的前列。首先，从招生情况看，1957 年，北京中医药大学即开始接收外国留学生。此后，除 1966 ~ 1972 年因故中断外，我国中医药留学生教育一直在持续、稳步地发展。1992 年经教育部批准，天津中医药大学建立了中国传统医药国际学院，多所中医药院校也建立了承担留学生教育和管理的专门机构，有 20 所高等中医药院校开展了留学生教育。相当长一个时期以来，到我国学习自然科学的外国留学生中，学习中医药的人数一直居第一位。留学生教育层次也有了很大提高，现已有包括博士、硕士、本科等多个层次，留学生的非学历教育包括高级进修班、普通进修班和短期进修班，呈现多种教育形式并存的局面。近年来，已有来自美国斯坦佛大学、英国剑桥大学、李约瑟研究所等国外著名大学和研究机构的研究生，在我国中医药院校完成了他们的博士论文。1976 年，我国分别在北京、上海、南京三所中医药大学，建立了三个面向世界的“国际针灸培训中心”，开展以针灸为主的中医药教育。截止到 1999 年，这三个中心已为世界 80 多个国家和地区进行了近万人次的培训。

2. 合作办学日渐广泛

合作办学是中医药教育国际化表现形式之一，我国不少高等中医药院校与国外教育机构建立了合作关系。如广州中医药大学与美洲中医学院、悉尼针灸学院，上海中医药大学与新加坡中医学院，成都中医药大学、黑龙江中医药大学与美国墨西哥州中医学院，北京中医药大学与西班牙的中国传统医药高等学校，南京中医药大学与美国普士顿大学医学院，天津中医药大学与日本铃鹿医疗技术大学、神户东洋医疗技术学院合作等。1994 年南京中医药大学与澳大利亚皇家墨尔本理工大学，1996 年北京中医药大学与英国伦敦米德塞斯大学联合创办中医专业本科教育，天津中医药大学与日本神户东洋医疗技术学院合办中药专业本科教育，标志着西方国家的高等院校向中医药学开放，中医药高等教育正式打入国际高等教育市场。

3. 国际学术交流日趋深入

国际学术交流也是中医药教育国际化的重要表现形式。改革开放以来，中医药院校每年派出大批专家、教授到国外从事中医药教学、科研、学术交流和临床带教等工作，有的较长时间受聘于国外大学或教学单位。如北京中医药大学数十年来共接待 39 个国家和地区的来访学者、专家和政府官员 1.42 万人次，派出专家 1300 人次进行讲学、医疗、考察、研修和参加国际会议，先后与 17 个国家和地区建立了 40 多个大型合作项目，与境外 18 所正规大学和研究机构建立了良好的学术联系。在德国创办的魁茨汀医院已成为对外医疗合作的范例，得到德国政府、我国卫生部及国家中医药管理局的充分肯定。

中医药教育国际化推动了中医药文化和中国传统文化的国际传播，在未来的 5～15 年，中医药对外交流与合作将进一步扩大，中医药文化传播将更为广泛。随着中医药教育国际化进程的加快，中医药教育国际化标准建设、规范管理，教育教学质量的提高等将是面临的重要任务。

二、中医药教育发展的战略目标

本着总结过去，立足现在，面向未来的宗旨，未来5～15年中医药教育的发展目标是：以邓小平理论和“三个代表”重要思想为指导，全面贯彻科学发展观，适应人民群众对卫生服务的需求，紧密结合卫生改革与发展的实际，深化中医药教育改革，推动中医药教育发展，建立并完善适应21世纪社会、经济、科技、卫生发展需要的中医药体系，正确处理规模、结构、质量、效益协调的关系；提高各类中医药人才培养质量，改善办学条件，全面推进中医药学术创新，加强中医药文化的传承和中医药特色，扩大社会服务，提高中医药教育国际化水平，规范中医药教育管理体制，满足社会不同层次对中医药人才的需求，实现中医药教育健康、持续、协调发展，更好地为我国医药卫生事业和社会主义现代化建设服务。

三、中医药教育发展的战略重点

未来5～15年，中医药教育发展的战略重点是：完善“一个体系”，推进“两项改革”和实施“三大工程”。

完善“一个体系”——中医药教育体系。完善中医药继续教育，加强师承教育是发展中医药教育体系的重要方面。健全现有的中医药教育体系和制度，建立健全中医药教育服务体系，完善与健全中医药教育管理体系；实现院校基础教育、中医药继续教育和师承教育连续统一体；建立社区、农村中医药人才培养体系，加强社区、农村中医药人才的培养。

推进“两项改革”——推进中医药人才培养模式改革和课程体系与教学内容改革。

实施“三大工程”——实施中医药教育实践实训基地建设工程、中医药重点人才培养工程和中医药学科（专业）建设工程。

（一）建立中医药传承与创新教育体系

1. 建立中医药传承平台，突出中医药教育特色

中医药教育的核心是遵循中医药人才培养规律，将师承教育与院校教育有机结合起来，保持中医药教育的自身特色。师承教育是经过长期实践证明的继承与发展中医药学的一种有效形式，与现代教育紧密结合是中医药独具特色的教育形式。纵观中医学发展史，师承教育方式不仅培养了大量的中医临床人才，也造就了众多的著名医家，为中医药学术的延续和发展提供了有力的保证。即使在院校教育十分发达的现代，在中医人才培养方面，师承教育仍然起着不可或缺的作用。在深入挖掘师承制教育的内涵，发挥其重视临床、重视个性培养优势的同时，应发挥院校教育标准化、规模化的优势，使两者扬长避短、互为补充、相互融合，从而形成我国独特的中医人才培养模式，为培养高质量、高层次的中医师，发展中医药事业作出更大贡献。中医药院校教育经过50多年的发展，已成为培养中医药人才的重要基地。今后中医药院校教育要以社会需求为目标，努力造就一支结构合理、业务精良、德才兼备的中医药人才队伍。这支队伍既包括医德高尚、中医药理论功底深厚、临床疗效好、群众公认的优秀中医临床人才，也包括具有较强创新能力的中医药学术和学科带头人，以及为城市社区、农村医疗保健服务的各级各类中医药复合型人才、外向型人才等。

2. 建立中医药创新平台，加强中医药学科建设

中医药学是最有希望为世界科学技术发展作出重大贡献的优势学科之一。卓有成效的中医药学科建设是中医药创新的基础和平台，也是中医药教育办学水平、办学特色的体现。中医药学科建设是中医药教学、科研、医疗各项工作的重要基础，学科的学术水平是衡量中医药教学、科研、医疗水平的重要标志。中医药学科建设包括专业建设、教研室建设、课程建设、教材建设、师资队伍建设，以及专科专病中心建设、实验室建设等。坚持以学科建设为龙头，扩大学科建设的示范性和辐射性，形成学科建设团队，探索学科的研究方向和研究领域，是铸造中医药教育核心竞争力的基础。加强中医药学科建设要把中医药基础学科建设放在突出地位，努力促进和建设中医特色鲜明、符合时代发展的中医学科群。

3. 建立中医药优秀人才库，强化人才队伍建设

中医药传承与创新需要培养和汇聚一批具有鲜明中医药特色优势的人才队伍。要建立中医药学科人才库，发挥学科带头人的领军作用，推进中医药学原始创新；要建立名医、名师人才库，发挥名医、名师的示范作用，为中医药事业培养高水平、高素质的中医药人才；要建立专科、专病、一技之长人才库，发扬中医药特色优势，为我国医疗卫生服务体系建设提供新领域；要创新运行机制和管理制度，形成有利于创新型人才培养的运行机制，加强中医药人才队伍建设。

（二）完善中医药终身教育体系

终身教育是科学发展、知识更新的基本要求。中医药是我国几千年的文化遗产，是与人民健康不可分割的重要组成部分，完善我国中医药终身教育体系，是中医药事业发展的紧迫任务。目前，中医药教育已形成院校教育、中医药继续教育体系，但这个体系还不够完善，在一定程度上影响了中医药从业人员水平的提高。在今后的5 ~15 年里，完善中医药继续教育体系是发展中医药教育一项具有重要意义的战略任务。

1. 建立中医药终身教育制度体系

加强中医药终身教育法规制度建设，使中医药终身教育基本形成法规完善、有法可依、有章可循、依法开展终身教育工作的制度体系。制定培训与使用相结合的制度，把终身教育与执业资格认定、专业技术资格考试评价等人才评价方式结合起来；健全中医药终身教育组织和规章制度，建立中医药继续教育评估制度，建立健全中医住院医师规范化培训与临床专业学位教育衔接制度，建立健全执业药师、中药人员的培训制度。

2. 建立中医药终身教育服务体系

整合社会资源，利用高校、科研、高新技术企业、学术团体的优势，形成各有侧重、互为补充、整体配套的培训网络；加强师资和管理者的培训，建立国家及各省终身教育师资库，为中医药机构提供师资共享服务。

3. 建立中医药终身教育管理体系

各级政府的人事、药监、中医等部门要加强对行业终身教育工作的领导；建立以政府投入为引导、以用人单位为主体、个人和社会力量共同投入的多渠道投入机制；加强对中医药终身教育项目的管理和质量监控体系建设，进一步依靠高等院校、医院、科研院所和学术团体，将中医药最新技术成果引入终身教育；完善国家、省、地市、县的终身教育基地和评审制度，通过各种激励机制，加强基地建设，建立项目质量和效果评估制度，不断提高中医药终身教育水平。

4. 构建院校教育与中医药继续教育连续统一体

医学教育具有社会性、实践性和服务性，医生认识水平和执行能力的提高，不可能一次性在院校教育中完成。院校教育是基础教育，依据中医药人才成长规律，中医药人才成长的周期长，而且必须在医疗实践中不断完善自己，由此，必须建立起院校教育与中医药继续教育的连续统一体，全面提高中医药从业人员的水平。

“十一五”期间，中医药终身教育工作将进入持续发展和提高质量的重要时期。到2020年，我国的中医药终身教育体系的建设与发展目标是：在中医药终身教育工作制度化、规范化建设方面取得明显成就；在中医药终身教育手段现代化方面取得突破性进展；建立具有中国特色的中医药终身教育管理体系、技术支撑体系、远程教育网络和中介服务体系；形成有效的中医药终身教育体系运行机制，满足中医药专业技术人员学习的多样化需求，保证中医药终身教育健康、持续发展。

（三）优化中医药教育办学体系

中医药教育办学体系是一个开放的、发展的体系，为此，应以科学发展观引领中医药教育发展，以先进教育理念为先导，以人为本，实现可持续发展。中医药教育办学体系应包括：

1. 管理体制与机制的统一

我国中医药教育管理体制主要包括三个方面：一是办学体制；二是中央与地方的分级管理体制；三是政府与学校的管理体制。管理机制主要指保证中医药教育主要工作目标有效运行的基本程序与手段，具有维持、推动、反馈、调控、保障及促进工作系统发展等功能。较为完善的中医药教育办学体系应是体制与机制的完美统一。为此，在办学体制上，应形成在教育与中医药行业部门引导下，按照“调整、共建、合作、合并”方针，通过市场优化资源配置，实现中医药教育资源的合理配置和充分利用的良性调控；在中央与地方关系上，建立中央和地方“统分结合”的管理模式，消除中医药教育“条块分割”和“小而全”状况；在政府与学校关系上，重点放在转变政府职能，扩大学校面向社会依法自主办学的权限，建立自我发展和自我约束的机制上。

2. 规模、结构与效益的有机统一

较为完善的中医药教育办学体系应在规模、结构与效益之间达到较高层面的和谐。首先是适度的办学规模。随着中国高等教育从精英教育向大众化教育的转变，以及各种办学方式、渠道的拓展，中医药教育的规模日益扩大。但是这种扩大重在数量上的扩张，低层次的发展，在教育层次上存在着结构性的膨胀。为此，中医药教育应该建立起科学的人才需要预测机制，根据社会对中医药人才的需要调整中医药教育的规模。

教育结构一般分为区域结构、类型结构、层次结构、学科结构、专业结构等。各中医药院校在发展中要以学校、学科自身内在逻辑发展为依据和基础，与社会经济结构变化保持一致。在知识经济高速发展的今天，知识资源成为第一资源，人才成为竞争取胜的决定性因素。为此，形成科学、合理的中医药教育结构布局，不仅关系到中医药教育资源的配置效率，关系到中医药教育的质量，更关系到中医药教育的可持续发展。

在未来 5 ~ 15 年，中医药教育的发展既要坚持精英教育标准，又要满足多样化的要求；既要遵循教育自身的发展规律，又要形成与社会发展需求的对接机制，而要实现这一切的重要前提就是办学水平。没有较高的办学水平，中医药教育是不可能持续发展的。

3. 外部保障与内部保证的统一

中医药教育是我国国民教育的重要组成部分，它必须为我国全面实现小康社会的社会发展总体目标服务。为此，中医药教育一方面必须主动顺应社会要求，为社会成员提供更多的求学机会和医疗服务；另一方面，中医药教育必须根据自身的学科特点，使各层次中医药教育逐步构建成有序、科学的教育体系，以保持医学教育的高重心及精英教育的属性，确保医学教育的科学性、严格性及高标准。因此，完善的中医药教育办学体系，需要有外部的政策保障做后盾，内部的质量保证做支撑，在保证中医药教育质量的基础上，坚持中医药教育的民族性、特色性及精英教育属性，构建具有独自特色和优势的中医药教育体系，以保证中医药教育的结构、规模以及质量协调和可持续发展。

（四）建立社区、农村中医药人才培养体系

党的“十六”大提出建设小康社会，又明确提出了建设社会主义新农村。社会的进步，人民生活水平的提高对卫生服务体系与疾病控制体系提出了更高的要求，但社会发展的不平衡，医疗卫生服务的区域性差异，特别是东西部地区的差异需要我们把医药卫生人才输送到社区、农村和社会急需的地方。因此，中医药教育为社区、农村服务已成为中医药教育发展的新趋势。卫生部、国家中医药管理局颁发的《关于切实加强农村中医药工作的意见》中提出，“坚

持为人民健康服务、为社会主义现代化建设服务的根本宗旨，围绕农村卫生工作、中医药工作的任务和目标，与农村经济和社会发展相协调，加快农村中医药事业的发展。”在《关于农村中医药人才培养和队伍建设的实施意见》中指出：“自2004～2010年，全国每年为农村培养约4万名大、中专学历为主的中医药人才。”2004年7月中共中央、国务院发布了《关于进一步加强农村卫生工作的决定》，将“建立具有较高素质的农村卫生服务队伍”作为农村卫生工作的目标之一。社区、农村中医药人才是社区、农村医疗保健服务的重要力量。

1. 确立社区、农村中医药人才培养标准

这一标准包括社区、农村中医药人才应具备的职业道德、中医药基本理论与技能、中医药适宜技术、现代医学方法、预防保健教育、人际沟通能力、岗位适应能力等。

2. 建立社区、农村中医药人才培训制度

行业主管部门应根据全国社区、农村经济、社会发展和中医药事业发展的需要以及中医药教育资源状况，制定配套的社区、农村中医药人才培训政策，建立相应的培训制度。

3. 完善社区、农村中医药人才管理机制

逐步将社区、农村中医药人才的管理纳入法制化轨道，通过管理，对社区、农村中医药人才进行宏观调控。我国西部大开发战略的实施，要求中医药教育必须适应这一发展要求，在人才培养的类型结构和布局结构上进行探索，培养适应西部经济发展和卫生事业发展的各类中医药人才。

（五）正确处理规模、结构、质量、效益关系

中医药教育经过50多年的发展，已经取得了辉煌的成就，建立起多形式、多层次的中医药教育体系。中医药教育在规模、结构、质量、效益上呈优化的趋势，但仍存在与社会发展不相适应的地方，如中医药教育规模存在着结构性不平衡，相对过剩和相对不足同时

存在。其主要表现在中医药教育学制和学位的层次结构不平衡；农村和社区中医药人力资源相对不足的区域性不平衡。各院校必须牢固树立科学发展观，走规模、结构、质量、效益协调发展的道路。

1. 正确处理规模与结构的关系

随着我国高等教育进入大众化阶段，中医药教育的办学规模实现了跨越式发展。而办学规模的扩张应坚持不同类型和层次结构的协调发展，避免出现趋同化。这就要求各个学校应当找准各自的位置，正确定位，根据定位明确各自的发展目标和思路，在各自层次、类型上展开竞争，形成自己的比较优势和特色。

为适应“扩招”和培养复合型人才的需要，中医药院校的学科专业结构发生了很大的变化，形成了以中医药学科为主体、多学科为支撑的学科专业结构。学科的交叉渗透产生了新的学科生长点，进而带动了基础学科和应用学科的发展，推动中医药学科建设达到了一个新的水平。但是中医药院校的学科与专业结构必须坚持中医药的主体与核心地位，专业结构调整的目的不是盲目地要办综合性大学。中医药院校的核心竞争力在于它的学科特色，其学科建设与专业设置必须突出中医药的学科特色。

2. 正确处理规模与质量的关系

中医药教育在规模扩张的同时，必须高度重视教育教学质量，以实现教学过程可控为目标，以教学质量监控和保证措施为主要内容，建立健全组织机构，实现对教学全过程各个环节、影响教学质量全部因素的可控，建立有效的教学质量反馈机制，从机制、体制和制度上保证教学工作在学校的中心地位，不断提高教育教学质量。

3. 正确处理规模与效益的关系

我国中医药教育当前仍主要是为区域发展服务。为此，中医药教育应根据区域经济的发展需要，加强区域中医药人力资源供求平衡的研究，调整办学规模，使中医药教育在更好地为区域经济发展服务的同时，争取效益的最大化。

（六）建立科学的医、教、研、产结合办学机制

学校的发展要充分利用区域内外的社会资源，建立完善的教学联合体，根据人才培养的阶段性目标，建立立体的教学网络。利用综合性院校的教育资源，避免中医药院校的封闭发展，在保持中医的特殊性和主体性的前提下，提高中医药院校的综合办学水平。利用教学基地资源，建立一支高素质、高水平、结构合理的师资队伍，促进教师临床和科研能力的提高。利用教学基地资源，联合建设实验基地、科研基地，形成双赢局面。

1. 医疗与教学的结合

中医医院既是卫生服务体系的重要组成部分，又是中医临床教学的基地。医疗服务机构与中医药教育机构之间应形成互惠互利、和谐发展的“双基地”机制：中医药院校为医疗机构培养合格的医学准人才，医疗机构为中医药院校的临床教学提供实践基地和临床实习机会；中医药院校为在岗医务人员提供继续教育、进修培训服务，医疗机构为中医药院校教师提供“双师”的实践平台。所培养出的人才既是中医药院校的教师，又是具有执业医师资格和临床能力的临床医师。

2. 教学与科学研究的结合

中医药教育与科学研究有着相辅相成的关系，一方面中医药科学研究可促进教学内容和方法的改革，直接产生新知识、新技术、新工艺，推动中医医疗、生产实践的革新。另一方面，中医药教育不仅为中医药科研源源不断地输送人才，还直接参与中医药科学研究。为此，中医药教育机构应充分发挥科学研究的社会职能，明确中医药学的科学内涵与地位，研究如何更好地为发挥中医药学的特色。

3. 教学与产业的结合

中医药是我国最具民族文化特点和优势的传统产业，也是最具有发展潜力的科技先导型产业。随着我国社会主义市场经济的发展，

中医药产业作为我国医药产业的重要组成部分取得了长足的发展。中医药教育机构，尤其是高等院校应发挥人才和科学研究方面的优势，不仅为企业输送人才，提供一批可供转化利用的科研成果，而且参与生产活动，在我国中医药产业发展过程中发挥着重要的作用。同时中医药教育机构还与中医药企业开展科研合作，走出了一条产学研相结合、科工贸一体化的新路子。

（七）完善中医药继续教育体制

由于中医药人才的成才周期较长，完善和健全中医药继续教育体制显得尤为迫切。为此，必须在政策和制度上加强中医药教育部门与用人单位的联系，合理配置教育资源，建立健全中医药继续教育网络，为中医药继续教育提供制度保障。

1. 建立健全中医药继续教育管理制度

中医药继续教育应建立规范化培训基地，根据统一的培养标准，按计划、按步骤组织实施，同时以医院为单位，建立统一的监管机制。中医药继续教育项目的开展，要统一标准，严格管理。在中医药管理部门的领导及中医药继续教育委员会的指导下，充分发挥中医药学术团体在中医药继续教育工作中的作用，依托中医药学术团体或有关医学院校统一具体组织实施，进行教学资源的整合，优势互补，资源共享；将各级中医药学会的学术活动和中医药继续教育工作有机地结合起来，在进行中医药继续教育的同时推进中医药学术发展。在中医药继续教育中要统一标准，保证质量，鼓励有条件、有能力的中医药院校、医疗机构和科研单位积极支持和参与中医药继续教育。

2. 建立中医药继续教育评估标准与体系

目前，我国的教育领域已基本建立了教学评估体系，并利用教学评估衡量和促进教学的发展。同样，在中医药继续教育领域也应该引入质量评估体系，以此规范和衡量中医药继续教育质量，以建立中医药继续教育的长效管理机制。质量反馈机制应由专门机构在制定有关标准的基础上组织专家对中医药继续教育情况进行分析和评估，发现问题及时予以调整改进，以推动中医药继续教育工作健康发展。

3. 加强中医药继续教育信息管理

加强中医药继续教育信息管理包括建立中医药继续教育档案管理系统和建立中医药继续教育登记制度。特别要强化以下两方面的内容：一是个人学习档案；二是管理工作档案。同时，制定相应的奖惩制度，强化约束机制和激励机制，对长期以来中医药继续教育工作开展较好的单位，给予政策鼓励和一定的奖励。

（八）加强社区、农村中医药人才培养

2006年，国务院总理温家宝在《政府工作报告》中强调："突出抓好医疗卫生工作，着眼于逐步解决群众'看病难、看病贵'问题。主要抓好三个方面：一是加快农村医疗卫生服务体系建设；二是大力发展城市社区卫生服务；三是深化医疗卫生体制改革，深入整顿和规范医疗服务、药品生产流通秩序。"我国"十一五"规划纲要也将建立社区、农村卫生服务和医疗救助体系作为重点工程。为此，中医药教育应顺应社会发展，大力培养适应社区、农村需要的中医药人才。

1. 明确社区、农村中医药人才培养目标

面向社区、农村培养中医药人才时，应明确培养目标，合理制订教学计划，有针对性地精选教学内容，培养下得去、留得住、用得上的"宽口径、厚基础、强能力、高素质"的实用型中医药人才。同时建立社区、农村中医药继续教育网络，加强社区、农村中医药从业人员的培训，提高社区、农村中医药人才的业务水平，注意解决社区、农村中医药人才的待遇问题，使他们安心基层工作。

2. 制定和落实社区、农村中医药人才培养优惠政策

制定社区、农村中医药人才培养政策，满足社区、农村中医药人才的发展需求，并将解决社区、农村中医药教育问题和发展职业

教育更好地衔接，建立健全各项制度以及监控措施；逐步将社区医院、乡镇卫生院纳入医保定点医院范畴，并在医保报销范围和比例中进一步向中医药倾斜，扶持基层中医药服务；落实社区、农村准入政策，解决历史遗留下来的未经过院校教育但对基层医疗作出贡献的中医药从业人员的依法行医问题。

3. 加大社区、农村中医药人才培养的经费投入

国家在资源分配上应加大对中医药事业的投入，加大社区、农村中医药人才培养的经费投入，充分发挥社区、农村中医药服务的潜能与中医药的特色与优势，解决在医药卫生改革与发展中有关中医药的特殊性问题。

（九）推进中医药人才培养模式和课程体系改革

以建立中医药创新人才培养模式为指导思想，在中医药教育的教学过程中，必须加强文、理、医渗透和多学科交叉融合；确立以基础理论、基本知识、基本技能为重点的教学内容；积极吸纳医学教育模式转变和卫生服务模式转变所必需的新概念、新知识、新技术、新技能；注重课程体系的整体优化；加强教材建设，形成具有层次、专业特点的高质量中医药学教材；改革教学方法，加强对现代化教学技术手段的学习、研究和应用；提高精品课程的建设水平；努力形成各中医药院校的自身特色，形成具有中国特色的多样化的人才培养体系；同时根据人才知识、能力和素质三要素，培养个性鲜明、专长突出、理论基础知识扎实、创新意识和临床实践能力强、知识面宽、综合素质高的中医药人才。

1. 突出中医学知识的主体地位

中医学专业人才的基础知识要宽广、扎实，专业知识要精通；不仅要理解、掌握并能熟练地应用中医传统的“四诊八纲”、理法方药、辨证论治，而且研究型人才还要了解中医药发展的趋势，科研的最新动向，要在中医药某个领域内有较深厚的基础，具有一定临床二级学科专长。

2. 强化中国传统文化知识的学习

中国传统文化知识是中医药人才成才的必要基础知识。中医药学植根于中国传统文化的大背景，其理论基础、思维方式乃至学术体系、基本观点都深受中国先秦哲学，尤其是儒家、道家、哲学以及宋明理学的影响。因此，中医药人才要成材必须具备一定的中国传统文化知识，这样才能真正理解、领会中医学理论的深刻内涵，才能真正“悟”出中医之道。

3. 掌握自然科学与现代科学技术知识

在当前高科技迅猛发展的时代，现代科学技术不断向医学领域渗透，形成众多交叉学科。因此，未来的中医药人才不仅要掌握自然科学知识，还要系统掌握科学技术知识，这样才能为多学科、多角度地研究中医学打下基础。此外，还要具备计算机等方面的知识与能力。

4. 充实人文社会科学与文化艺术类学科知识

应加强中医药人才的文化素质教育，使之具有一定的人文社会科学和文化艺术等方面的知识和修养，提高学生的文化品位和精神境界，使之树立正确的人生观、价值观和高尚的精神境界，培养其崇高的理想信念、坚韧不拔的毅力和科学精神，同时掌握“研究治学之学问”，具有研究发展中医药学的潜能。此外，熟练掌握一门外国语，并强化专业外语的训练。

（十）实施实践实训基地建设、重点人才培养和学科（专业）建设工程

1. 实施实践实训基地建设工程

充分利用区域内外的社会资源，建立中医药人才培养的实践实训基地教学联合体；根据中医药人才培养的阶段性目标，建立立体式的网络教学基地，加强实践实训基地建设；加强中医药继续教育基地建设，不断提高中医药人才培养质量。

2. 实施重点人才培养工程

加强中医药高层次人才培养，培养一批领军人才；加强社区、

农村中医药人才培养，建设一支“下得去、留得住、用得上”的高质量社区、农村中医药人才队伍；继承老中医药专家的学术经验，造就一支中医专长突出的人才队伍；加强中西医结合人才的培养，造就一支高水平的中西医结合人才队伍；加强中医药国际交流人才的培养，造就一支能推进中医药走向世界的人才队伍；加强中医药管理人才的培养，建设一支具有现代管理水平的管理人才队伍。

3. 实施学科（专业）建设工程

贯彻“优化结构、突出重点、培育特色、提高水平、动态管理、协调发展”的学科（专业）建设原则，坚持稳定基础学科（专业）、重视应用学科（专业）、强化特色学科（专业）、发展交叉学科（专业）的思路，不断探索新的学科（专业）生长点，优化学科（专业）生态环境，形成科学、合理的布局；加强学科（专业）队伍建设，完善学科（专业）管理制度和评估制度，使学科（专业）建设逐步走上科学化、规范化轨道；加大重点学科建设力度，推进优势学科和品牌专业的发展。

（十一）提高中医药教育国际化水平，完善中医药教育国际化发展体系

随着中医药对外交流的进一步深入，中医药教育国际化的地位不断提高。为顺应这一发展趋势，未来5～15年，中医药教育要发扬中医药的特色和优势，加强中医药文化交流，提高中医药教育国际化水平，并以国际化教育的发展促进国内中医药教育事业的发展。

1. 依托国家对外交流平台，提升中医药对外教育交流层次

中医药教育的对外交流与合作既要为国家总体对外交流与合作服务，又要依托国家对外交流的推进提升中医药教育的国际化水平。为此，要贯彻实施《中医药国际科技合作规划纲要（2006～2020年）》、《中医药对外交流与合作十年规划（2007～2016年）》，拓展与各国政府的中医药教育交流与合作。

2. 构建中医药对外教育信息服务平台

在政府间双边合作的基础上，加强与世界卫生组织、世界贸易组织和联合国教科文组织等国际组织的密切合作，加强与世界各国中医药教育学术团体、世界医药学术团体间的交流与合作，形成中医药教育传播网络，构建中医药教育对外交流与合作的信息服务平台。

3. 提高中医药教育国际化水平

一是培养面向国际的中医药人才，为中医药教育的输出培养后备力量。二是扩大留学生的招生规模，提高教育层次，加强中医药文化教学。三是积极帮助其他国家建立中医药教育机构，扩大国际交流与合作的领域和范围。四是在国外建立高素质的教师队伍和必要的临床实习基地，改变中医药教育在国外分散、不规范的现状。五是系统研究中医药教育在国外发展的特点和规律。六是建立国际中医药远程教育系统，促进国内中医药教育资源向国外延伸。

4. 建立中医药教育国际化法规体系

由于中医药崇尚自然、整体医疗的理念和临床疗效所显示出的优势得到了更多的认同，许多国家和地区的中医药立法相继出台，世界范围内的中医药交流与合作日益频繁。为此，建立中医药教育国际化法规体系势在必行。

5. 建立中医药对外教育机构资格认证制度

通过设置必要的硬、软件门槛，防止不具备条件的海内外中医药教育机构随意举办对外中医药教育，避免中医药教育的声誉和利益受损。

6. 建立中医药教育国际标准

为规范对外中医药教育的质量和水平，应建立中医药教育国际标准。这一标准应包含教育宗旨、知识目标、技能目标、教学计划与方式、学生考核和教育管理等多个方面。同时，在研究生教育、本科教育、中医药继续教育和短期培训等方面也需制定相应的标准，以约束和协调各中医药机构的对外教育内容，使中医药向世界传播的过程中始终保持自身理论体系的完整性和独特性。

第五章　中医药教育发展对策

一、中医药教育体系发展对策

（一）中医药教育体制与运行机制的改革与发展

中医药教育体制是中医药教育事业的机构设置、隶属关系和职责、权益划分体系和制度的总称。它主要反映了学校与政府、社会之间的关系，也是中医药教育活动的基本构成要素。

学校内部的管理体制是指学校的内部组织系统及其构建的原则与功能规定，涉及机构设置、责职分工、权力分配及其相互关系等方面。

学校内部的运作机制是指保证学校内部主要工作目标有效运行的基本程序与手段，具有维持、推动、反馈、调控、保障及促进工作系统发展等功能。无论是体制还是机制都是为实现中医药教育整体功能和目标服务的。

1. 中医药教育办学体制

根据社会主义市场经济的要求，办学体制主要体现在谁主张，谁受益；谁投资，谁拥有。因此，投融资体制决定了投资的主体，投资主体就是学校的所有者。学校所有者采用或主张的体系结构就是办学体制。

据预测，未来15年中医药人才的社会需求与现有高等中医药院校教育能力相比，是供求平衡。要稳定现有的国有公办和民办中医药教育规模，重在优化中医药教育内部各层次类别的比例关系和内涵发展，提高中医药教育的质量，以培养高素质的中医药人才为主，并在中医药主管部门和教育部门的引导下，按照方针，通过市场优化资源配置，实现高等中医药教育资源的合理配置和充分利用。

（1）营造中医药教育发展的良好环境

中医药教育是中医药事业发展的基础，也是中国教育体系中独具特色的教育方式。新中国成立以后，党和国家十分重视中医药教育事业的发展，采取了一系列有效措施大力发展中医药教育。中医药教育在整个国民教育事业和现代化建设中起着重要作用，中医药事业的发展关系到我国整体健康水平和综合国力的提升，关系到经济繁荣、社会进步、人民生活质量的提高，关系到我国优秀传统文化的传承。因此，必须统一思想，提高认识，积极营造有利于中医药教育发展的社会环境，在法制环境上，要进一步解决好中医药教育立法不全、有法不依、执法不严的问题；在政策环境上，进一步完善中医药教育投资、人才培养、办学、专业设置、人力资源等相关政策；同时，尊重中医药教育规律，支持和督促中医药院校办出特色；建立由国家有关部、委、办、局组成的创新中医药教育发展协调委员会；进一步明确中医药教育发展的特殊地位，要在教育思想、教育观念、教学管理、教学改革和人才培养上，推进中医药教育事业的发展。

（2）多渠道筹措中医药教育发展资金

政府应加大对国有公立高等中医药院校的投入。高等中医药院校在国有公立高等院校中具有特殊性，由于历史原因，独立设置的国有公立高等中医药院校与其他类别的国有公立高等院校相比，因积累不多、底子较薄，筹集资金的任务非常艰巨。另外，中医药教育专业性强，发展路子单一，办学规模普遍不大。从1999年全国高等院校“扩招”以来，大多数高等中医药院校办学矛盾日显突出，作为办学经费主渠道的教育事业收入（学费、住宿费），除满足现有的日常教学支出外，已无法满足高等中医药院校发展的基础建设和内涵建设。

国家的财政拨款对高等中医药院校的建设和发展起着决定性作用。随着国力的增强，政府应逐步加大对高等中医药院校的投入，在实行国家、社会、个人对教育成本分担机制中，增加国家分担比例，帮助公立高等中医药院校迈过这一道发展的门槛。同时，政府在对高等中医药院校投入时，既要重视公平问题，也要考虑历史、地理等因素对高等中医药院校的影响。这样在未来15年内，在保持现有规模的前提下，高等中医药院校才能在良性循环中培养出质量更高的中医药人才，满足社会对高等中医药人才的需求。

（3）国有公立中医药院校要多途径、多渠道地筹集资金

目前，高等教育的成本分担，学费占经常性经费中的比例正快速提高，但依靠学费而扩大高等教育筹资能力的潜力有限。要解决未来发展的经费制约问题，可以采取吸收直接投资、向银行或非金融机构贷款和积极吸引社会捐款等方式多渠道筹措资金，建议国家投资和社会集资相结合，设立中医药发展基金，以保障中医药教育的发展。

（4）注意区域的协调发展

中医药高等教育在发展中不能忽视公平问题，必须关注落后地区高等中医药教育发展中的筹资能力，关注弱势群体受教育的权利。中央政府对经济欠发达地区可实施高等教育经费转移支付政策，对不同经济水平地区的中医药高等教育实行分类指导，重点建设若干个国内和国际一流的高等中医药院校。同时，加强东部与西部地区中医药高等教育的交流与合作，促进经济欠发达地区高等中医药教育事业的发展。

2. 规范管理，完善机制，推进中医药教育管理体制改革

中国的高等院校实行的是中央和省级人民政府两级管理，以省级管理为主，这是管理权限。但是在集体管理过程中，既有教育主管部门管理，又有卫生主管部门管理；也有非教育、非卫生部门在管理中医药教育。为此，要运用办学体制来进行调控与制约。

中医药高等教育要适应大众化发展趋势，培养更多的高素质创

新人才，就必须彻底改变长期存在的条块分割、学校规模偏小、力量分散等状况，要加大改革力度，对教育资源进行优化配置，提高办学质量和办学效益。要依法扩大高等学校办学的自主权，实行在政府宏观管理下，学校面向社会自主办学，同时建立学校自我发展、自我制约的新机制。

（1）继续扩大办学自主权

扩大高等学校办学自主权，建立学校自我发展和自我约束的机制，是高等教育管理体制改革的主要内容。高等中医药教育管理体制的改革，不是简单改变学校的隶属关系，而是要把重点放在转变政府职能、扩大学校面向社会依法自主办学的权限、建立起自我发展和自我约束的机制上，由对学校的直接行政管理转变为运用立法、拨款、规划、信息、服务、政策指导和必要的行政手段进行宏观调控，扩大学校面向社会依法自主办学的权限，使高等中医药院校拥有招生自主权、专业设置权、教学自主权、科研自主权、对外交流权、人事自主权和财产自主权。

市场机制对高等教育的调节就是把学校看作生产者，而生产者在市场经济条件下，为了在竞争中求得生存和发展，必须对其生产过程享有充分的自主决策权。按照生产功能的学说，高等学校是有别于经济生产实体的一类非营利组织，它的决策和活动是为了在竞争中追求最大的综合效益（包括经济效益和社会效益），而不是追求获取最大利润。高等学校的生存和发展主要靠两个方面：一是学校的产品包括毕业生、科研成果和社会服务，其质量能够最大限度满足社会的需求。二是在人、财、物等方面的收支平衡能力，包括学生所交的学费、政府的财政拨款、社会团体及个人的资助，以及学生的录取和教职员工的录用等。在投入与产出之间有一个过程，这个生产过程的效率取决于生产者的决策和活动本身。为此，要提高高等学校“生产过程”的效率就必须使高等学校对生产过程拥有自主决策权。

高等学校产生的综合效益表现为学校能否满足国家、社会和个人的多方面需求，所以学校的办学自主权又是有限度的，需要国家加强宏观调控，使其能满足社会发展的全面需要，而且随着高等学校职能的扩大和对国家、社会的重要性日益突出，国家的宏观调控也必然不断加强。

高等学校办学自主权是一个动态的概念，既不是固定不变的，也没有统一的模式。对我国来讲，随着经济、政治体制改革的深化，政府宏观调控手段和学校自我约束机制的完善，高校的办学自主权，如招生录取、专业设置、用人制度等诸多方面将继续扩大。

（2）转变政府管理职能

我国高等教育管理体制改革从宏观上讲存在着三个层面的改革：一是以实行中央和地方“统分结合”的管理模式，扩大地方政府主要是省级政府的统筹权和决策权，理顺中央政府与地方政府（上、下级政府）之间关系为主要内容的改革。二是以消除“条块分割”和“小而全”状况，实行条块有机结合，形成高等学校合理布局，教育资源优化配置，理顺高校与高校之间关系为主要内容的改革。三是以形成“政府宏观调控，社会积极参与，学校自主办学”的运行机制，理顺政府与高校之间关系为主要内容的改革。

在我国高等教育向大众化迈进的形势下，要加强省级政府对本地区高等学校的统筹决策权，形成举办者、管理者职责分明，变“条块分割”的旧体制为“条块结合”的新体制。这是我国高等教育管理体制改革的重要内容之一。社会主义市场经济体制的建立和现代科学技术的发展，使得“条块分割”的教育管理体制的弊端越来越突出，克服弊端的途径之一是加强省级政府的统筹决策权。这是区域经济发展的要求，是中央机构改革和政府职能转变的客观需要，也是高等教育大众化发展的必然要求，也体现了高等教育办学和管理权限逐步下移的发展规律。

加强中央政府的宏观调控。在原有的高等中医药教育管理体制下，政府对高校统得过死，高校办学的主体地位不能得到充分显现。高等中医药教育作为影响国计民生和维系公民健康的重要部分，必然要求中央政府的积极参与。随着高等中医药教育在经济、社会发展中的战略地位越来越突出，需要加强其宏观调控。要改革过于集中统一的管理体制，政府要切实转变观念和职能，对高校实行宏观管理。只有政府的职能转变了，做到依法行政，社会积极参与和学校自主办学的机制才能落实，并进入良性运行轨道。要坚持在大政方针统一的前提下，对教育实行分区规划、分类指导的原则。这对地区间发展极不平衡的我国来讲，显得更为必要。政府应通过宏观管理手段来调控管理的目标、发展的规模和速度、教育的质量和效益，加强教育决策咨询系统、信息系统、督导评估系统以及其他中介机构的功能，确保学校面向社会自主办学的法人地位。

（3）加强社会参与

《中华人民共和国高等教育法》提出：“高等学校应当面向社会，依法自主办学，实行民主管理。”国务院《关于<中国教育改革和发展纲要>的实施意见》中指出：“为保证政府职能的转变，使重大决策经过科学的研究和论证，要建立健全社会中介组织，包括教育决策咨询研究机构、高等学校设置和学位评议与咨询机构、教育评估机构、教育考试机构、资格认证机构等，发挥社会各界参与教育决策和管理的作用。”

加强社会参与也是当代教育发展和改革的重要趋势之一。自20世纪60年代以来，世界上许多国家都在逐步加强社会力量参与管理学校，以增强高等教育和高校的社会适应性。

在高等教育大众化进程中，强化高等教育面向社会、加强社会参与意识、提高高等学校参与社会事务的能力、吸引更多的社会力量参与高等教育事业有着巨大的现实意义和深远的历史意义。中医药高等教育机构一方面要“走出去”，提高自身参与社会事务的能力，向社会提供有实际应用价值的科研成果，促进科研成果向生产力的转化。比如，提供内容丰富的社会服务项目。另一方面，中医药高等教育机构也要尽可能多地吸引社会力量参与高等教育事业。改变原来政府单一办学的格局，鼓励和支持社会力量和公民个人举办高等教育，这是我国中医药高等教育发展和改革的重要战略之一。

3. 完善中医药教育机构内部管理体制与运行机制

在社会主义市场经济体制下，学校内部的管理体制和运行机制要力求办学风险最小化，办学效益最大化，办学程序最优化，规范中医药教育管理，实现宏观调控与自我约束发展相结合，完善准入机制和监控体系。

未来中医药教育机构的内部管理要做到以下几点：

（1）坚持特色

中医药教育机构必须在坚持中医药主体地位的前提下，实现多学科的协调发展；鼓励和支持中医药教育多样化；鼓励和支持中医药教育机构办出特色。

（2）科学定位

发展中医药事业首先要根据科学发展观和构建和谐社会的要求，认真分析面临的形势和任务。中医药教育关系到维护人民健康，关系到社会稳定，关系到国民素质的提高，关系到国家的可持续发展。其发展要从国家经济和社会发展的大局出发，结合中医药实际，找准位置，明确职能，深入分析有关问题，研究解决问题的措施。

（3）依法办学，依法治校

中医药教育机构要贯彻和落实《中华人民共和国教育法》、《中华人民共和国高等教育法》，落实学校法人制，明确学校法人地位，强化法人行为，使学校成为面向社会依法自主办学和有效自我约束的法人实体。政府合理分权，明晰所有权、管理权等管理要素，明晰相关责任，使学校能够切实负起办学的全部独立责任。要实行分级分层管理，逐级负责，真正实现责、权、利的统一。

（4）改革招生与毕业生就业制度

逐步扩大学校的招生自主权，实行学生缴费上学、政府和社会助学、在国家指导与帮助下毕业生和用人单位双向选择的就业制度。

（5）鼓励学科的交叉与融合

鼓励和支持高等中医药院校通过改革，突破单科院校办学的局限性，推进校际之间合作办学、社会参与办学。采取与综合性大学或其他科类院校联合开办中医药类专业、联合培养研究生等合作形式，促进学科交叉，文、理、工、医等多学科相互渗透。

(6) 优化教育资源配置

鼓励和支持中医药院校与企业合作办学，共建中医药类专业。本着资源共享、优势互补的原则，积极推进中医药院校与中医医疗、科研机构的联合，建立医、教、研一体的管理体制。通过改革，促进医、教、研在人才培养、医疗服务、科学研究中的相互渗透，相互配合，相互支持，实现教育资源的优化配置。

(7) 大力发展民族医药

民族医药是中华民族优秀文化的瑰宝之一，也是中医药的重要组成部分，是建设具有中国特色社会主义医药卫生事业的重要方面，应鼓励和支持有条件的地方高等中医药院校开展民族医药的基地建设、人才培养和科研工作。

(8) 稳步推进中医药教育国际化进程

鼓励和支持中医药教育国际化，鼓励和支持中医药教育机构开展多形式、多渠道、多层次的中医药国际合作与交流。

(9) 加强实践性教学基地建设

中医药教育机构要按照中医类学生（含中医学、中西医临床、针灸推拿学和护理学等专业）生均一张病床的规模加强附属医院建设，其中有直属关系的附属医院病床不少于70%。各级医药、教育主管部门要根据教育机构的实际需要，规划和建设附属医院，或把符合条件的医院划归教育机构作为直属关系的附属医院。同时，各级医药、教育主管部门和中医药教育机构要根据实际需要，共同努力把符合条件的医院建设成为中医药教育机构非直属关系的附属医院。

4. 改善中医药教育的办学条件

要采取有力措施，改善中医药教育的办学条件。进一步加强师资培养，建立和完善优化教师队伍的有效机制，提高教师队伍的整体素质，特别要加强中医临床师资队伍建设，保证有足够的中医临床教师投入教学工作，不断提高中医临床教学质量；更新教学设备，提高教育技术手段，促进教学方法的改革；加强实验室建设，改革实验教学的组织、内容和方法；建立符合中医药人才培养需要的实验教学体系；加强教材建设，突出资料建设和信息化建设，为提高学生创新意识和自学能力创造条件；加强临床教学基地建设，建立一批相对稳定、形式多样、水平较高的教学基地；继续完善和严格执行高等医药院校临床教学基地评审认可制度；加强专业学科建设，特别是对符合中医药事业发展需要的能体现中医药学特色优势的新专业建设要给予充分保障，同时要加强与中医药教育相关的人文学科和文献实验室建设；加强教材建设，促进中医药教材的整合与分化，建立有利于中医药人才培养的新课程体系；加强中医药院校的信息化建设，形成中医药院校教育资源共享的信息网络体系；加强中医药教育质量监控和教育研究机构建设，加强学校的内涵建设，保证教学质量。各中医药院校的经费应优先保证人才培养工作，尤其是本科教学工作和教学基本建设的需要。

（二）中医药教育形式发展对策

1. 坚持鲜明的中医药办学特色

在遵循中医药教育规律下，应打破“百校一面，千人一面”的大一统教育思想与观念，办出中医药自己的特色。重视并加强中医药学科建设，加强院校教育与师承教育相结合是其中重要的两个方面。

中医药学是我国最有希望为世界科学技术发展作出重大贡献的优势学科之一。卓有成效的中医药学科建设是中医药院校生存与发展的基础和平台，也是中医药院校办学水平、办学特色的体现，是高等中医药院校办学的重要任务。

中医药学科建设是中医药教学、科研、医疗各项建设工作的重要基础性建设，学科的学术水平是衡量中医药教学、科研、医疗水平的重要标志。学科建设包括专业建设、教研室建设、课程建设、教材建设、教师队伍建设，以及专科专病中心建设和研究室、实验室建设等。加强中医药学科建设，要把中医药基础学科的建设放在突出地位，努力促进和建设中医特色鲜明、符合时代发展的中医药基础学科群。

师承教育是经过长期实践证明继承与发展中医药学的一种有效形式，吸收师承教育之长，与现代高等教育紧密结合，是充分体现高等中医药院校办学特色的一个重要方面。纵观中医学发展史，师承教育方式不仅培养了中医药临床人才，同时也造就了众多的著名医家，为中医学术的延续和发展提供了有力的保证。即使在院校教育十分发达的现代，在中医药人才培养方面，师承教育仍然起着不可或缺的作用。应深入挖掘师承教育的内涵，在发挥其重视临床、重视个性培养的优势同时，发挥院校教育标准化、规模化的优势，两者扬长避短、互为补充、相互融合，进而形成我国独特的中医药人才培养模式。

2. 培养特色鲜明的中医药人才

高等中医药院校是培养中医药人才的基地，培养合格的中医药人才是其根本的任务。中医药基本理论、基本技能、基本方法是中医药人才知识、能力、结构的主体，掌握坚实的中医药专业知识技能，是合格中医药人才的标志。中医药教育要以社会需求为目标，以中医药人才知识、能力和素质结构为要点，努力培养和造就一支结构合理、业务精良、德才兼备的中医药人才队伍。这支队伍包括医德高尚、中医药理论功底深厚、临床疗效好、群众公认的优秀中医临床人才，包括具有较强创新能力的中医药学术和技术带头人，包括为农村和城市社区服务的中医药人才，以及各类中医药复合型人才和外向型人才等。

3. 落实科学发展观，推进院校教育可持续发展

随着连续几年的“扩招”和办学条件的改善，我国高等中医药院校的办学规模实现了跨越式发展。中医药高等教育发生了两个重大的转变。一个是从精英教育向大众化教育转变所带来的办学观念、办学思想、教育模式和教育管理方面的变化，另一个是从以“做大为主”转向以“做强为主”的转变。办学规模扩大了，巩固成果的任务就更繁重，内涵建设成为改革发展的重点，不断提高质量是关键。面对高等教育的深刻变化，数量、质量、规模、结构、效益的协调发展，是我国中医药高等教育未来发展必须高度重视和深入研究的大事。

坚持不同类型、层次和形式的高等教育协调发展，不断完善中医药教育体系，避免中医药高等教育出现趋同化，促使各学校形成自己的优势和特色，正确定位，明确各自的发展目标和思路，在各自层次、类型上展开竞争。一所学校要有自己的优势，即使没有整体优势，在某些学科、专业上有自己的特色和优势是完全可能的。为此，各学校要搞好三个规划：一要科学定位，根据分层分类争创一流，形成特色的指导思想，搞好学校的事业发展规划；二要搞好学科建设和人才队伍建设规划；三要搞好校园建设规划。

适应“扩招”和学科交叉渗透融合及培养复合型人才的需要，我国高等中医药院校学科与专业结构发生了很大的变化，形成了以中医药学科为主体，理、工、管、文、法、经济等学科为支撑，相互渗透的学科、专业结构和办学模式。学科的交叉渗透促使新的学科生长点的产生，带动了基础学科和应用学科的发展，使中医药学科建设达到一个新的水平。但是高等中医药院校的学科（专业）结构不能平分秋色，必须坚持中医药学科（专业）的主体和核心地位，学科（专业）结构的调整也不是盲目地办综合性大学。作为行业院校，高等中医药院校的核心竞争力就在于它的中医药特色，其任务主要是为国家经济建设和行业发展服务。盲目地向综合型大学转变，不但难以超越所在省、市、区的综合性大学，反而会丧失自己的优势。高等中医药院校的专业设置必须突出行业的鲜明特色，对中医类专业要实施精英教育，中药类专业要办出品牌，形成核心竞争力。为此，要坚持如下原则：一是保持原有比较优势，努力将其发展成为行业突出优势。二是赋予传统优势学科以新的内涵，在学科的交叉渗透中寻找新的制高点。三是在立足于突出行业优势学科的基础上，积极在相关领域拓展新的学科，引入有利于促进中医药学发展、又能融合贯通的学科与专业。四是坚持不与行业发展脱节。

在规模扩大的同时，必须高度重视教育教学质量。建立健全教育教学质量保障体系，是当前我国中医药高等教育改革发展的一个共同趋势，也是高等中医药院校必须高度重视的问题。要以实现教学过程可控为目标，以教学质量监控和保证措施为主要内容，建立健全组织机构，实现对教学全过程各个环节、影响教学质量全部因素的可控，建立起有效的教学质量反馈机制，从机制、体制和制度上保证教学工作在学校的中心地位，不断提高教育教学质量。

高等中医药教育包含培养中医师的医学类教育、培养中医护师的护理类教育、培养中药师的药学类教育和培养技师及治疗师的医学相关类教育四个部分，应完善高等中医药院校教育体系，建立招生规模适宜、专业种类齐全、层次结构合理的具有中国特色的中医学、中药学、中医护理学和中医学相关类中医药高等教育体系，以促进普通高等中医药教育各专业、各类别、各层次之间的协调发展。当前，应积极发展中药学、中医护理和中医学相关类的高等教育。

4. 科学定位，办出水平，办出特色

随着社会主义市场经济的发展，高校面临着前所未有的竞争态势。高校要用自己的教育成果——毕业生向社会亮相，获得社会的认可，否则将被淘汰。科学、合理的定位不仅是高校生存的需要，也是其能否走向卓越、走向一流的关键。

学校在办学的类型、层次上，既要适应当地经济的发展，又要保证教育资源的合理配置，保证遵照教育规律办事，提高教育质量，办出水平、特色、效益。各高等中医药院校应根据自己的传统、特色、优势以及当地经济发展的需求，“科学定位，各安其位”，办出特色，办出水平，在各自的学科领域和人才培养领域追求卓越，追求一流。作为行业院校，服务行业是其首要任务，作为地方院校，服务区域经济是其重要使命，服务行业与服务地方的统一是高等中医药院校办学定位的依据。社会、经济和中医药事业的发展，必然对中医药人才的培养提出新的要求，中医药教育必须把满足这种需求作为自己的主要职责，以保证中医药医疗、教育、科研、生产、经营等各项工作的协调发展。有为才能有位，大学要取得社会地位，在与公众的联系中赢得信任，必须积极地融入地方，在人才培养、传播知识和社会服务上作更多的贡献。

5. 加强后期临床教学，培养高质量中医药人才

（1）大力建设优质临床教学资源。

临床教学是高等中医药院校人才培养最重要的环节。建设高质量的临床教学基地，是搞好临床教学、提高教学质量、实现以培养中医师为目标、造就合格中医药人才的基本保证。

为了适应临床教学的需要，每一所中医药院校均应配备与其在校生规模相适应的附属医院。建设高质量的临床教学基地首要的是加强附属医院的建设，要把中医药院校附属医院建成中医药特色鲜明、拥有高素质临床师资队伍、优良的硬件设施、完备的科室设置、高水平的临床教学管理水平、一定规模的病床、高水平、示范性中医临床教学基地。

中医特色鲜明是高等中医药教育临床教学基地的基本要求。中医临床教学基地从门诊到病房、从医疗到护理、从病历书写到临床分析都必须突出中医药防治疾病的特点，满足实习生中医各科基本实习内容、病种范围、操作项目的要求，为各层次实习生提供以中医药为主体的中医学临床基本功强化训练的充分条件。高等中医药临床教学的师资，应具有深厚的中医理论功底，扎实的临床能力，应是既能胜任理论教学，又能承担临床带教任务的双师型人才。

（2）实施中医临床人才培养系统工程。

中医人才的培养是一个系统工程，需要各个方面、各个环节的衔接与配合。本科教育和中医药继续教育是人才成长的两个重要阶段，要想成为高水平的中医临床人才，还需要进一步的学习和长期的临床实践。要转变传统的一次性教育观，树立终生教育观念，建立和完善中医药人员终身学习体系。中医药院校毕业生要在接受理论知识的基础上，进一步接受专业培训，不断接受继续教育。要继续完善中医本科毕业生的规范化培训，抓好本科教育、临床研究生教育、执业医师考试、住院医师规范化培训等中医临床人才培养系统工程。积极开展以学习中医药基本理论和技能、学习名老中医药专家诊疗经验和中医药学术新进展为主要内容的高层次继续教育，努力培养新一代名中医。

6. 建立中医药继续教育体系

随着世界科学技术的迅猛发展和知识的不断更新，人们接受一次性教育所拥有的知识不足以终身享用。我国以人民健康为基础的医药新知识、新技术和新的医药经济标志着未来中医药发展的一个重要方向。党的“十六大”报告提出：实现全面建设小康社会的奋斗目标，就要“形成全民学习、终身学习的学习型社会，促进人的全面发展”，对此，必须重点构建中医药继续教育体系。目前，中医药继续教育体系存在的问题是管理不够规范，制度不够完善，教育体系不能很好地适应发展的需要。因此，构建适合中医药事业发展的中医药继续教育体系，是我国中医药事业发展的紧迫任务。构建中医药继续教育体系的意义在于：从时间上看，它强调了教育对中医药专业技术人员一生的连续性；从空间上看，它强调了教育资源的整合性和开放性。这种时间和空间的结合构成了中医药继续教育的新体系。建立中医药继续教育体系的具体目标：

第一，提高认识，加强领导，强化中医药继续教育的理念。

第二，对中医药专业技术人员不断进行增新知识、弥补知识缺口、拓宽知识面的教育，进一步优化其知识结构。

第三，对中医药专业技术人员不断进行提高专业技能的培训，增强其解决专业技术问题的能力。

第四，组织中医药专业技术人员学习先进的科学方法，提高其综合能力和创造能力。

第五，对中医药专业技术人员进行职业道德教育，使他们具有高尚的思想品德和良好的工作作风。

第六，对中医药继续教育实行分级管理，依靠中医药事业单位、企业单位、学术团体等开展形式多样的自主办学和联合办学。

第七，加强中医药继续教育工作制度化、规范化、现代化建设。

第八，建立中医药继续教育中心或基地，开展高层次培训活动。

第九，强化各级地方中医药行政主管部门对中医药继续教育的监督、指导和协调作用。

第十，明确中医药从业人员参加中医药继续教育的权利和义务。

7. 加强中医药师承教育

几千年来，师承教育在我国中医药教育史上一直占据主导地位，新中国成立以后，中医药教育逐渐形成了以院校教育为主体、院校教育与师承教育相结合的教育网络，以及多形式、多层次、多专业的中医药教育体系。今后的发展重点是：

第一，促进师承教育与院校教育的融合，在院校教育中引入师承教育模式。在充分发挥院校教育规模化、标准化教育优势的同时，深入挖掘中医药师承教育的内涵，使二者扬长避短，互为补充，相互融合，形成中医药教育的新模式（如为本、专科生配备指导老师）。

第二，加大师承教育的保障力度。在中医药师承教育中充分发挥政府主管部门、中医药院校、医疗和科研机构的综合保障作用。进一步建立健全保证中医药师承教育健康发展的各项制度，制定相关的法律、法规和政策，做好师承教育各项经费的落实工作。

第三，加强师承教育规范化、标准化建设，建立健全师承教育的质量保障和监控体系。针对师承教育在特定历史条件下形成的人员分散、无统一的培养标准、管理随意性大等特殊性，建立规范的、操作性强的师承教学质量保障和监控体系；制定各培养阶段的考核与检验标准；建立规范、可行的评价体系；建立健全指导教师遴选和学徒选拔办法与方案；加强对师承人员的使用、晋级等各个环节的管理。

第四，促进师承教育与研究生教育相结合。在发展研究生教育的同时，加强师承教育，探索形成研究生教育与师承教育并轨的新模式，使之既符合中医传统，又符合现代教育规律。

第五，在中医临床工作中引入师承教育。临床基地是中医药人才后期培养和住院医师临床能力提高的重要场所，积极探索并形成中医临床师承教育新模式。

第六，加强交流与合作，提高师承教育的质量和水平。注意克服师承教育易受门户派别影响的局限性，不断提高师承教育的质量和学术水平。

8. 加强独立学院建设

高等中医药院校设置的独立学院现有 8 所，要建立多渠道的融资体系，加强独立学院的师资队伍建设，建立稳固而高质量的师资队伍；加强教学基地建设，多途径开辟中医药独立学院的附属医院和教学实践医院。

9. 规范民办中医药高等教育

目前，全国有民办中医药高等教育机构 21 所，其中，独立设置的民办高等中医药院校 3 所，独立学院开设中医药专业的 3 所，民办高校开办中医药专业的 6 所。规范民办中医药高等教育主要有以下几点：

第一，加强科学管理，规范办学行为。认真贯彻落实《民办教育促进法》和《民办教育促进法实施条例》，依法加强对民办中医药高等教育的管理，使民办中医药高等教育的发展纳入法治轨道。

第二，进一步完善管理体制。将民办中医药高等教育办学评估列入议事日程，改变多头管理的局面，明晰政府与民办高校的权责关系。

第三，注重品牌战略。改变办学模式，实现办学的科学化和专门化，重视学校的师资品牌、专业品牌、社会品牌、质量品牌、信誉品牌等，建设多样化的师资队伍，减少对公立高校的师资依赖。

第四，拓展筹资渠道。建立和完善经费筹集机制和资金运行机制，为学校发展提供坚实的物质保障。

10. 适度控制非中医药院校的中医药教育规模

要适度控制西医院校和非医学院校的中医药教育规模，进行规范化的管理，使之有序、健康地发展。

二、高等中医药教育人才培养发展对策

（一）中医药教育层次、学制与学位

1. 中医药教育层次

坚持以科学发展观为指导，着眼于全面建设小康社会和社会主义新农村建设对中医药事业发展的需要，顺应医学科学发展趋势，紧密结合卫生管理体制改革与发展的实际，以结构调整为主要措施，努力实现中医药人才培养“保证数量、优化结构、提高质量”的基本目标。

“十一五”及今后一个较长的历史时期，中医类专业总体规模基本稳定在现有水平，在校生以保持在14～17万人为宜；中药类专业可适当发展，逐步达到10～12万人的规模。层次结构调整目标为：

中医类专业：“十一五”期间，积极发展研究生教育，逐步稳定本科教育，适当发展专科教育，取消中专办学层次（包括相关中医学类专业），由四层次教育（研究生、本科、专科、中专）调整为三层次教育（研究生、本科、专科），逐步将研究生、本科生、专科生的招生结构调整为1∶3∶2。如能达到此招生比例，则各层次在校生约为1∶5∶2。在校生若以16万人计，研究生、本科生和专科生可分别达到2万、10万、4万人。2010～2020年，继续积极发展研究生教育，基本稳定本科教育，采取“升、关、并、撤”的原则，逐渐减少甚至取消专科教育层次，将中医学教育的三层次结构（研究生、本科、专科）逐步调整为两层次结构（研究生、本科）。到2020年前后，使研究生与本科生的招生结构调整为1∶2，在校生的

比例可达到1∶3.3。

中药类专业："十一五"期间，积极发展研究生教育，稳步发展本科教育，加快发展专科教育，适当控制中专教育，逐步使研究生、本科生、专科生、中专生的招生结构调整为2∶5.5∶4.5∶4，使在校生比例达到1∶3.7∶2.3∶2。在校生若以11万人计，研究生、本科生、专科生、中专生可分别达到1.2万、4.5万、2.8万和2.5万人。2010～2020年，继续积极发展研究生教育，基本稳定本科教育，进一步发展专科教育，逐渐减少甚至取消中专教育层次，将中药学教育的四层次结构（研究生、本科、专科、中专）逐步调整为三层次结构（研究生、本科、专科）。到2020年前后，使研究生、本科生、专科生的招生结构调整为2∶5∶6，使在校生比例达到1∶3.3∶3。

坚持以科学发展观为指导，充分调动各方面的积极因素，通过综合措施全方位调控，努力形成健康、协调、可持续发展的机制。强化宏观调控措施，通过制定并实施《中医药教育发展战略》，健全中医药教育管理、中医药从业人员执业资格管理的法规体系，完善中医药教育办学认证制度，确保办学规模控制和层次结构调整目标如期实现。加强区域分类指导，加强区域中医药人力资源供求平衡的研究，加大分类指导力度。

积极引导中医药院校建立主动调控机制，通过多种形式的宣传教育，使中医药院校树立调控办学规模、优化教育结构的意识，合理使用办学自主权，达到控制规模和优化结构的目的。

2. 中医药教育的学制与学位

（1）中医药高职高专教育

中医药高职高专教育以三年制为主，在数量适当压缩的同时兼顾普及程度和质量的提高，面向基层，深入基层，服务大众。中医药高职高专教育的学制比本科教育短，需要根据其特点，制定合理的教学方案，把握好广度和深度，既达到短期内的预期效果，又兼顾将来再教育的可延续性。随着我国社会、经济的发展和对人才规格要求的提高，条件较好的中医药高职高专院校可根据区域特点，在保证培养目标不变的情况下，改制为本科院校或与其他本科院校合并，学制适当延长。这更需要我们把握好现时既定教育期和将来再延续教育期内的培养深度和广度。

（2）中医药本科教育

强化中医药本科教育在中医药高等教育的主体地位，稳步发展中医药本科教育，巩固中医类五年制学士学位、中药类四年制学士学位制度。中医药本科教育要与国家、地方医药人才培养和使用相衔接，与医药卫生体制改革紧密结合，按社会需求设置专业，明确办学宗旨和目标，包括院校定位、办学理念、发展规划、培养目标和质量标准，实行以社会实际需求和人才市场为导向，毕业后从事某一具体岗位为基础进行定位和定向。

（3）中医药研究生教育

坚持硕士、博士研究生现有的学制不变，继续扩大研究生教育规模，拓宽高层次人才培养途径，使中医药研究生教育规模有较大发展，研究生与本科生的比例逐渐趋于合理。同时，把有条件的高等中医药院校真正建成培养高层次中医药人才的基地。根据社会需求，在继续抓好科研型中医药人才培养的同时，进一步加大应用型人才培养的比重，尤其要加速临床中医药人才的培养，以满足社会对高层次中医临床医师的需求。中医药研究生教育工作的重点要转移到临床型人才的培养上。进一步研究和改革临床能力考核办法，加大临床医学专业学位研究生的培养力度，优化培养过程，拓宽专业基础，加强临床能力训练。完善和规范在职人员以研究生同等学力申请硕士、博士学位工作，严格考试考核，确保学位授予质量。硕士研究生的培养坚持突出基础扎实、知识面宽的培养要求。博士研究生的培养强调掌握坚实、宽广的基础理论和系统深入的专门知识，能够独立地、创造性地从事中医药科学研究工作，并且具有主持较大型科研、技术开发项目，或探索解决我国经济建设和中医药事业发展重大问题的能力。对于具备条件的院校，可适当开展五年制“非医攻博”教育的探索。临床专业研究生的学位论文要紧密结合临床实际，以总结临床规律、丰富临床治疗手段、提高临床疗效的研究为主；临床研究设计要符合规范。

（4）长学制中医药教育

在扩大长学制中医药教育规模的同时，拓展长学制中医药教育的专业类型，可增设中西医临床医学、中药学等专业。考虑到中药学专业与临床类专业的不同，其学制应定为六年。长学制的学位设置应密切结合社会发展的需要，调整好科学学位、临床医学学位等多学位类型的比例。随着社会对中医药人才需求的不断增长，长学制教育要从发展初期的以面向临床为主体逐步向相近学科延伸发展，学位类型也应不断丰富。

（二）中医药教育专业结构

自1999年全国高校扩大招生以来，中医药类专业稳步发展，为适应社会需求相关专业也得到不断发展。2002年后，随着知识经济的迅猛发展和世界经济一体化进程的加快，高等教育的战略地位更加凸现，中医药高等教育呈现出以中医药为核心，医、理、文、工、管、法、教育等学科门类协调发展的局面。中医类专业与中药类专业的数量比1999年为6.67∶1，2001年为2∶1，2004年为2.31∶1。

1. 专业结构调整

中医药专业结构调整的基本思路是：以中医药类专业为主干，以内涵建设为重点，积极促进相近和相关专业协调发展，积极适应多元化人才培养模式、创新教育和学生自主创业的要求，努力改变专业划分过细、专业范围过窄、专业布局重复、专业结构死板的状况，灵活设置专业，合理布局。

中医药专业结构调整要做到规模适度，结构优化，机制灵活，效益良好。其中，规模适度指专业门类及招生规模应与学校拥有的教育生产力相适应，与社会需求相适应。结构优化是指各学科专业协调发展，布局合理，主干学科、重点学科、优势学科、基础学科与公共学科统筹兼顾。机制灵活是指学科与专业发展形成与市场经济体制相适应的自我调节管理机制。效益良好是指专业与社会亲和力高，学校投入产出比高，整体办学效益最大化。

2. 专业结构分阶段目标

2006～2010年：在稳固和强化中医药专业的基础上，适度发展相近专业，稳步发展相关专业。

2010～2020年：更加注重专业的内涵建设与优势、特色、品牌专业的形成；围绕中医药产业的现代化和国际化水平，进一步加强中医药专业建设，突出优势，强化特色，充分发挥中医药专业的社会影响力和竞争力；满足社会发展需求，适度拓展相近专业领域；逐步压缩相关专业规模，淘汰弱势专业；同时加强中医药专业与相近及相关专业的协调发展，既突出中医药专业的主体性，又兼顾相近和相关专业的发展。

3. 坚持中医药专业的主导性和中心地位

把握好“主体性、创新性、需求性、协调性”的原则，在专业结构调整中以继承和发扬中医药为己任，继续保持中医药专业的核心地位，通过中医药专业，带动相近、相关专业的发展。今后一段时期内大力发展中医药教育，发挥中医药的优势和特色，为和谐社会的创建和医疗卫生水平的提高作出应有的贡献。

4. 拓宽中医药专业的领域与空间

在坚持中医药专业主体地位的基础上，开阔思路，改革创新，逐步拓宽中医药专业的领域与空间。要建立专业建设的长效机制，促进专业的良性衍生和孵化，避免急功近利、盲目改造专业的短期行为。在专业建设过程中，既要改变传统专业划分过细、专业口径过窄的弊端，积极拓宽专业口径和社会适应面，又要充分考虑中医药专业的基本体系和知识结构，维护中医药教育体系的科学性和完整性，使毕业生成为具有较为宽厚的基础理论和较强实践能力的临床应用型人才，以利于其自我发展和自主创业。

5. 建立主动适应社会需求的自我调节机制

及时了解社会对中医药人才的需求状况，正确分析中医药科技发展趋势，科学预测未来社会发展对中医药人才的需求状况，建立专业设置主动适应社会发展需要的自我适应、运行及调节机制，结合区域经济和学校发展实际，合理调整专业结构布局，优化专业设置，使专业结构的调整在一个相对较高的水平上进行。

6. 加强中医药专业及相关专业的协调发展

在稳固发展中医类专业、积极发展中药类专业的同时，合理设置相关专业，促进相关专业的协调发展。按照中医药人才培养的目标定位和社会价值取向科学调整专业结构，将通识教育与专业教育相结合，在专业结构布局上合理划分大众化教育和精英教育。

（三）中医药人才培养模式

依据社会对中医药人才的需求情况，立足于中医药本身固有的特性，融合中医药传统教育模式的优点，探索中医药人才培养创新体系。坚持以“文化素质、实践能力和创新能力”为核心，不断创新，提高中医药人才培养质量。

1. 建立中医药传承与创新教育体系

要建立中医药传承与创新教育体系，建立中医药文化传承平台和中医药创新平台，加强中医药学科建设，建立创新团队和创新人才库；完善院校基础教育、中医药继续教育和师承教育体系，优化中医药教育办学体系，实现规模、结构、质量、效益协调发展，同时建立社区、农村中医药人才培养体系，完善中医药教育国际化发展体系，推进中医药教育健康、协调发展。

2. 加强中医药文化素质教育

加强人文素质教育，掌握中医药文化内涵。首先，中医药文化素质需通过知识、能力与诸多非智力因素内化于身心，升华为稳定的品质与素养而形成，而丰富的知识有利于转化为能力，升华为良好的素质。要使学生具备较高的中医药文化素质，就需要将中医药学自身所包含的文化特质传授给学生，同时向学生传授与中医药学相关的其他中华民族优秀文化。其次，加强医学经典著作的教学。

医学经典著作是中医药学思想的集中体现，是中医药学的内涵与精髓，对于中医药研究与实践技能训练有着重要的指导作用。医术高超的中医师、中药师无不具有深厚的中医药知识功底，因此必须把经典医著的学习作为提高中医药人才理论知识和实践技能的重中之重。第三，形成浓郁的校园传统文化氛围，以培养学生的中医思维，掌握中医内涵。校园是展示、传递丰富多彩民族文化的重要场所，形成与中医药教育相对应的特色校园文化，有利于建立学生对民族文化的自豪感，培育其民族精神，从而大大推动中医药文化素质教育的实施。

3. 注重实践能力的培养

实践性是医学的共性，无论经验的获得、理论的深化或是能力的提高都离不开临床实践。临床是中医学发展的直接基础，只有通过反复临床实践，才能真正形成中医的思维模式，掌握前人的经验，熟练运用中医的诊断方法和诊疗技术。传统的师承培养模式即具备这一特色。其以临床为中心，围绕临床问题展开理论传授及医德教育。因此，在加强中医人文素质教育的同时，应通过早临床、多临床、反复临床，在实际中提高学生的临床思维能力、辨证能力和操作能力。

中药学的基础理论、中药的性能特点，以及辨证用药均需在中医理论指导下进行。因此，中药学依附于中医的教学过程，将中医药理论讲授与实践相结合，注重实物教学及临床实践；做到对药物的四气、五味、功能、毒性等熟悉与体悟，进而识别、采集、鉴定、炮制药物。同时，需要了解现代药物提取、药性鉴定、药物制剂等相关知识，做到将中医思维与临床实践相结合，辨证论治，合理开方用药。

4. 注重创新能力的培养

（1）教学方法从“课程式”教学向“问题式”教学转变

现行的院校式教学方法是以“课程式”为主体的系统化、规模化教学。由于受到传统教育思想的影响，此种形式过多地注重传授知识，缺乏培养学生获取知识能力的有效手段，对创新意识和创新能力的培养过程重视程度不够。因此，在社会需求、科技发展需求的背景下，教学方式要打破传统的课堂教学模式，从“课程式”教学向“问题式”教学转变。

（2）在教学过程中，坚持学生主体性原则

这就是要确立学生的主体作用，尊重学生的主体人格，培养学生的主体意识，满足学生的主体要求。在教学方法上，积极开展PBL教学，提高学生的思辨能力，在教学计划、课程安排、教学方法及考试考核方法等一系列教学和管理活动中，突出学生的主体地位。当代教育中，学生的主体作用更主要的表现在学生的“自主学习上”。自主学习就是学生积极主动地、有计划、有目标的以自我为主的学习。自主学习是高等教育区别于初、中等教育的关键，是大学教学改革的目标，应从教师讲授为主转变到学生自主学习为主。

（3）改革实验教学体系

努力建立探究性实验为主的实践课程，加强学生动手能力的培养。

5. 知识结构模块化

（1）基础模块——中医学的通识教育课程

中医学是具有深厚文化底蕴的传统医学，中医药的孕育、形成和发展紧密依托于中华民族的传统文化，中国古代文化、文学、伦理、历史、哲学及至古代自然科学的课程都蕴含着中医学理论的思想内涵和方法论基础。第一，医德并举、寓德于医，坚持方术与德行并修。第二，医文融合、寓文于医，坚持习医与习文并重。第三，医儒兼通、援儒入医，把儒学作为学医的重要内容。

（2）主体模块——中医课程

本着以中医课程为主的思想，建立以中医基础、中医诊断、中药、方剂系列课程，及内经、伤寒论、金匮要略、温病学等经典原著为中心的中医基础理论课程模式。这些经典著作蕴含着古代医家在长期的临床实践中积累的思想和经验总结，既是理论的源泉，又是临床的基础，是医学生系统掌握中医理论体系和临床技能的必修课程。中医内科学、外科学、皮肤科学、妇科学、儿科学、耳鼻喉科学等临床课程是在基础理论之上对临床能力培养的准备课程，且要与临床技能培训同步进行，才能达到即学即用，融会贯通，理论知识与临床能力同时得到提高。

（3）补充模块——西医课程

中医药高等教育的课程设置要以中医为主体，同时开设西医课程作为辅助。西医从生物学角度分析人体结构、功能、疾病的病因及防治，属于生物医学模式，其思想基础是单因果的思维方式，忽视了影响和制约人体疾病和健康的非生物学因素；中医则比较注重心理、环境、行为、社会等因素对人体疾病和健康的影响。因此，中医药院校应本着中医为本、西医辅助的思想组织课程，多学科协作，协调发展，在医学实践中相互渗透，共同提高。

（4）拓展模块——发展个性、培养专长、培养基本职业能力的课程

为了实现培养多元化人才的目标，完善院校教育模式，有必要进行拓展式教学。在培养适应社会需求、经济发展和科技发展的多元中医药人才的原则下，根据学生的个性、志向、意愿、特长，因材施教，按照各类型人才的职业定位、知识结构、能力要求、培养规律等设计拓展方案。拓展模块的教学更多地体现的是发展个性，与实际工作实践结合，具备能够适应社会需求的基本职业能力，增强学生的社会适应性，完成院校教育作为素质教育和准职业教育的过程。

6. 建立融合师承教育精华的院校培养模式

经过50多年的发展，院校教育已经成为中医药教育的主体。中医药教育已基本实现了中医药人才培养的规模化、标准化和教育管理的规范化、制度化，较好地完成了与现代教育制度的接轨，成为我国医药教育中独具特色和优势的重要组成部分。

师承教育形式具有院校教育不可替代的内涵，它是培养优秀中

医药人才的有效方式。因为传统的师承教育强调教学的实践性，重视临床能力的培养，注重因材施教，符合中医药的教学规律和发展规律，因此沿袭至今。中医师承教育的最大特点就是临床实践贯穿教学过程的始终，将课堂与临床合二为一，理论学习与临床实践融为一体，体现了中医“早临床、多临床、反复临床”的培养方式和特色。师承教育可以充分调动师徒双方的积极性，培养学生的个性；在学验俱丰的导师指导下，学生能较快地继承导师独具特色的学术思想，有利于构成人才链和人才群体，又能发展中医学术理论；师承教育特别重视中医基础理论及传统文化的传授，有利于学生尽快形成传统思维模式，接受良师的教诲，启发学生的悟性，更好地理解和掌握中医理论。中医药院校教育在一定程度上弥补了师承教育的不足，有利于大批中医药人才的培养，而且对中医药学术的发展、学科与课程的建设等起到了极大的推动作用。然而，传统师承教育强调教学的实践性，重视临床能力的培养，因材施教，这些又是院校教育可借鉴的宝贵经验。中医药教育在教学中充分吸收师承教育的长处，构建新的人才培养模式，提高人才培养质量已成为中医药人才培养的新途径。目前，正在开展的老中医药专家学术经验继承工作就是传统师承教育方式的运用和发展。

7. 中医药教学内容与课程体系

（1）课程体系改革的总体要求

课程体系的构建必须针对不同的中医人才培养目标进行，根据人才的知识、能力和素质三要素，培养具有创新意识和动手能力强的中医药人才。强化中医学知识，突出中医学的主体地位；中医学专业人才的基础知识要宽广、扎实，专业知识要精通；不仅要熟练掌握中医传统的四诊八纲、理法方药、辨证论治，而且研究型人才还要了解中医药发展的趋势，科研的最新动向和成果，更要在中医药某个领域内有较深厚的基础，具有临床二级学科的一定专长。

（2）课程体系与教学内容改革要点

第一，修订教学计划。课程论认为，教学计划的核心是课程体系，其主要反映在几个比例关系上，即基础课与专业课、必修课与选修课、理论课与实践课、课内与课外几个方面。这些比例可从不同侧面反映课程体系的轮廓，正确处理各类课程的比例关系，是建立优化课程体系的主要途径。

第二，制定课程教学目标。专业培养目标的实现主要是通过各门课程教学来完成的。中医药教育的课程体系主要体现在教学大纲中，应根据课程基本要求，结合本校实际，制定各门课程的教学目标，明确规定各门课程的性质及其在中医药教育中的地位与作用，以及在完善学生知识、能力结构、基本素质和开发智力中应达到的目标。

第三，深化教学内容改革，适应医学模式转变。应优化中医药课程体系，注意传统内容与现代内容，知识传授与能力培养、素质形成之间的关系，使理论知识与实践结合得更加紧密，在教学内容上注重学生实验设计能力、实践动手能力、社会调查能力和组织管理能力等的培养。增加医学心理学、社会医学、医学伦理学、全科医学等课程，注重预防医学和群体医学教育，树立大卫生观念。临床实践教学应包括到社区进行实习的内容。同时，继续探索大口径招生，前期课程趋同、后期课程分化等课程体系改革；建立符合中医药教学规律的学分制教学管理模式。

第四，改革教学方法，适应不同培养目标。应针对不同的人才培养目标，改革教学方法。对于应用型人才，应通过早临床和多临床、模拟实训室、临床多站式考试、标准化病人等措施加强技能训练。对于研究型人才，则应通过讨论式教学、案例式教学、探索性、自主设计实验等教学方法，培养其自主创新能力和批判性思维。同时，应重视现代计算机数字网络技术手段对传统中医药课程教学所发挥的积极作用。

第五，加强中医职业素质教育。重新审视课程教学内容，重新组织教学，使课程教学从以往的知识－能力型向知识－能力－素质型教学模式转变，把课堂教学作为对学生进行基本职业素质教育的主要途径。同时应注重非智力因素和素质教育，增加学生的社会适应性，提高学生的社会竞争力。

(3) 教学内容与课程体系改革的实施

首先，根据全国中医药高等教育现状及各地区的发展规划，制定中医药高等教育发展的建设性意见。其次，建立校际间、学科（专业）间的联席会议制度，加强经验交流，互相促进，共同提高。再次，以国家中医师执业资格考试为引导，推动各中医药院校在教学内容、教学方法与手段、课程体系等方面的改革。继续推动考试形式改革，增加计算机等多媒体考试形式，并且适当引入客观结构化考试（多站式考试）和标准化病人，使执业资格考试更加科学。在考试内容改革方面，除考核基础与临床专业知识外，还应增加预防医学、社区医学、医学伦理学、卫生法、医患沟通等内容，同时提高临床案例试题难度，以提高学生理论联系实际的能力和实践教学质量。

三、中医药职业教育发展对策

（一）中医药职业教育改革与发展

党的十一届三中全会以后，中医药职业教育得到快速发展，截止到2000年，全国已有中等中医药学校68所。进入21世纪，中医药教育抓住国家发展职业教育的机遇，除全国部分中医药本科院校相继开办中医药高职教育外，先后有18所中等中医药学校升格为中医药高等职业技术（或专科）学校。

1. 中医药职业教育取得的成绩

(1) 形成了多层次办学体系

我国现有中等中医药学校50所，中医药高职高专院校18所，在校生35万余人。其中，中医相关专业在校生10万余人；中药专业在校生约15万人。

(2) 构建起合理的专业结构

截至目前，中医相关类职业教育设有针灸推拿技术、中医康复治疗技术、中医护理、中医美容、保健按摩、中医理疗、中医足疗、中医膳食营养、社区护理和家政护理等10个专业；中药职业教育设有中药、中草药栽培技术、中药材GAP管理、中药炮制、中药制剂、现代中药技术、中药保健品开发与生产、中药质量检测技术、中药鉴定、医药营销、电子商务（医药方向）、物流管理（医药方向）、广告设计与制作（医药方向）等13个专业，基本与社会对中医药职业人才多向性需求相适应。

(3) 形成了中医药职业教育的特点

遵循“服务为宗旨、就业为导向”的职业教育观，紧贴中医药产业发展需要服务中医药事业。

(4) 彰显了中医药职业教育的社会价值

我国中医药职业教育是在传统中医药教育影响下发展的，并与其他职业教育相互渗透，和谐发展，奠定了中医药职业教育在社会发展中的特有地位。一是成功跨入高等教育行列；二是提供行业人才资源，充实了中医药行业的从业队伍。三是开辟了中医药职业教育新领域，为中医药事业的发展作出了突出贡献。

2. 中医药职业教育改革与发展的基本目标

中医药职业教育改革与发展的基本目标是：认真贯彻落实国务院《关于大力发展职业教育的决定》、国务院《关于发展城市社区卫生服务的指导意见》和《中药现代化发展纲要》，坚持“以服务为宗旨、就业为导向”的办学方针，切实解决好规模、质量、结构、效益的关系，树立中医药职业教育科学发展观，不断深化职业教育教学改革，找准定位，创新机制，增强活力，提高质量，尽快建立起有中国特色又与国际接轨的现代中医药职业教育体系，面向中医药行业培养数以百万计的职业技术应用型人才和高素质劳动者。

第一，扩大中医药职业教育规模，争取“十一五”期间在校生达到35万人。

第二，提高中医药职业教育教学水平，大力推进品牌专业、精品课程和特色教材建设。

第三，增强学生综合素质和职业能力，构建以学历教育为主、继续教育与培训教育相结合、“双证书”制度并存的中医药职业教育体系。

第四，提高社会服务功能，实施“农村实用人才培训工程”、“国家农村劳动力转移培训工程”，积极参与新农村合作医疗制度改革和社区卫生服务工作，为建设社会主义新农村服务。

3. 中医药职业教育改革与发展的重点任务

（1）传承中医药技术，弘扬中医药文化

造就千百万中医药技术和中医药文化的继承人，使祖先用智慧和生命换来的这份宝贵遗产代有传人，发扬光大。

（2）培育中医药技术人才，满足社会需求

推行专业岗位技术、技能训练为主的培养模式，密切关注市场需求与职业岗位变化，在进行专业设置适应性调整的同时，搞好学历教育、继续教育和岗位培训，努力为中医药行业输送大批合格的应用型技术人才。

（3）提升行业服务水平，促进行业规范

针对康复保健和社区服务等行业，填补空白专业，完善教育制度、岗位培训制度和资格考试制度，建立中医药继续教育和岗位培训的有效运行机制。

（二）创新中医药职业教育体系

1. 建立合理的中医药职业教育体系

（1）大力发展中医药高等职业教育

中医药高等职业教育的培养目标是高级工、技术员。中医药行业对这类人员的需求量比中级工少，约占总人数的20%左右。由于“十五”以前没有专门的中医药高职教育机构，所以目前高职人才比较缺乏。随着中医药事业的发展，市场竞争日趋激烈，中医药高级专门人才的需求迅速加大。未来10年，中医药高职教育应作为中医药职业教育发展的重点。“十一五”期间，可在保持现有中医药高等职业院校的前提下，再增加10～15所中医药高职院校；在东北、华北、西北、华东、中南、西南六个大区中，最少各办一所符合市场经济体制的中医药高职示范院校。中医药高职教育机构要创新办学模式，办出符合市场经济机制的职业教育特色，国家主管部门应开展中医药高职教学改革研究试点，并在政策上予以支持，试点单位要出经验、出模式、出人才，并成为本地区中医药高职教育的实习基地和师资培训基地。

（2）建立并规范中医药职业培训教育制度

中医药初级工承担着不同于中高级职业人才的职业任务，不是未来中医药人员的主体。但初级工培养周期短、成本低，符合当前康复保健、社区服务、中药农业、中药制药、中药流通等行业的需要。从长远看，这些行业人员的综合素质也有待提高。中医药初级人才的培养可由中等中医药职业学校承担，也可由开设相关专业的中医药高职院校承担。中医药职业院校应举办各种类型的短训班，针对一线员工无法完全脱产学习的实际，分步实施培训计划，允许学生工学交替，分阶段完成学业，争取在2020年以前，使一线员工的80%达到初级工水平。

2. 创新中医药职业教育办学机制

（1）建立多种形式的校企联合办学模式

目前，我国部分大型的中药企业（集团）和健康产业（集团）有自办的职业教育机构，有的中医药职业院校也有隶属的企业（公司）等，有的地方将中医药职业院校行政上归属于企业管理，这种校企合一、教产互融的模式使学校教育与中药产业紧密结合，教学内容可根据企业发展的需要及时调整，并可较好地解决实践教学的场所、师资、经费以及毕业生就业等问题，属大力提倡的办学模式。学校与企业联合成立中医药职业教育董事会，同建共管职业教育是新的办学管理模式。在这种模式下，学校可优先使用企业的场地、设施等进行实践教学，企业的技术人员同时作为学校的兼职教师，企业可按自身的需求标准培养人才，并优先挑选毕业生。

（2）建立校企之间的信息交流通道

建立由国家中医药职业教育行政主管部门牵头，学校、企业参与的“全国中医相关类职业教育协会”、“全国中药职业教育协会”，编辑相关报刊或建立网站，交流信息，研究职教课题，促进相互了解。

3. 深化中医药职业教育教学改革

（1）创新教学制度

根据《中华人民共和国职业教育法》有关精神，中职和高职中医药专业要实行学历证书和职业资格证书并重的制度。在校生必须通过国家职业技能鉴定，取得相应职业资格证书才能获得学历证书。中医药职业教育要加快实施学分制，建立校际间学分互认机制，允许学生跨专业、跨学校选择课程，以促进学生综合素质的提高和个性化发展。积极进行制度创新，试行全日制教育与部分时间制教育的有机结合。中医药职业教育可以实行按专业大类招生，在一定的学习时间段内，学生可根据个人情况确定专业方向。

（2）构建新的专业体系和课程体系

目前，我国中医相关类专业职业教育分医疗卫生、康复保健和社区服务三类，中药类职业教育分工业、商业、农业三类。各类别之间需求比例经常变化，学校应适时调整专业结构，试办就业面较宽的专业。同时，可探索创办中医药职业技术信息产业类和咨询服务类专业。中医药职业教育的专业设置应以《国家职业分类大典》中的工种为基本单元，各专业的课程设置应以相应工种的职业等级标准为基本内容。积极进行适应于学分制的模块课程和综合课程的探索，专业课内容以职业技能培训和从业实用知识为主，理论知识以必需、够用为度。“十一五”期间要建立完整的中医药职教课程目录，各学校可自主选择或编写教材。

(3) 改革人才培养模式

中医药职业教育应借助现代远程教学网络等载体，充分挖掘优质教育资源，提高人才培养水平。积极开展教育教学研究，探索新的教学模式，教学活动从“单向灌输”向“双向交流”转变，从传授知识为主向培养能力为主转变，提倡问题式教学、案例式教学、模拟岗位实践教学等，注重培养学生的学习兴趣、自学能力和创新思维。加大实践教学力度，建立稳定的实践基地，组织学生参与企业的实践活动，建立有中医药职教特色的实践教学模式。

4. 稳定和发展中医药职业教师队伍

从发展职业教育出发，根据现有的招生规模和发展规划，科学核定职业院校的教师编制。实行教师聘任制度，制定专业教师教学水平评估标准，逐步建立能进能出、优胜劣汰的用人机制，根据教龄、工作量和教学业绩决定教师的待遇，根据学生及家长、专家和院系领导“三级”评教结果决定教师的上下去留。推行职务职称评聘分离，提倡教师申请第二专业技术资格，扩大“双师型”教师比例，允许专业课教师在完成教学任务的前提下到企业兼职，允许企业的中高级技术人员到学校做兼职实训教师。实施教师素质提高计划，建立教改成果认定机构和教改成果奖励制度，设立教改成果奖励基金，培养教学能手、教改能手，实行优质优酬，最大限度地调动教师的工作积极性。可组织各地的优秀教师巡回示教或网络示教，制作精品课音像教学资料，使更多的青年教师有机会学习优秀教学技能，力争使中医药职业教育师资的整体状况发生新的变化。

加快中医药职业教育发展，既是推进我国中医药产业化、现代化的迫切需要，也是完善现代国民教育体系的必然要求。中医药职业院校承担着发展中医药事业的神圣使命，通过客观总结中医药职业教育的历史经验，深刻分析中医药职业教育潜在发展因素，准确把握中医药职业教育的性质，围绕中医药职业教育发展的战略目标，抓住机遇，狠抓落实，求实创新，科学发展，必将开创中医药职业教育的新局面。

四、社区、农村中医药人才培养与发展对策

（一）制约社区、农村中医药人才培养的因素

目前，农村中医药事业已有较好的市场基础，在我国基本实现了县县有中医院的目标，绝大部分乡镇卫生院能独立开展中医药医疗服务，1/3 左右的村卫生室有中医药专业人员提供中医药医疗服务，提供的服务量约占农村医疗服务总量的 1/3。但是目前农村中医药队伍的总量、结构和素质还不能满足农民群众不断增长的中医药服务需求。据调查，农村现需要中医药人员约 60 万，缺少约 8 万人，随着农村居民中医药需求的增长和中医药队伍的自然减员，每年还需要新补充约两万人。农村中医药人才队伍的整体素质还不高，技术骨干匮乏，学历明显偏低。据调查，乡村在职卫生人员中有近 8000 人没有中专学历，在 45 岁以上人员和村卫生室人员中尤为突出；地区间发展也不平衡，特别是边远、贫困地区中医药人员缺乏。这些问题严重影响了农村的中医药服务质量和水平，制约了农村中医药事业的发展。目前，农村中医药人才紧缺，既缺乏顶尖的大师级人才，也缺乏为基层群众直接服务的实用型人才。中医药大专以上毕业生下不去，留不住。中专毕业生由于知识结构和临床及实践操作能力所限，在农村基层和城镇社区并不看好。因此，加强农村实用型中医药人才的培养、并建立有利于农村实用型中医药人才培养的相应政策是当务之急。

中医药在农村卫生工作中的地位和作用，是农村中医药人才培养健康发展的土壤，农村中医药人才培养的战略地位已被提到重要议事日程。中医药是中华民族的传统医药，尤其是在广大农村有着深厚的基础，应用中医药，特别是应用价格低廉、疗效稳定、安全可靠的农村中医药适宜技术，可以有效地降低农民的医疗费用，有效地缓解农民因病致贫、因病返贫的状况。国家中医药管理局在督察中发现，我国许多地区特别是贫困地区农民接受中医药服务的中

医处方费用，大多在6～8元，每一门诊人次的平均费用要比西医少20%～30%。可见，在我国人均GDP水平较低的时期，“建设投入较少、广泛覆盖的医疗保障体系”是完全符合中国国情的，也是有可能实现的。中医药完全符合新型农村合作医疗“低水平、广覆盖”的宗旨。

当前，我国农村中医药人才培养政策方面存在的问题，归纳起来主要有以下三点：

第一，市场化取向不强。我国已出台的农村中医药人才培养政策一般都带有浓重的计划经济痕迹，没有把人才政策上升到人才体制和机制创新的高度。因此，新的人才政策的制定应该努力突破现有的人才体制性、机制性限制，从政策创新走向制度创新。

第二，政策配套不够。改革开放20多年来，虽然国家和有关部委已经制定了不少行之有效的政策，但是在政策系统配套方面仍存在一些缺陷：一是政策缺失，没有充分考虑行业特殊性，没有将中医药人才培养与西医药人才培养进行有效区分，以致培养模式、课程设置、教学方法存在导向性错误。如中医药院校西医化，中医传统理论学习和技能训练不足。古汉语训练缺乏，使许多学生基本不看或看不懂中医古籍；西医的仪器实验不少，中医的望、闻、问、切等临床基本功训练不够。毕业后，许多学生不能熟练掌握中医诊治疾病的本领，行中医之名而务西医之实。二是人才政策配套办法短缺。特别是在政策倾斜、待遇等方面更为严重。有的政策规定原则性的条款占了很大比重，缺少配套的措施性条文，造成政策在实践中执行难度大。

第三，法制化进程滞后。法律是政策的具体化和条文化，在政策基础上制定出的法律更具有条理性、规范性、稳定性和强制性，更能发挥有力的作用。因此，必须加快农村中医药人才培养的法制化进程，要把在实践中形成的一些行之有效的政策上升到法律高度，以法律法规形式巩固和扩大农村中医药人才培养的成果。目前，农村中医药人才培养的法制化进程，远远滞后于我国法制建设，以及人才政策创新的进度，法制水平还很低，大量行之有效的人才培养政策有待在梳理、整合、加工的基础上上升到更高的法律、法规层面。

（二）加强社区、农村中医药人才培养的对策

1. 建立社区中医药人才培养体系

一是逐步建立中医药全科医学教育体系，培养社区卫生服务专门人才。根据《中国2001～2015年卫生人力发展纲要》和《社区卫生服务中心中医药服务管理基本规范》的要求，针对我国社区中医药发展的需要，应逐步建立起以院校教育为基础、中医药继续教育为核心的中医药全科医学教育体系，加速培养能够承担社区卫生服务的中医药人才。二是在高等中医药院校内开设中医全科医学和中医社区护理专业，明确专业培养目标以及人才所具备的知识、能力和素质结构。三是建立与中医全科医学教育相对应的课程体系。根据中医全科医学人才培养目标、知识能力和素质结构的要求，改革和调整课程体系和教学内容，使学生了解全科医学的思想、内容及全科医师的工作任务和方式，为将来成为全科医师或专科医师打下基础，使全科医师具有较强的沟通和协作能力，以适应社区卫生服务的需求。四是建立中医全科医学教育质量保障体系，主要是建立中医全科医学人才质量标准和中医全科医学人才教育质量评价体系与运行机制。

2. 加强中医药执业全科医师岗位培训

逐步建立起以国家级培训中心为龙头、省级培训中心为骨干、临床及社区培训基地为基础的中医药全科医师三级培训网络，开展毕业后中医药全科医学教育、全科医师继续教育、岗位培训、管理人员培训和其他卫生技术人员的中医药全科医学知识培训等。鼓励中医药本科院校利用当地中等中医药学校的办学条件，举办中医药分校或联合办班，建立面向农村、社区定向招生、定向就业的专门培训基地。

3. 建立中医药全科医学人才的政策与措施

根据中医全科医学人才的性质、工作目标、岗位属性和服务群体，建议制定中医药全科医学人才的相关政策与制度，确保其能胜任本岗位工作，为社区医疗服务。

4. 建立农村中医药人才培养体系

（1）建立新的农村中医药人才认定标准

发达国家对人才的认定标准一般有三个要素：一是知识，即受教育程度；二是能力（经历）；三是业绩。但是在我国现行的包括农村中医药人才在内的认定标准，仍然沿用的是20世纪80年代初制定的“学历+职称”型，能力和业绩尚未充分体现在标准之中。为此，建议国家出台符合形势发展和农村中医药实际的农村中医药人才认定标准。该标准一要淡化和取消现行的按学历和职称认定人才的标准，建立基于知识、能力、业绩等为标准的新的人才认定标准。二要树立大人才观，突出人才的多样性、层次性和相对性。

（2）合理配置现有中医药教育资源，加强农村中医药人才培养

一是积极发展高等中医药职业技术教育和专科层次的中医药专业。发展以能力为本位（CBE）的高等中医药职业教育和专科层次的中医药类专业，加强高职高专学生的创业教育、中医药适宜技术、现代医学方法、中医药基础理论和预防保健知识的教育培训。二是加快中医药院校课程体系和教学内容的改革，增加农村需要的中、西医教学内容，扩大专科层次，改革培养模式，探索订单式教育，采取初中毕业学习5年或高中毕业学习2～3年的高等专科教育方式，定向为农村培养适用的中医药人才。三是构建中医药职业技术教育体系，形成立交桥多层次、多形式培养农村中医药人才的机制。继续保留一部分中等中医药学校和部分中等卫生学校的中医、中药、中西医结合等专业，以培养农村需要的中等中医药人才，并承担乡村医生中医药知识和技能的培训任务；加强现有中等中医药学校的建设，鼓励和支持具备条件的学校申办中医药高等专科学校，为农村培养高等中医药专科人才。四是建议组建中医药院校讲师团上山

下乡，为农村基层中医药人才开展不定期的义务培训服务，为农村医生编写一些简单实用、能够反映当今医学科技发展的教材或手册，使他们能掌握一定的实用医学知识和技能。

（3）建立健全农村中医药人员培训制度

由于现行的成人学历教育大多要求参加成人考试，且需要全脱产或半脱产学习，这对文化素质普遍较低、在职在岗的农村中医药人员来说，是非常困难的。现行的中医药继续教育制度主要针对取得专科以上学历和医师以上职称的县级以上医疗机构的中医药人员，基本上未考虑农村基层中医药人员的特点和培训需求。因此，建议在认真总结六省市农村中医药人才培养试点工作的基础上，根据全国农村经济、社会发展和中医药事业发展的需要以及中医药教育资源状况，制定相应的中医药人才培养规划和实施方案，将农村中医药人员培养统筹考虑，并进一步加大对农村中医药人员教育培训经费和时间支持的力度，鼓励和组织农村中医药人员参加成人教育、远程教育等形式的学历教育和各种形式的继续教育培训，提高学历层次和临床业务能力。各基层单位应进一步落实国务院《关于大力推进职业教育改革和发展的决定》中关于按照职工工资总额的1.5%～2.5%提取教育培训经费的规定，保证经费专项用于职工特别是一线职工的教育和培训，将农村中医药人员参加中医药继续教育培训的情况作为岗位聘任、技术职务晋升和执业注册的重要条件。

（4）逐步完善农村中医药队伍管理机制

目前，农村中医药队伍不具备执业资格或没有专业技术职务的人员较多，一些非专业人员从事中医药专业技术工作的情况较为普遍，这严重影响了农村中医药服务的质量，并损坏了中医药队伍的整体形象，也危害了农村人民群众的身体健康。因此，必须将农村中医药人员的管理逐步纳入法制化管理轨道，严格依法管理，认真贯彻执行《劳动法》和《职业教育法》，坚持“先培训、后就业”和“先培训、后上岗”的原则，制定严格的中医药队伍人员准入制度，按照《执业医师法》、《执业药师法》和《医疗机构管理条例》

的要求，依法加强对农村中医药人员的管理。对中医药技术岗位上的非专业技术人员要坚决予以清退，并逐步分流达不到执业标准的人员（包括不具备执业资格和不具备专业技术职务的人员）。

（5）加强农村中医药适宜技术的推广应用

建议国家行政主管部门组织有关专家展开调查研究，筛选一批行之有效的农村中医药适宜技术，国家给予一定的财政补贴，帮助其推广应用。

（6）制定农村中医药医疗保障优惠政策

建议将乡镇卫生院纳入城镇职工医保定点医院范畴，并将医保报销的范围和比例进一步向中医药倾斜；将乡镇卫生院全部中医药纳入农村合作医疗报销范畴。

五、中医药教育质量保障体系的构建

（一）中医药教育标准的建立

1. 建立中医药教育标准的基本要求

第一，基于中医学本科教育为核心制定基本标准。根据“拓宽口径、加强基础、注重素质、整体优化、面向社会”的要求，在重新评估中医药教育教学体系的基础上，确立以突出素质教育为重点，传授知识、培养能力和提高素质为一体的中医药人才综合培养目标，强化中医特色教育，重视学生创新意识和创新能力的培养，着力体现在校教育在中医药人才终生教育中所应担负的基础性任务。

第二，以营造批判性思维和中国优秀文化为主线，围绕构建自主学习体系、实验及临床实践改革、非智力因素及临床基本思维培养等环节，根据中医药产业化发展和中医药人才的市场导向，进一步优化学科专业方向、课程体系、教学内容、教学方法、评价手段及管理环境。

第三，将“以人为本”的人性化理念作为各项改革的出发点，充分利用学分制改革所提供的广阔空间和体制优势，满足学生个性化学习和能力拓展的要求，营造多样化人才群体。

第四，加强学生自然学科和人文学科教育，改变单科性培养模式，在培养过程中实现文、理、医结合和互相渗透。

第五，改革实验教学，形成富有中医药教育特色的综合实验及学生自主设计实验课程体系。同时，继续深化临床教学改革，实行“早临床、多临床、反复临床”，以中医临床医师基本要求为目标，为学生创造更多的实践机会。实现中医基础学科、临床学科与临床实践的有机融合，强化中医临床基本思维能力和基本技能的培养。

第六，在临床人才培养方面进一步总结长学制教育经验，借鉴国外医学人才的学制模式，试办八年制中医教育，不断提升中医药教育的规格和层次。

2. 建立中医药教育标准的主要措施

第一，建立中医药教育基本标准，规范中医药人才培养，促进中医药教育机构的发展和教育质量的提高，为中医药教育走向世界提供保证。

第二，促进中医药教育的国际合作，发挥中医药院校的品牌效应，加快中医药教育的国际化进程和中医药教育的国际标准制定，以把握中医药国际化和现代化的发展方向。

第三，加强中医药人才培养模式研究，使中医药人才在以下基础能力方面取得最佳组合：具有较深的中医专业及临床基础，现代生物学基础，横向学科基础，传统文化基础，行为科学和社会科学基础；具有较强的临床实践及交流能力，继承中医传统精华的能力，中医跨专业、跨学科的结合能力，信息获取能力，追踪开拓、占领中医药学科技发展前沿的潜在能力和解决基本问题的能力。

3. 明确中医药人才培养的基本目标

（1）知识目标

掌握有关中医学、中国传统哲学、中国古代汉语，以及生物科学、行为科学和其他社会科学的方法；掌握中医和西医有关各阶段人体身心的正常结构、功能与发育，身心的相互影响及其干扰因素等基本理论；掌握儿童、青少年、成人和老年人常见身心疾病的中医辨证治疗原则和具体方法，掌握中药学、方剂学基本内容和临床运用原则、方法；掌握中医传统辨证论治理论，熟悉具有代表性的历代经典中医药著作、文献、学说的主要内容和临床价值；了解相关疾病西医病原学、病理学、症状与体征、诊断、预后及相关的应用及限制；掌握中医健康教育、疾病预防、痛苦与残障的缓解与改善、康复以及临终看护原则；掌握影响人际关系的文化和社会因素，病人及其家属的心理健康，人与人之间的相互作用及其与社会、自然环境的作用；熟悉医疗保障体系的优势与局限、保健费用、公平有效分配有限资源的原则，以及满足社会弱势群体保健需要的方法；掌握卫生保健的伦理学原则以及医学界的法律责任。

（2）技能目标

具有灵活准确、条理清晰、重点突出地采集中医及西医病史的能力；进行准确的中医四诊和体格检查的能力；根据临床具体情况进行初步中医辨证的能力；阐释四诊、体检结果，以得出恰当中医及西医诊断和鉴别诊断的能力；选择最适合、最经济的诊断程序的能力；系统地提出辨证论治的计划，同时能正确处理中医治疗与西医治疗之间的相互关系，并能调动病人合作的能力；与病人、亲属、医师、护士、其他医疗从业人员及社区进行沟通的能力；能有效地提供咨询和向病人及家属提供确切的信息，使他们决定是否同意采取某项诊疗措施的能力；分辨严重疾病，处理一般急诊及看护失去知觉或心肺复苏病人的能力，并能在此过程中平衡、合理、有效地运用中医、西医治疗措施；准确而科学地阐释临床所见，并能使用图书馆及其他信息资源，独立研究医疗问题的能力。

（3）职业态度目标

在运用中医药开展临床和研究活动的同时，能尊重病患个人，重视人文背景与文化价值的差异；重视关于生与死的伦理问题的复杂性，包括有限资源的分配；有减轻病痛的愿望；意识到与病人及其家属交流的需要，并使他们充分参与到康复计划管理中；愿以最低的费用达到最理想的康复，以便从可用资源中得到最大的效益；认识病人和社区的健康利益是至关重要的；乐于与其他卫生保健从业人员进行有效的团队合作；重视自己的责任，从而在职业生涯中尽可能地保持最高的行医标准，并始终将继承、发展中医药作为职业发展的主要任务；重视判断是否某一临床疾病可能超出自己的业务能力而不能有效安全地作出处理，从而需要寻求其他医师的帮助；意识到用各种可能的技术去追求准确的诊断或改变疾病的进程不总是对病人及其家族有利。

4. 中医药教育标准的领域和内容

中医药教育基本标准的建立是一项较为复杂的工程，应由世界上有影响的国际中医药联合机构组织制定。在标准制定过程中，除可参照世界中医学教育联合会（WFME）和美国中华中医学会（CMB）制定的中医学教育国际标准、全球中医学教育基本标准等内容外，还应重视以下几个方面：

中医药教育国际标准应包含教育宗旨及目标、教育计划及方式、考试考核、教学人员、教育评估、教学资源及教育管理等多个方面，而不仅仅是对课程设置的基本要求。中医药教育较西医教育涉及面要广，中医、针灸、推拿、中药等专业均应有符合自身特点的专门标准。同时在本科、研究生、继续教育和短期培训各教育层次上也需分别制定相应的教育标准。

中医药教育国际化标准应该立足于中医药教育的共同核心，这一核心意味着中医药教育机构在结构、过程和最终产品上有着较高程度的相同性。由于发展水平、文化背景、社会地位、医疗卫生体系的不同，国际标准必须考虑到各国可按照实际需要进行调整和补充，即应符合各自的教育条件和环境。使用同一套标准也并不意味着要求全球中医药教育机构的教育计划、教育内容和产品完全一致，相反应尊重各地中医药教育机构的自主权，尊重其发展的环境和状况。

标准中应分列基本标准和高标准，基本标准亦即最低标准，是每一个中医药教育机构必须显示的成就，高标准则是应当努力达到的最佳共识。这些高标准不可能在一个学校同时具备，但又是中医药教育发展所必需的。

中医药教育国际标准的制定，必须基于对中医药人才发展的认识。既要根据目前中医药在不同国家或地区的客观实际，也要对今后中医药的国际化发展有前瞻性的考虑。除中西医学基础知识外，在标准中更应对中医药特色的职业价值、态度、行为和伦理教育有明确的要求，同时需有意识地引导学习者和教师加强沟通技能和批判性思维的培养。中医药教育机构不仅应开设必要的现代中医学概论课程，还应开设中医药与现代科技交叉性课程。同时中医药教育国际标准应有助于加强中国传统文化和哲学在教育中的地位，重视中医学辩证思维的培养。

应重视国际中医药教育机构的资格认证制度和国际登记制度，尤其需建立办学的外部评估体系。这些评估体系和具体标准，将对今后各国、各地方中医药立法工作提供法律依据，以进一步平衡各地中医药教育发展水平。中医药教育的国际评估应从看重学生个人学习能力的评价转变为对教育活动各方面的评价。评价指标要定量与定性相结合，并从成果性评价逐步转变为形成性评价，进而形成背景评价、输入评价、过程评价、成果评价等多种评价模式。同时，通过评价改进中医药国际化教育的整体决策。

（1）宗旨与目标

基本标准：中医药院校必须确定其宗旨与目标，并使学校全体师生员工及有关各方周知。办学宗旨与目标应说明其教育过程是培养学生成为初步合格的中医师（或中医药工作者），具有在中医学某一领域进一步深造的功底，并能在卫生保健系统承担中医师（或中医药工作者）的各项工作。

高标准：宗旨与目标内容应该包括对社会职责、科研、社区参与，及毕业后参加中医学培训的能力要求。

第一，参与制定宗旨与目标的主体。

基本标准：中医药院校的宗旨及目标必须由主要利益方确定。

高标准：宗旨及目标的制定应该以广泛的利益方的意见为基础。

第二，学术自治目标。

基本标准：中医药院校必须具备管理人员与教学人员能自行对之负责的政策。在政策允许的范围内，他们有权制定课程计划，并能自主分配实施计划所需资源。

高标准：全体教学人员都应该围绕实际教学活动努力工作，教育资源应根据教育需要分配。

第三，教育结果。

基本标准：中医药院校必须确定学生在毕业时应达到的并与其今后的学习和工作相应的能力。

高标准：学生在毕业时应该具备的能力和在毕业后培训中需具备的能力之间的联系应具体化。毕业生能力的测定及相关信息应作为反馈意见用于完善教育计划。

（2）教育计划

第一，课程计划模式与教授方法。

基本标准：中医药院校必须有明确的课程计划模式及使用的教授方法。

高标准：课程计划与教授方法应该确保学生能对自己的学习过程负责，并为他们终身自学打下基础。

第二，科学方法。

基本标准：中医药院校必须在整个教学期间讲授中医学原理及科学的运用方法，其中包括分析及批判性思维。

高标准：课程计划中应该包含培养学生科学思维及研究方法。

第三，基础中医学、现代医学（生物学）课程。

基本标准：中医药院校必须明确并在课程计划中安排适量的基础中医学和现代医学课程，这些课程要有助于学生理解、学习和应用临床中医学的科学知识、概念和基本方法。

高标准：中医学科在课程计划中所占比重应当适应科学、技术和临床科学的发展，以及社会对卫生保健的需求。

第四，中医传统文化、中国医学史、行为和社会科学以及医学伦理学课程。

基本标准：中医药院校必须明确并在课程计划中安排适量的中医传统文化、中国医学史、行为科学、社会科学、医学伦理学和卫生法学，使学生具有良好的沟通能力、正确的临床决策能力和进行合乎伦理道德的实践。

高标准：行为科学、社会科学和中医伦理学在课程计划中所占的比重应当适应中医学科的发展，适应日益变化的人口和文化背景以及社会的卫生保健需求。

第五，临床中医学和技能。

基本标准：中医药院校必须确保学生能接触病人，并获得足够的临床知识和技能，从而能在毕业时承担适当的临床职责。

高标准：每个学生都应该早期接触病人，参与病人的医护工作。根据教学计划的阶段有序地安排不同的临床技能培训。

第六，课程计划结构、组成和期限。

基本标准：中医药院校必须在课程计划大纲中陈述课程的内容、程度及安排，以及其他课程计划的要素，包括核心课和选修课之间的平衡，中医防治学和康复医学等的作用。

高标准：课程计划应以经典著作为桥梁，加大基础学科与临床学科的整合力度。

第七，教育计划管理。

基本标准：课程计划委员会必须被赋予责任及权威规划，并实施课程计划，以保证学校目标的实现。

高标准：课程计划委员会应当具备足够资源，规划并实施教与学的方法、学生考核、课程评估，更新课程计划。课程计划委员会中应有教师、学生和其他利益方的代表。

第八，医疗实践与卫生保健体系的联系。

基本标准：教育计划必须与毕业后学生将要进入的培训或工作

阶段有行之有效的联系。

高标准：课程计划委员会应该从毕业生将从事工作的环境中搜集信息，根据社区及社会反馈调整教育计划。

（3）学生考核

第一，考核方法。

基本标准：中医药院校必须对考核学生的方法有明确的规定和说明，包括通过考试的标准。

高标准：考核方法的信度和效度应当有评定并记录在案，不断制定新的考核方法。

第二，考核与学习之间的关系。

基本标准：考核原则、方法及实施必须完全符合教育目标，并能促进学习。

高标准：考试的数量和性质应该根据课程计划内不同科目间的综合考试予以调整，以鼓励进行融会贯通的学习；应该减少学习额外知识的要求，防止课程计划超负荷。

（4）学生

第一，招生政策与录取。

基本标准：中医药院校必须有招生政策，包括对学生录取过程的清晰陈述。

高标准：根据有关的社会和行业方面的资料，定期地审查招生政策，以履行中医药院校的社会职责，满足社区和社会的健康需求；应当说明录取、教育计划与毕业生应达到的质量之间的关系。

第二，新生录取。

基本标准：必须根据中医药院校在不同教育和培训阶段的接收能力而确定新生的规模。

高标准：与有关的利益方协商审核招生规模和招生要求，并根据满足社区和社会的需要而做定期调整。

第三，学生支持与咨询。

基本标准：中医药院校必须提供学生的支持服务，包括咨询。

高标准：根据对学生成长的了解提供咨询服务，有针对性满足社会和学生个人的需求。

第四，学生代表。

基本标准：中医药院校必须有政策规定学生代表参与课程计划的制订、管理和评估，以及其他与学生有关的事宜。

高标准：鼓励学生开展活动，成立学生组织，并为之提供设备及场所。

（5）教学人员/教员

第一，聘任政策。

基本标准：中医药院校必须有教员聘任政策，要列出能胜任课程计划和教学要求的教学人员的类型、职责和人员比例，如医科教学人员和非医科教学人员的搭配，全职和兼职教员的比例等；详细规定教员的职责，并对其工作加以监督、检查。

高标准：制定相应政策以明确选择教师的标准，包括医、教、研的业绩，以及与落实办学宗旨、经济因素及对当地影响的关系。

第二，师资政策及人才培养。

基本标准：中医药院校必须有相应的师资政策，表明要保持教学、科研和服务职能的平衡，确保对有价值的业务活动的认可，并适当地强调科研造诣和教学资格。

高标准：师资政策应当包括教师培训、人才开发及教师鉴定，课程计划中不同部分要求的师生比例，以及各相关机构中的教师代表问题。

（6）教育资源

第一，基础设施。

基本标准：中医药院校必须有足够的基础设施供师生们使用，确保课程计划得以实现。

高标准：根据教育的发展对设施定期进行更新及添加，以改善学生的学习环境。

第二，临床教学资源。

基本标准：中医药院校必须确保学生有足够的临床经历和必要的资源，包括足够的病人及临床培训设施。

高标准：临床培训设施应予开发，以保证临床培训符合地域上相关区域的人口需要。

第三，信息技术。

基本标准：中医药院校必须有一项政策，使信息和通讯技术能有效地用于教学领域，并评估相关状况。

高标准：师生应当能够利用信息和通讯技术进行自学、获取信息、治疗管理病人及开展卫生保健工作。

第四，研究工作。

基本标准：中医药院校必须有一项促进建立科研和教育相互关系的政策，必须说明学院的科研设施及优先研究领域。

高标准：科研和教育活动之间的相互作用应该在课程计划和对现实教学的影响中反映出来，应当鼓励学生参加中医学研究与开发，并为之提供方便。

第五，教育专家。

基本标准：中医药院校必须有一项在中医药教育及教学方法中使用教育专家的政策。

高标准：有联系教育专家的途径，并证实在师资培养和中医药教育的学科研究中使用了中医药教育专家。

第六，教育交流。

基本标准：中医药院校必须有与其他教育机构合作及学分互认的政策。

高标准：提供适当资源，促进教员和学生进行地区及国际的交流。

（7）教育计划评估

第一，教育计划评估机制。

基本标准：中医药院校必须建立教育计划评估机制，以监督课程计划及学生学习进展，并保证能及时发现问题和解决问题。

高标准：教育计划评估应该涉及教学过程的背景、课程计划的特殊内容以及总体结果。

第二，教师和学生的反馈。

基本标准：必须系统地搜集、分析教师和学生的反馈，并作出答复。

高标准：教师和学生应当积极参加教育计划评估的规划，并将评估结果用于计划改进。

第三，学生成绩。

基本标准：必须与课程计划、办学宗旨与目标联系起来分析。

高标准：学生成绩应该与学生背景、条件及入学资格联系起来分析，并且为负责学生录取、课程计划设计及学生咨询的委员会提供反馈信息。

第四，利益方的参与。

基本标准：中医药院校的管理层及师生必须参与教育计划评估。

高标准：应该使广泛的利益方获知课程和计划的评估结果，并对课程计划的相关性和改进的意见予以考虑。

(8) 管理和行政

第一，管理。

基本标准：必须明确中医药院校的管理机构和职能，包括其在大学内的地位。

高标准：管理机构应采取委员会模式，并有教学人员、学生及其他方面的代表。

第二，学术领导层。

基本标准：必须明确中医药院校学术领导层实施中医药教育计划的职责。

高标准：应该根据办学宗旨及目标的完成情况定期评估学术领导层。

第三，教育预算与资源配置。

基本标准：中医药院校必须有明确的方针规定教育计划和资源

配置的责任与权力，包括专项的教育经费。

高标准：应该有足够的自主权以适当的方式管理资源，包括教员的报酬，以实现学院的整体目标。

第四，行政管理人员及经营

基本标准：中医药院校的行政管理人员必须能适合于实施学院的教育计划及其他活动，确保资源的良好配置。

高标准：管理应该包括质量保障项目，经营管理应接受定期审核。

第五，与卫生部门的相互作用。

基本标准：中医药院校必须与社会及政府的卫生及卫生相关部门形成建设性的相互关系。

高标准：与卫生部门的合作应当是正式有效的。

（9）持续更新

基本标准：作为动态发展的学校，中医药院校必须启动定期审查及更新机构与职能的程序，必须弥补已经证实的不足。

高标准：更新过程应该基于前瞻性研究及分析，应该根据以往经验、目前活动及未来远景，对中医药院校的政策和实践作出修正。

要做到这些应该处理如下事宜：中医药院校的宗旨和目标要适应科学、社会、经济和文化的发展；调整毕业生应具有的能力，这种调整应包括能够胜任毕业后的临床技能及公共卫生培训，以及病人的医护；调整课程计划模式及授课方式；调整教育计划的组成及相互关系，以便与中医学、行为科学、社会科学和临床科学的发展保持同步，与人口变化、预防健康、疾病谱改变以及社会、经济和文化条件的变化相一致。这种调整应确保新的相关知识、概念和方法及时补充；根据教育目标、学习目的和方法完善考核原则、方法及次数；招生政策和录取方法要适应人们期望值和环境的变化，适应人力资源的需求；根据中医药院校发展变化的需要，调整教师聘任政策；根据中医药院校发展变化的需要更新教育资源，即招生规模、教师数量及素质、教育计划和基础设施；完善课程监督和评价；

改进组织结构，完善管理原则，以适应不断变化的环境。就长期来说，应使不同利益群体获益。

（二）中医药教育质量保障体系建设的重点

高等中医药院校的根本任务是培养具有创新精神和实践能力的中医药专门人才，而人才的培养又主要通过教学活动来实现。教学质量的高低决定着人才培养质量的高低，关系着高校的生存与发展，同时也是中医药行业规范、有序、可持续发展的必然要求。目前的高等教育质量评估，主要由教育主管部门实施，偏重于教育机构设置的基本要求。虽然有学科水平的评价，但与人才培养之间的适应性、相关性仍然不足，总体上尚未建立起基于行业特点和专门人才要求的高等中医药教育质量保障系统。因此，有必要通过行业管理的层面，以专门人才的基本标准和行业需求，督促中医药院校建立起一个科学、规范、可操作、行之有效的教学质量保障系统，以不断提高教学质量。同时，通过有效的质量认证形式实现中医药人才培养的全行业管理机制。

教育质量保障体系一般包括外部质量保障（资格认证、质量确认、审计）和内部质量保障两大部分。外部质量保障一般通过评价机构来实施。

由国际标准化组织制定的ISO9000质量体系标准被称为通向国际市场的“金钥匙”，也是内部质量控制的有效形式之一。按照国际ISO9000标准对教育机构的各项管理进行规范和国际认证已成为趋势，也体现了内部质量控制与外部质量控制的有机统一。

就高等学校教育教学质量保障体系而言，教育管理的核心是教学质量的管理。如何提高教育教学质量，历来是国内外教育界研究的主要课题。它主要重视从加强领导、提高教师水平、改进教学方法、改革教学内容和改革教材等方面的研究，以及教学质量管理方面的研究。新中国成立以来，我国高等中医药院校在建立教育教学质量保障体系方面起步较晚，许多地方还做得不够。例如，在教育管理方面，虽也提及教学质量管理问题，但也只限于教学行政管理方面，很少涉及教学质量管理。即使涉及也只限于课堂教学、成绩考核和统计方面，难以起到从根本上提高教学质量的作用。为此，建立科学、合理的高等中医药院校内部教育教学质量保障体系，对于培养适应社会、经济、文化、科技发展所需要的高等中医药人才至关重要。

我国现已开展国际中医药专业人员水平考试。国家中医药管理局于 1989 年成立了中国国家中医药考试中心和中国国际针灸考试中心作为考试的执行机构，并聘请知名专家组成考试委员会，对考试工作进行审查、指导和监督。2001 年，经中央编制委员会办公室批准，在原中国国家中医药考试中心和中国国际针灸考试中心的基础上，成立了国家中医药管理局中医师资格认证中心。其业务范围与原考试中心比较又有了新的扩展，职责更加明确。通过对中医从业人员的理论及临床诊疗技能测试，客观鉴定其业务水平，以保证医疗质量，促进学术水平不断提高。

1. 教育质量保障与评价

（1）明确教育质量保障与评价的定义

质量保障是为维持并提高教学、学术、科研和学生学习质量，以及标准的全部体系、资源和信息的总和。

（2）质量保障体系的组成原则

质量保障体系由内部质量保障、外部质量保障、资格认证、质量确认和审计等要素组成。外部质量保障应有一个独立的机构，以一种连续、透明、公开的方式履行职能。内部质量保障体系应由教育质量管理的目标、教学质量的标准、教学质量的控制、教学质量管理体系和教学质量管理的基本职能、方法等组成。

（3）质量保障过程的特点

质量保障过程的特点是囊括所有主要利益方；对外部公众开放，接受监督；以协商及谋求共识的方式进行；平等联合而非串通合谋；均衡兼顾科学发展和主管机构的考虑；明确优势与不足；鼓励创新及顺应卫生需求的变化而重新定位。

(4) 中医药教育质量保障程序

该程序包括中医药院校的自我检查；外部质量保障（专家组评审）；资格认证；批准新设中医药学课程的质量保障标准。

2. 中医药教育质量保障体系建设的途径与对策

(1) 中医药教育质量保障体系建设的主要内容

从中医药人才培养的不同阶段（院校教育、继续教育）、不同层次（本科以下、本科、研究生）、不同专业（中医、中西医结合临床、针灸推拿、中药等）、不同流向（社区、疾病控制、农村、城镇二级以上医疗单位，中药生产、研发、流通单位等）的地位和作用，分别研究相应的人才培养目标和任务。

根据中医药教育的宗旨和各类人才培养目标，研究制定相关人才培养的教育标准。重点研究各类标准应包含的教学计划、课程体系与课程设置、教学方式、考核模式，以及承担不同教学任务的教育机构所应具备的教学人员、教育评估、教学资源及教学管理等基本要求；从用人单位人才使用反馈的质量问题，对学校培养计划和教学工作进行调查，使之成为对教学质量进行高层次分析和控制的必要程序。同时研究基本标准和高质量标准的具体内涵，基本标准亦即最低标准，是每一个中医药教育机构必须显示的成就，高质量标准是应当努力发展的最佳共识。

根据所制定的各类标准，围绕中医药人才的自我发展和市场适应性这一评价核心，研究相配套的具体评价方法和技术路线，其重点是建立教育评价模型。评价模型研究应包含标准参照、量化表征与“质”性描述、环境影响分析、动态分析等具体内容和功能表现形式，并建立中医药教育动态信息采集分析系统。同时研究中医药人才培养标准与各类国家执业资格证书考试评价的相互关系和转化形式。

中医药教育质量认证形式的确立和实施。重点研究中医药教育质量认证机构的基本职能和运行模式，以及认证机构建立的可行性和基本要求。同时研究各类中医药教育、培训机构质量评价和资质认证的具体途径和操作方法，并提出及论证相关配套政策法规框架。

（2）中医药教育质量保障体系的基本框架

中医药教育质量保障体系的基本框架见图2-5-1、图2-5-2和表2-5-1。

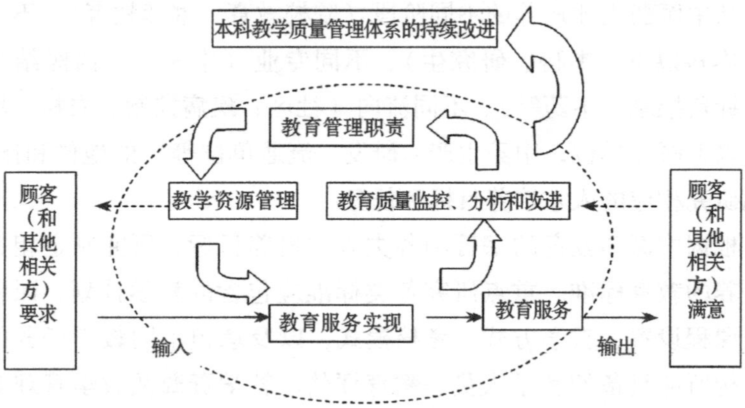

图2-5-1　质量保障体系流程图

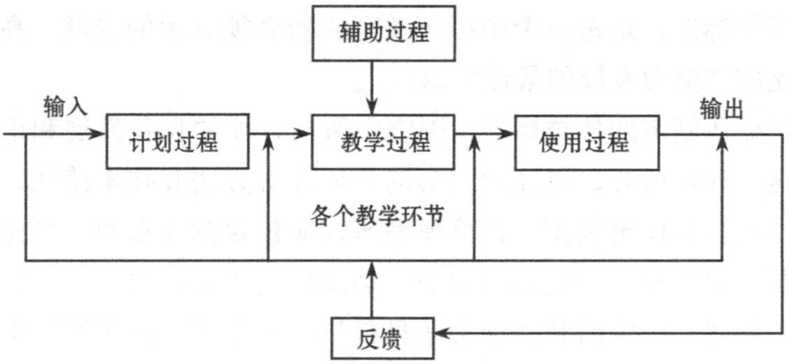

图2-5-2　教育过程及其质量反馈示意图

表 2-5-1　　内部质量保障体系的基本内容

分类		基本内容	程序文件
教育管理职责	校长的职责和权限	在全校宣传质量意识的重要性；亲自参与制定质量方针和质量目标；确保完成质量目标所必需的资源和条件；关心和参与必需的质量活动	
	管理层面	管理者代表的职能；组织内部的职责和权限；文件和质量记录的控制	文件控制程序
	质量方针和质量目标	质量方针；质量目标	质量方针、目标管理程序
	管理评审	学校领导评审本科教育质量管理体系；学校领导听取职能部门报告；提出改进意见	管理评审程序
教育资源管理	人力资源管理	教辅人员、行政管理人员及职工的管理；师资队伍管理	人力资源管理程序
	设施管理	教育设施管理；后勤设施管理	设施管理程序
	教育基本建设与管理	专业建设；课程建设；教材建设；实践教学建设；“校风、教风、学风”建设；教育管理制度建设	专业建设程序；课程建设程序；实践教学建设程序；教材建设程序；“三风”建设程序；教育管理制度建设程序
	教学经费管理	教育经费投入；教育经费使用	教育经费管理程序
人才培养过程	培养计划制定全过程	制定培养计划的原则意见；培养计划的制订过程	培养计划制定程序
	招生全过程	招生计划制定；招生录取过程	招生计划制定及录取程序
	培养人才全过程	制定教学大纲；课堂教学；实践教学；课外科技活动；日常教学管理；学生管理；教师管理	教学大纲制定程序；课堂教学程序；实践教学程序；课外科技活动程序；日常教学管理程序；学生管理程序；教师管理程序

续 表

分类		基本内容	程序文件
教育质量监控分析与改进	质量监控	社会满意度；内部质量审核	内部质量审核程序
	不合格控制	成绩不合格；违纪	不合格控制程序
	数据分析	生源质量分析；考试（考查）成绩分析；毕业设计（论文）成绩分析；试卷分析；期中教学检查各类调查表分析；毕业生问卷调查分析；用人单位满意度调查分析	质量记录控制程序；数据分析程序
	改进	制定纠正措施；制定预防措施；持续改进	纠正措施程序；预防措施程序；持续改进程序

（3）中医药教育外部评价的基本内容和评价主体

各级教育行政部门及中医药行业主管部门。教育行政部门作为外部保障实施主体，是外部评价的主要组织者，根据国家教育发展的要求和各地教育发展的状况，组织制定外部评价指标体系及方法，并根据其他外部各类评价的结果，对各类中医药教育发展策略建设规划目标以及对中医药院校规模发展、办学教育机构类型发展方向等提出指导性意见，通过外部评价对各院校自身发展起指导作用。

行业协会、学术机构。根据行业发展特点允许在政府评价体系之外相应的建立有一定权威性的由行业机构、学术团体为主的外部评价机构。这些机构接受上级部门的指导，可以对政府未涉及的评价体系进行补充，亦可接受政府部门对教育机构进行不同方面的专题性评价。如对中医药院校学科（专业）的评价、课程的评价、教材的评价、师资能力的评价等均可鼓励行业协会、学术机构制定相应的评价标准。这些组织机构独立或相对独立于政府，受政府的干扰较少，评估的真实性和客观性较强，学校和社会的接受和认可度比较高。

中医药教育外部评价的主要方法与途径：专题性的实地考察评价。其结构形式可参照目前本科教学水平评估。评估专家组可采用“听、看、查、议”四种方式，走访学院和相关部门，并组织召开座谈会，以研究报告的形式提供质量控制基本要素和环节，建立信息采集规范和标准，并提供计算机数据挖掘公共平台软件设计思路，以及动态信息处理分析和反馈的基本原则。如对学科和师资队伍建设等方面的数据进行基本汇总，并定期发布，为外部评价的科学性提供依据。如果中医药教育机构的信息是客观的、可以比较的，那么对于办学水平质量的评估就有了平等的、公认的标准，高校之间、高校与社会之间信息不对称的状况和交流不畅的局面就会在很大程度上得到改善，高校自身、高校之间就有可能在一个较平等、公正的基础上开展合作与竞争。建立社会评价体系应有专门的调查机构对目前中医药人才与教育现状的社会影响力作出独立的评价，其结果最终将影响中医药教育的发展方向和社会影响力。

3. 中医药教育的国际认证与登记

（1）中医药教育机构的国际认证

高等中医药院校认证机构。高等中医药院校是认证工作的主体。对高等中医药院校的认证应由非官方的独立机构进行（非赢利、自发组建的机构），负责国内高等中医药院校的认证机构应当得到政府主管部门的认可。认证机构负责从整体上对高等中医药院校进行评价和认定，以保证其具备合格的办学条件、较高的学术标准和办学质量。

资格认证的申请与评估。申请认证的院校需提供的文件：一是提交学校整体发展规划（包括学校远景目标、近期目标和行动计划）。二是提交认证材料和证据（含课程计划、教学手段、学生出勤记录、学生成绩评定结果、国家或行业统一测验结果及结果分析等）。三是完成学校自评报告。之后，认证机构将派质量认证专家对学校进行实地考察。考察结果满意，认证机构可向教育行政管理部门提出建议，向该校颁发认证资格证书。

教育机构质量认证是一个内外部评估的有机组合。内部评估由校长负责，并尽可能包括与学校利益相关的各方面人士，如家长、社区代表、教师、管理人员和教辅人员。自我评估报告分为四个部分：一是学校发展计划。计划包括未来两三年学校重点发展目标、明确的行动计划、有效的目标评估和监控手段。二是学校的强项、弱项分析。三是认证相关指标，包括教育目标、课程设置、教育机会均等、学习原则和学校有效性特征等。四是学校质量认证材料和证据，包括学校成绩档案、学生出勤记录、观察材料，以及基本技能鉴定结果、考试结果、学籍状况和毕业率。其中，前三项材料由学校直接提供，后四项（如果有的话）由省教育相关部门提供。

外部评估的目的是确认内部评估报告与实地考察情况是否相符，为确定被评估学校认证等级提供依据。外部评估报告分为四部分：学校发展计划、质量认证材料（包括教育目标、省颁课程、教育机会均等、学习原则、学校有效性特征）、专家对学校自评报告的评估、学校的奉献精神和能力（即学校全体员工是否具有完成学校目标的热情、意愿和能力）。

（2）中医药教育从业人员的国际认证

对中医药教育从业人员进行国际认证意义深远。执业资格是按照各国、各地区有关国家法律以执业资格考试为主要形式的认证体系。中医药教育从业人员的认证是对从业人员知识、能力及经验的认可与证明。其资格证书表明了获证人员在行业内的等级水平，证明了获证人员掌握相关知识的程度、在实践中的能力水平达到的级别。中医药教育从业人员资格证书显示拥有者在专业或技能方面的经验和所受教育的基础。中医药教育从业人员资格的称号代表着知识与成就，受到同业者和用人单位的高度尊敬。进行中医药教育的国际化认证，其目的是规范国际中医药认证及个人认证标准，提供可借鉴的标准和相互交流的平台，对于从业人员资格的互认、人才的流动及教育的国际化具有重要的指导意义。

中国已加入世界贸易组织，按照国际惯例，从业人员的执业资格证书必须得到绝大多数 WTO 成员国的认可。鉴于各国、各地区的经济发展状况、国情特点不同，对职业资格的要求也各有侧重，所以国际认证需要按照中医药教育相关核心内容，在共性的基础上对各国、各地区的中医药从业人员的基本要求进行认证。这一认证标准必须由我国制定，并得到相关国家及国际组织的认可，使之能在国际上推广应用。我们可以通过一些专门从事国际职业资格认证的具有国际权威的非赢利性机构或组织来进行国际中医药人才的资格认证。

六、中医药教育国际化发展对策

（一）高等教育国际化含义的界定

对于高等教育国际化，国内外的学者提出各种不同的观点，顾明远主编的《教育大词典·教育学卷》把“教育国际化”定义为“第二次世界大战后出现的国际交流、研讨、协作，以解决教育上共同问题的一种发展趋势。”汪永铨主编的《教育大辞典·高等教育卷》把“高等教育国际化”（Internationalization of Higher Education）定义为“各国高等教育在面向国内的基础上面向世界的一种发展趋势。”澳大利亚教育部国际教育署将高等教育国际化措施概括为“参加国际组织活动，学生互访；国际合作研究；教师与教学管理人员国际化；质量保证国际活动；留学生等。”美国教授哈若瑞（Harari·M）则强调高等教育国际化不仅包括上述领域的具体内容，还应包括“明确的赞同、积极的态度、全球的意识、超越本土的发展方向及发展范围、并内化为学校的精神气质。”不论如何定义“高等教育国际化”，这一概念都反映了当代高等教育的发展必须置身世界之中，用国际眼光观察思考，不能只局限于一国之内这样一个基本的认识。

（二）高等教育国际化的特征

1. 教育目标国际化

随着高等教育国际化的发展，高等教育已经不仅是培养专门人才，而是要培养面向世界的通用型、复合型人才。《美国 2000 年教育目标法》强调，“要大幅度地提高掌握和使用多于一种语言的学生比例，所有学生都要了解关于本国和世界其他地区在多元文化传统方面的知识。”澳大利亚认为，“国际化本身就是培养新一代领导者、商业人才、科学家和艺术家。”

2. 教育内容国际化

教育内容国际化是指专业设置和课程内容的国际化，通过开设国际通用的新专业或是拓展原有课程中适应国际人力需求的内容，以实现培养国际化人才的目标。

国际化课程改革主要体现在以下几个方面：在课程中增加国际内容；开展比较研究与跨文化研究；开展语言与地区研究；引入联合学位课程；在海外插班或利用海外访问学者开设课程。

3. 教育合作国际化

教育合作国际化包括学生流动、学者互访、合作研究、联合办学、学位等值等国际化活动。

——学生流动包括留学生（International student）和交换学生（Exchang student）。这是目前教育国际化活动中发展最迅速、最活跃的部分，美国、英国、澳大利亚、日本、中国等许多国家都采取了积极的政策来推动其发展。

——学者互访、合作科研是教育国际化过程的重要内容，其目的是通过这些活动提高教师的自身素质，提升学校的整体实力。

——国际联合办学、到对方国家独立办学、建立分校。这是近年教育国际化的明显趋势，是教育发达国家教育输出、教育资源相对缺乏国家提升本国教育水平、防止学生大量外流的重要手段之一。

——国际教育质量管理活动。随着教育服务的全球化，教育质量控制已经成为核心问题，并越来越多地引起诸多国家教育机构的关注。

（三）中医药教育国际化的设想

中医药教育机构现已遍布世界大部分国家和地区，中医药教育的全球发展已形成初步格局，并且仍拥有极大的发展空间；中医药教育的全球发展正在从民间性、小规模、低水平向主流化、规范化、本土化方向良性发展。为此，要在中医药人才培养目标，人才知识、能力和素质结构，课程设置和教学内容，教学管理和教材建设，教师资格认证和师资队伍建设等方面进行规范，使中医药对外教育有一个良性的发展基础。

1. 多种学制并存

海外中医药教育在学制上正规与非正规并存，在教学形式全日制学习与业余学习并存，各中医药院校的学制几乎没有统一的标准，呈现出很大的差别。如正规教育一般在4～8年之间，非正规教育学制短的只有1年，长者可达3～5年。中医药在其他国家和地区属于非主流医学，部分国家把中医药看成是补充或替代医学，正规的中医药教育只是凤毛麟角。绝大多数的境外中医药院校大都以中医药继续教育为主，注册的学生大多数白天工作，无法参加全日制的学校学习。为此，应以国内中医药本科教育的学制规定，来规范中医药对外教育的学习年限，并以国内中医药教学管理的有关制度为基础。

2. 扩大教育规模

境外中医药院校中注册学生过千人的学校十分罕见，一般的中医药院校办学规模都在百人到几百人之间。由于办学规模过小，影响了学校的办学效益，因此大多数中医药院校的教学条件不甚理想，教学质量难以保证。为此，要以国内中医药教育有关办学条件规定进行评价，以确保国外中医药院校的教学质量。

3. 优化课程设置

海外中医药教育机构由于其教育目的以实用为主，注册学生多是成人，所以多数中医药院校在教学内容的选择上表现出很强的实用特征。在课程设置上，不采用国内中医药院校普遍开设的必修课程，而是直接选择中医药专业主干课程作为教学内容，忽视了中国传统文化的传授，在中医药辨证思维培养上缺乏有效的途径和方法。

为此，要加强中医药传统文化传授的力度，并加强中医临床实习环节的教学，加强中医药辨证思维能力和动手能力的培养。

4. 加强教学质量评价

目前，世界各国的中医药教育机构，由于其所在国的教育管理体制的差异，以及其所处的弱势地位，教学质量的监控远没有受到重视，其教学质量的标准也是各不相同，参差不齐，甚至没有标准可言。教学质量的失控使部分中医药教育机构的教学质量得不到保证，影响了中医药教育与中医药学术的国际声誉。为此，要以国内中医药教育标准为依据，建立内部教育质量保障体系，以确保中医药教学质量。

（四）加快中医药教育国际化进程的建议

为了进一步加快中医药教育国际化进程，提出以下建议：

（1）把中医药教育国际化纳入政府的教育发展规划。

（2）把高等中医药院校作为中医药教育国际化的实施主体。

（3）把大力发展以留学生教育为主要形式的跨境教育，作为推动中医药教育国际化的突破口。

（4）把中医药国际科研合作、国际化课程改革作为提升中医药院校国际化水平的重要载体。

（5）将建立以“我”为主的全球化中医药教育质量保障体系作为维护中医药教育国际地位的核心任务。

（6）以适应国际服务贸易规则、提高国际竞争力为目标，推进相关的体制与机制改革。

（7）建立以政府为主导、院校为主体的中医药教育国际化发展实施体系，建立中医药教育国际化指标体系和评价机制，鼓励各校将国际化目标纳入教育和研究等办学过程，引进国际优质教育资源，开展中外合作办学，加强科研合作，扩大师生的国际交流与合作，强化与国际化相关的课程体系建设，推进教育理念、教育手段和教学内容的改革。

(8) 构筑中医药教育高层次国际合作网络。采取用多种形式和途径与国际上有影响的高等院校、科研机构建立合作关系，开展多层次的中医药教育合作和科研合作，使中医药教育向国际学术主流渗透，并为国内中医药院校的国际交流与合作提供平台。

(9) 制定和建立中医药教育的国际标准规范。以现有中医药教育标准为基础，参照国际医学教育的基本要求，依据中医药教育全球发展的实际情况，制定能为国际社会普遍接受的中医药教育的学术标准、办学标准和管理规范。

(10) 加强与国际组织的合作，积极参与国际教育质量评估与认证活动，制定国际中医药教育质量保障和认证的行动方案；以政府为主导，在国际水平上发展对中医药教育质量保障与认证机构的“元认证”，逐步建立以“我”为主的国际中医药教育标准实施区域。

(11) 选择有条件的中医药高等院校，支持其在海外建立示范性国际教育机构，以“商业存在”方式直接切入国际教育市场，实现中医药教育的“走出去”战略。

(12) 推动实施主体——中医药院校的体制与机制改革，提高其在中医药对外教育市场的竞争活力。

(13) 建立资金保障机制。以各级政府资金投入为政策引导，以中医药教育国际化的建设项目为载体，以市场利益为纽带，吸引社会各界资金，形成支持中医药教育国际化发展的多元化、多渠道的投入机制。

第六章　中医药教育政策与保障措施

中医药教育政策是国家教育政策的组成部分，科学制定和正确执行中医药教育政策，是我国中医药教育事业取得成功的前提保证。从新中国成立至今，中医药教育一直受到党和政府的重视，先后制定了一系列中医药教育的政策和指导方针，明确了中医药教育的地位、作用与任务。中医药高等教育自20世纪50年代正式纳入我国高等教育体系以来，经过50多年的不懈努力，实现了由传统教育方式向现代教育方式的转变，中医药现代教育体系基本形成，教育规模不断扩大，中医药教育事业取得了令人瞩目的成就。

当前，随着我国高等教育大众化进程的加快，中医药教育面临前所未有的机遇与挑战。在新的形势下，如何科学地制定与中医药教育发展相适应的政策与保障措施，成为当今中医药界共同关注的问题。

一、中医药教育政策及其效应

（一）现行中医药教育政策与保障体系分析

新中国成立后，党和政府高度重视中医药事业。为了更好地继承和发扬中医学这一文化瑰宝，我国从20世纪50年代相继出台了相关的中医药教育政策法规，使中医药教育步入了规范发展的轨道。

1. 综合性中医药教育的政策法规

20世纪50年代，中医药行业相关政策有中共中央批转中央文委党组《关于改进中医工作问题的报告》（1954年）、卫生部《关于继承老年中医学术经验的紧急通知》等5项。这些政策从改进中医工作、西学中、老中医带徒、整理老中医学术经验、成立中医研究院、出版中医书籍、成立中药管理委员会等方面，集中反映出国家对中医药教育事业的高度重视。

20世纪60年代，综合性的中医药教育法规有中央批转卫生部党组《关于全国西医学习中医经验交流座谈会情况的报告（摘要）》（1960年）、卫生部《关于当前中医工作中若干问题的意见》（1963年）等三项，主要涉及西学中、加强中医研究基地和研究队伍建设、名老中医学术继承、中西医拜老中医为师、中医师带徒等。在这些政策的导向下，至20世纪60年代末，全国建立了280所中医院，83所中医药研究院（所），并倡导运用现代科学方法整理研究中医学，选定一批青壮年中西医拜老中医为师。同期已建立24所中医学院及中医专科学校，院校教育逐步承担起培养不同层次中医药人才的任务。

20世纪70年代，综合性中医药教育法规有卫生部转发《关于加强中西医结合工作的报告》的通知（1976年）、卫生部《关于当前教学工作中若干问题的意见》（1978年）等28项，主要涉及加强中西医结合工作、西学中、解决中医队伍后继乏人问题、加强护理工作等方面。其中，较为突出的是将中西医结合工作纳入十年发展规划，强调医学教育要支持走中西医结合的道路；修订出版西医院校用中医教材；高等医药院校设立中医系、中药系；中等卫生学校开设中医班、中药班；恢复和发展高等护理教育工作等。

20世纪80年代，综合性中医药教育法规有卫生部《关于加强中医和中西医结合工作的报告》（1980年）、教育部颁布的《高等学校学生守则》、《中等专业学校学生守则（试行草案）》（1982年）等79项，主要涉及中西医结合，加强少数民族地区医学教育工作，加强中医、中西医结合科研工作。其中最为突出的是1986年国务院批准设立国家中医管理局（1988年更名为国家中医药管理局），统一管理中医药事业和人才培养等工作；国家中医管理局成为我国中医药教育管理的专门管理部门，使中医药教育在管理体系中获得相对独立的地位。国家中医药管理局成立之后，积极开展中医药研讨、中医药对外交流工作，使中医药教育有了明确的行业及职业发展的方向。

20 世纪 90 年代，综合性中医药教育法规有 78 项。宏观层面的法规有《中华人民共和国教育法》（1995 年）、《中华人民共和国教师法》（1995 年）、《中华人民共和国执业医师法》（1998 年）、《高等教育法》（1998 年）、《医师资格考试暂行办法》（1999 年）等。这一时期，依法管理、依法办中医药教育成为中医药政策的主要导向。在国家相关法律、纲要、决定的指导下，中医药教育逐渐走上规范化、科学化发展之路。同期，国家中医药管理局也出台了一系列行业政策法规。如《国际针灸专业人员水平考试办法》（1991 年）、《国际针灸专业人员考试办法实施细则》（1991 年）、《关于加速中医药科学技术进步的意见》（1996 年）、《关于中医药教育改革和发展的若干意见》（1997 年）等。政府管理部门由对学校的直接行政管理，转变为运用立法，实行拨款、规划、信息服务、政策指导和必要的行政手段进行宏观管理，使中医药院校获得依法自主办学的权利。

2000 年至今，以《中华人民共和国中医药条例》（2003 年）为代表，宏观层面的政策法规有《关于农村卫生改革与发展的指导意见》（2001 年）、《中国农村初级卫生保健发展纲要（2001～2010 年）》（2002 年）、中共中央、国务院《关于进一步加强农村卫生工作的决定》（2002 年）、《关于加强农村卫生人才培养和队伍建设的意见》（2002 年），《关于进一步加强中医药继承发展工作意见的通知》（2002 年）、《关于进一步加强中西医结合工作的指导意见》（2003 年）、国家中医药管理局《关于贯彻落实中药现代化发展纲要的通知》（2003 年）、《乡村医生从业管理条例》（2003 年）、《关于在城市社区卫生服务中充分发挥中医药作用的意见》（2006 年）、《农村卫生服务体系建设与发展规划》（2006 年）、《中医药标准化发展规划（2006～2010年）》（2006年）等，主要涉及中医药人才培养、中西医结合、乡村（社区）中医卫生事业等方面。这些法规的制定对中医药教育事业的发展产生了重要影响。

中医药教育综合性政策的沿革显示，中医药教育50多年来一直受到党和政府的关注和大力支持，体现了党和政府对中医药教育工作的关怀，反映了国家中医药政策对中医药教育事业发展的强大作用力。

2. 中医药高等教育的政策法规

高等中医药教育是我国教育事业的重要组成部分，它除接受国家教育法规约定外，还要依据中医药教育自身的特点制定相应的政策法规。与教学管理相关的法规文件主要有《编写中医学院中医课程教学大纲和教材的意见》（1959年）、《关于中医学院教学计划的安排意见》（1961年）、《执行1962年修订的六年制中医专业教学计划》（1962年）、《高等医药专科学校医学、中医两个专业暂行教学计划》（1979年）、《关于整顿和发展高等医学院校临床教学基地问题的意见》（1980年）、《高等医学院校中医、中药、针灸专业教学计划》（1982年）、《关于成立高等中医药院校中医药教材编审委员会的通知》（1982年）、《全日制普通高等学校学生学籍管理办法》（1983年）、《高等中医药新版规划教材建设有关文件的通知》（1992年）、《全国临床医学专业学位（中医、中西医结合部分）临床能力考核指标体系（试行）》（1999年）、教育部《关于启动高等学校教学质量与教学改革工程精品课程建设工作的通知》（2003年）、《国家精品课程建设工作实施办法》（2003年）、教育部办公厅《关于进一步提高质量，全面实施大学英语教学改革的通知》（2006年）等。这些政策与法规加强了对教学计划的管理，推动了中医药教育教学改革，保证了教学质量。

有关师资队伍建设与培养的法规性文件有《高等医学院校教学研究室工作条例（试行草案）》（1979年）、《高等医学院校基础学科助教培养考核试行办法》（1979年）、《高等医学院校附属医院住院医师培养考核试行办法》(1979年)、《高等医学院校讲师培养考核试行办法》(1980年)、国务院《关于高等学校教师职务名称及其确定提升办法的暂行规定》(1982年)、《高等学校教师职务试行条例》(1986年)、《教师资格条例实施办法》(2000年)、《关于首次认定教师资格工作若干问题的意见》(2001年)、教育部《关于进一步加强和改进师德建设的意见》(2005年)等。这些法规和措施对师资队伍建设、培养、晋升和教师资格认定等方面做了明确的规定,确保了医学院校师资队伍的质量。

有关学校办学、学科专业建设的法规性文件有《全国重点高等学校暂行工作条例》(1978年)、《关于加强高等医学院校电化教育工作的几点意见》(1981年)、《全国高等学校图书馆工作会议文件》(1981年)、《关于改进中医药院校招生录取办法的意见》(1982年)、《高等学校实验室工作暂行条例》(1983年)、《普通高等学校人员编制的试行办法》(1985年)、《普通高等学校设置暂行条例》(1986年)、《在高等中医药院校中进行评选局级重点学科工作的通知》(1992年)、《高等中医药教育评估研讨会纪要》(1993年)、《建设国家试题库(中医部分)工作会议纪要及有关文件的通知》(1994年)、《关于做好"211工程"部门预审工作的通知》(1996年)、《高等学校本科专业设置规定》(1999年)、《关于印发李振吉同志在全国中医药重点学科建设工作会议上讲话的通知》(2000年)、教育部、卫生部《关于举办高等医学教育的若干意见》(2002年)等,国家的这些政策规范了高等学校的教育教学管理。

在研究生教育方面,涉及研究生教育、学位课程教育、博士及博士后教育的法规性文件主要有《高等学校培养研究生工作暂行条例(修改草案)》(1978年)、《中华人民共和国学位条例》(1980年)、《关于招收攻读博士学位研究生的暂行规定》(1982年)、《关于培养临床医学硕士、博士学位研究生的试行办法》(1983年)、《培养医学博士(临床医学)研究生的试行办法》(1986年)、《博士后研究人员管理工作暂行规定》(1986年)、《关于进行中医药研究生教育与学位授予质量评估工作的通知》（1992 年）、《关于调整医学学位类型和设置医学专业学位的几点意见》（1997 年）、国务院学位委员会《关于授予具有研究生毕业同等学力人员硕士、博士学位的规定》（1998 年）、《中医基础理论等部分中医药专业研究生培养方案（试行）的通知》（1999 年）等。在这些法规性文件的指导下，中医药研究生与学位教育更加规范，建立了中医药学位制度，研究生教育体系逐步形成，开创了中医药高层次人才培养的新途径，确保了中医药研究生教育的质量和水平，使高等中医药院校成为培养硕士生、博士生的主要阵地。

3. 中医药职业教育的政策法规

涉及中医士、中药士教学计划及专业建设标准的法规性文件主要有《中等卫生学校中医士专业教学计划》（1978 年）、《中医士专业教学计划》（1982 年）、《中等中医学校四个专业教学计划的通知》（1986 年）、《中等中医药学校中医士、中药士专业建设标准（试行）》（1990 年）、《中等中药学校 12 个专业教学计划的通知》（1995 年）、《关于加强高职高专教育教材建设的若干意见》（2000 年）和《乡村医生中等中医专业人才培养指导方案》（2005 年）等。

涉及中等中医药学校评估、达标工作的法规性文件主要有《开展全国中等中医药学校教育评估工作的通知》（1991 年）、《开展中等中医药学校建设达标工作的通知》（1992 年）、《全国中等中医药学校实验室准备标准》（1992 年）、《中等中医药学校建设验收标准（试行）》（1993 年）和《全国中等中医药学校办学水平评估方案》（1995 年）等。

涉及中医药学校教育工作的法规性文件主要有《全国中等卫生学校工作条例（试行草案）》（1979 年）、《全国中等医学教育工作会议文件》（1980 年）、《全国中等中医药教育工作座谈会纪要》（1985 年）、《关于中等中医药教育改革与发展的意见》（1997 年）、教育部《关于加强高职高专教育人才培养工作的意见》（2000 年）、《关于加强高职（高专）院校师资队伍建设的意见》（2002 年）、教育部《关于以就业为导向，深化高等职业教育改革的若干意见》（2004 年）、教育部等七部门《关于进一步加强职业教育工作的若干意见》（2004 年）和教育部《关于进一步推进高职高专院校人才培养工作水平评估的若干意见》（2005 年）等。以上政策法规加强了对中等中医药学校各项工作的指导，对中医药教育的监控、评估，以及建立标准和评估方案等起到了重要作用。高职高专起步较晚，有关政策法规正在逐步建立之中。

4. 中医药继续教育的政策法规

中医药继续教育的法规主要有《组织中医进修学校及进修班的规定》（1951 年）、《关于加强中医进修基地建设的通知》（1984 年）、《成人中等专业学校暂行条例》（1987 年）、《成人高等学校设置的暂行规定》（1988 年）、《关于 1993 年在部分省市进行中医药类成人高等教育招生考试科目改革试点的通知》（1992 年）、《开展中医药继续教育若干问题的意见》（1992 年）、《中医药继续教育“十五”计划》（2002 年）、《中医药继续教育规定》（2002 年）、《中医药继续教育基地管理办法》（2002 年）、《乡村医生中医学专业学历教育项目方案》（2003 年）、《关于加强农村中医药人才培养和队伍建设意见》（2004 年）、《全国中医药进修教育基地管理暂行办法》（1992 年）、《县（市）级中医医院急诊技术骨干培训实施方案》（1999 年）、《“优秀中医临床人才研修项目”实施方案》（2003 年）、《“优秀中医临床人才研修项目”培训大纲》（2004 年）、《乡村医生（中医）中医药知识与技能培训大纲》和《乡村医生（西医）中医药知识与技能培训大纲》（2006 年）等。

中医师带徒工作的法规主要有《开展中医带徒弟工作的指示》（1954 年）、《关于采取紧急措施做好老中医药专家学术经验继承工作的决定》（1990 年）、《采取紧急措施做好老中医药专家学术经验继承工作的实施细则》（1990 年）、《全国继承老中医药专家学术经验拜师大会文件》（1990 年）、国家中医药管理局《老中医药专家学术经验继承工作管理考核暂行办法》（1991 年）、《全国老中医药专家学术经验继承人结业考核评估方案》(1993 年)、《传统医学师承和确有专长人员医师资格考核考试暂行办法》(1999 年) 和《全国老中医药专家学术经验继承工作管理暂行规定》(2002 年) 等。

中医药夜大学函授、自学考试教育方面的法规主要有《关于举办医科夜大学的批复》(1981 年)、《关于加强高等中医药院校函授教育工作的意见》(1983 年)、《高等教育自学考试暂行条例》(1988 年)、《关于进一步办好中药函授教育，培养中药人才的请示的批复》(1990 年)、《拟开展高等教育中医专业本科 (段) 自学考试的意见》(1991 年)、《进行高等中医药院校夜大、函授教育办学水平评估试评工作》(1992 年)、教育部《关于高等学校以函授、夜大学方式举办本专科教育的意见》(1999 年) 等。这些政策法规进一步推动了中医药继续教育的发展。

(二) 中医药教育政策及相关政策的实效性分析

为了客观、准确地分析现行政策的实效性，课题组开展了问卷调查，并对相关数据进行了分析。设计的调查问卷有 28 个题目，内容涉及中医药教育体系、中医药教育规模、中医药教育结构、人才培养模式和培养规格、中医药教育质量保障机制、中医药教育管理体制与机构六大部分。调查对象覆盖地方中医 (药) 管理局、中医药各领域的专家、中医药院校教师等。结合调查问卷，课题组对中医药教育政策及相关政策的实效性进行了分析。

1. 中医药教育管理体制的政策分析

中医药教育的管理机制、组织、资源、监控机制是政策研究的主体部分。针对目前中医药教育管理实行的是教育行政管理部门与中医药行业管理部门双重领导的现状，调查结果显示，44% 的调查对象认为，双重领导的管理体制对中医药教育事业的发展有加强作用，有 50% 的人表示不好判断，有 6% 的调查对象认为，多头管理阻碍了中医药教育事业的发展。

自 20 世纪 90 年代开始，依法管理、依法办中医药教育成为延续至今的中医药政策导向。国家以相关的法律、纲要和决定指导中医药教育发展，促进了中医药教育在我国教育体系规范、科学地发展。政府管理部门对中医药院校由直接的行政管理，转变为运用立法、拨款、规划、信息服务、政策指导和必要的行政手段进行宏观管理，使中医药院校获得了一定的办学自主权。调查结果表明，有72%的调查对象认为，这种管理机制的改变对中医药教育事业发展起到了积极影响。

在经费投入方面，中医医院承担着全国1/3的医疗量，国家应在中医药教育教学资源分配上使其与社会需要相适应。而实际情况是，中医药教育资源所占的配额及国家对中医药教育的投入水平与西医教育相比较差别显著。表2－6－1为2005年中医事业费在国家财政支出中所占的数额及比重。

表2－6－1　2005年国家财政、中医事业费支出数及比重（亿元）

项　目	绝对数	占国家财政支出比重（%）
国家财政支出	33 708.12	100
卫生事业费	601.50	1.78
中医事业费	41.42	0.12

注：卫生事业费、中医事业费的数据均为财政拨款数。

调查结果显示，57%的调查对象认为不合理，43%的调查对象认为比较合理，认为合理的为零。因此，国家有必要调整目前的经费分配政策，以改变现有教育资源分配不均的现象。

2. 中医药教育规模的政策分析

随着我国经济的发展，高等教育改革发展趋势和教育政策也受到相应影响，高等教育规模逐年扩大。面对这一情况，国家及时调整了中医药教育的发展思路，提出“发展是主题，调整是主线，改革是动力，质量是根本，教育重心适度后移，院校教育和继续教育并重”的主导思想。通过“发展两头，调整中间”的教育结构调整，即发展硕士、博士、“非医攻博”等高层次中医药人才的培养和面向农村基层、城市社区和中药产业的高级技术工人的中职、高职教育。

至2005年，中医药院校在校生已达27万（其中高等中医药类在校生8.5万人），是1999年以前8万人的三倍多，有7所院校升格为中医药大学；办学条件有了根本性改变，有14所院校进行了异地重建，校园面积超过1.5万亩，学校建设的总投入超过70亿元。中医药教育结构调整也初见成效，攻读硕士、博士学位的数量从1999年底的2000人发展到2006年的13000人，面向农村基层的中职、高职在校生也达到8万人。“这是高等中医药教育发展历史上具有里程碑意义的一段”。调查显示，就这一阶段所采取的措施，包括中医药发展思路和教育结构调整，67%的调查对象认为基本符合中医药事业的发展规律，19%的调查对象认为符合规律，14%的调查对象持相反观点，认为不符合规律。

中医药教育形成现有的规模是否适应社会、经济发展和社会需求，是否存在与社会经济发展不相适应的地方。调查显示，50%的调查对象认为供求基本平衡，应该稳定现有规模；33%的调查对象认为供大于求，应当压缩教育规模；仅17%的调查对象认为供小于求，还有扩大规模的空间。研究结果还显示，中医药教育规模存在着结构性不平衡的现象，相对过剩和相对不足同时存在；中医药教育的学制和学位的层次结构不平衡；农村与社区中医药人力资源相对不足等。国家在应对社会、经济发展和社会需求上，中医药教育政策的自身宏观调控能力依然比较被动，缺乏自主性。

近十年来，国家对部分高校实行了合并，大多数高水平的西医院校与综合大学强强联合，而中医药院校大多继续坚持独立办学。对我国高等教育界这一重大改革，中医药教育到底是保留了自己的生存和发展空间，还是错过了难得的发展机遇，对此，调查结果显示，65%的调查对象认为“保留了自己生存和发展的空间”；5%的调查对象（主要为中药学领域）认为“错过了难得的发展机遇”；30%的调查对象认为“不好判断”。

整体来说，伴随着中医药教育事业的发展，中医药教育资源显得捉襟见肘（见表2－5－1），2005年中医药事业费占国家财政支出比重的0.12%，卫生事业费占1.78%。对现有规模下的中医药教育资源状况，九成的调查对象认为“资源紧张”（33%）或“资源比较紧张”（61%），仅6%的调查对象认为“资源充裕”。

3. 中医药教育结构的政策分析

中医药教育经过多年的发展，逐步形成了涵盖研究生教育、本科教育、高职高专教育、中专教育和成人教育的多形式、多层次、多专业的体系架构。20世纪50年代以来，国家将现代院校教育引入中医药教育体系，院校教育逐步成为中医药人才培养的主要形式。有39%和53%的调查对象认为，国家政策对中医药教育体系的形成有明显和较明显的促进作用，有8%的调查对象认为作用不明显。调查结果显示，国家中医药教育政策在中医药教育事业中起到了导向性作用。

关于院校教育对中医药事业发展的作用，分别有71%和24%的调查对象认为有积极或较积极的作用，表明中医药教育进入国家正规的教育体系对中医药事业的发展有着正向而有力的促进作用。

中医药教育的结构调整从自身发展角度来看，在规模、结构上取得了较大的成绩，但中医药教育结构仍需要在逐步完善执业资格立法的基础上加强中医药教育内部各层次、各门类的衔接，以逐步完善中医药终身教育体系。依照中医药独特的人才成长规律，构建中医药终身教育体系，也是关乎中医药教育健康发展的重要举措。对中医药政策在这方面的保障，根据力度大小依次为力度不大且效果不明显（49%）、力度较大效果较明显（32%）、有政策但落实不力（14%）、力度大且效果明显（5%）。

在我国中医药院校教育体系架构逐渐完善的过程中，随着一些院校的扩招规模过大，出现了中医药教育学位结构不协调的状况，即研究生比例偏小、本科生比例适中、大专生比例稍低、中专生过剩。对于中医药教育政策在层次结构调整方面的指导作用，认为指导有力、成效显著的占24%；认为指导有力，但效果不明显的占49%；另有22%的人认为指导力不强；5%的调查对象认为指导不力。

近年来，中医药教育表现为以中医药专业为主体、相近专业和相关专业协调发展的格局。在提及中医药教育的专业结构调整政策对人才适应性的指导作用如何方面，认为有指导力、成效显著和认为指导不力、没有效果的均占 14%；认为有指导力，但效果不明显的占 42%；认为指导力不强的占 30%。提示今后中医药教育应加强对政策的进一步细化和深化。

经过 50 多年的实践与探索，中医药教育的各层次学制结构已基本稳定。81% 的调查对象认为，目前的学制结构对培养合格的中医药人才基本合理；11% 的调查对象认为合理；8% 的调查对象认为不合理。

在国外医学院校教育中，医学生的培养一般采取长学制教育模式。中医药高等教育自 1991 年开始，试办中医专业本硕连读七年制教育。回顾 15 年的历程，如何看待长学制教育在中医药人才培养中的作用，59% 的调查对象认为，长学制教育“基本符合中医药人才成长规律，应该继续探索”；27% 的调查对象认为，“符合中医药人才成长规律，应大力发展”；14% 的调查对象认为，长学制教育“对培养高级中医药人才作用不明显，应该慎重”。

从我国中医药教育的区域结构来看，对于中医药教育政策的宏观调控效果，认为“效果明显”的占 3%，认为“效果比较明显”的占 55%，认为“效果不明显”的占 42%。

4. 中医药教育学科建设的政策分析

中共中央《关于教育体制改革的决定》（1985 年）要求根据同行评议、择优扶持的原则，有计划地建设一批重点学科。1995 年国家计委、国家教委、财政部联合发布《“211 工程”总体建设规划》。“211 工程”是新中国成立以来高等教育领域规模最大的重点建设工程，也是“九五”期间高等教育的发展工程。

2001 年教育部部署开展高等学校重点学科评选工作，目的在于促进我国高等学校的学科建设，进一步提高我国高等学校教学科研的能力，形成一批立足国内培养高层次专门人才、解决经济建设和社会发展重大问题的基地；对高等学校的学科建设方向进行引导和示范，使高等学校学科建设进一步适应现代化建设的需要；优化高等教育资源配置，集中国家和地方有限财力，通过重点建设，逐步在全国范围内形成布局合理、各具特色和优势的重点学科体系，巩固和扩大高等学校在人才培养、科学研究方面的综合优势。

1993 年，国家中医药管理局确定了首批局级中医药重点学科，并下发了国家中医药管理局《关于局级重点学科建设与管理的意见》。1995 年国家中医药管理局又下发了《关于开展重点学科建设工作检查的通知》，组织检查小组对北京、上海、南京三所高等中医药院校的 7 个重点学科进行了实地检查，对广州、成都、黑龙江、湖南、福建 5 所高等中医药院校的 7 个重点学科进行了通讯调查。1997 年召开中医药学科建设研讨会，对重点学科建设工作进行了通报，这些措施有效地推动了中医药重点学科的建设。同时，各省（市）、自治区教育行政部门也评选、批准了一批省级中医药重点学科，各高等中医药院校也自选若干学科进行重点建设。

重点学科建设注重突出人才培养，将教学与科研相结合，加强学术带头人培养和学术梯队建设，提高科研成果水平和高层次人才培养质量，寻求学科新的生长点。比如康复医学、中医药信息等，同时提出将学科学术的发展引入课程、教材建设，将学科学术交流和国际合作等方面结合起来，全面规划学科的整体发展。高校在规模、结构调整的基础上形成了以重点学科调整为主线，“发展两头、调整中间”的中医药教育改革思路。

对国家中医药重点学科建设的一系列政策在促进中医药人才培养、提高教育质量方面所起的作用的调查显示，60% 的调查对象认为“所起的作用很大（11%）或较大（49%）”，35% 的调查对象认为“作用一般”，仅 5% 的调查对象认为“作用较小”。

在重点学科建设成效上，重点学科 1988 年以一级学科的形式（医学类）划分，中医学比例偏少；2002 年按一、二级学科审批，比例尚合理；2004年按直属高校一级学科形式（医学类）审批，比例最少。1998～2004年医学类国家级重点学科比较见表2－6－2。

表2－6－2　1998～2004年医学类国家级重点学科比较

年度	西医类学科		中医类学科	
	（个）	%	%	（个）
1988	41	87.2	6	12.8
2002（按学科审批）	74	78.7	20	21.3
2004（直属高校）	57（医学类）	90.5	6	9.5

目前，限制中医药发展的瓶颈是中医药标准化指标的建立。但以提高教学科研学术水平为己任的重点学科，还未将建立中医药发展的标准化指标体系纳入其主要发展目标。

5. 中医药人才培养模式的政策分析

在多年的探索和实践过程中，中医药院校教育形成了多种中医药人才培养模式，先后有“宽口径、厚基础、强能力、高素质”的本科人才培养模式；七年制培养模式；本科生导师制培养模式；“非医攻博、硕博连读”培养模式；“按类招生、分段教学、中后期分化”的本科人才培养模式等。目前正在积极探讨八年制本硕博连读的培养模式。“哪些模式最适合我国的高等中医药教育（可多选）”，不同的专家倾向于不同的培养模式。从事临床工作的专家多提出长学制教育模式；针灸和护理等专业领域的专家更赞同“按类招生、分段教学、中后期分化”和七年制本硕连读的培养模式；偏于理工成分的中药学类专家则提出“宽口径、厚基础、强能力、高素质”的本科人才培养模式，“本科生导师制培养模式”和“非医攻博”培养模式；对于研究生或者科研人才的培养，则强调“按类招生、分段教学、中后期分化”的本科人才培养模式配合“七年制本硕连读”、“八年制本硕博连读”培养模式。

中医带徒（师带徒）是中医药学独具特色的人才培养方式。名师带徒与班级授课制并存使得老中医的宝贵学术经验得以很好继承。作为中医药继续教育的重要组成部分，国家十分重视“老中医药专家学术经验继承工作”和“优秀中医临床人才培养”。对于这方面政策的评价，有50%的调查对象认为，形式和效果很好，但存在受益面小的缺陷；25%的调查对象认为，对培养中医药学术继承人有一定的积极作用；14%的调查对象认为，非常好，应该坚持下去；11%的调查对象认为，设想好，但实际效果不明显。

中医药教育正式纳入国家现代教育体系后，提倡班级授课教学，明确中医药教育首先是为中医、中药行业培养人才。20世纪50年代，国家提倡西医人员学习中医药知识（简称“西学中”），将中西医结合工作纳入十年发展规划，强调医学教育要坚持走中西医结合的道路。目前，中西医结合已成为具有良好发展前景的中医学二级学科。调查结果显示，认为“西学中”政策“对中医药事业发展有一定的推动作用”的占59%；认为“推动作用明显”的占33%；仅8%的调查对象认为“影响不大”。说明中医药界绝大多数人对西学中的政策是肯定的，对中西医结合的政策是支持的。

对院校教育、师承教育、院校和师承相结合的教育模式哪种最适合中医药人才的培养，并应该得到国家政策上的支持，84%的调查对象选择“院校教育与师承教育相结合”；选择单纯院校教育、单纯师承的分别占16%和0，说明院校教育（或与师承教育相结合）在中医药教育中的主流地位和作用得到了充分肯定。

6. 中医药教育质量保障的政策分析

教学保障条件（包括师资队伍、校舍、设备、教材、临床教学基地等）及资源是培养合格中医药人才的重要基石。在教学保障条件方面，就中医药教育政策的调控能力和效果调查显示，很好为0%，较好占33%，一般占56%，较差占17%。

评价作为政策执行不可缺少的环节，国家中医药教育政策在这方面的调控能力和效果如何，同样有着重要的意义。特别是在逐渐加大学校办学自主权的背景下，更是需要利用评价机制来作为一种管理的手段进行调控。对于现行的中医药教育教学改革（如课程体系和教学内容改革、教育模式改革等），对提高中医药教育质量的效果所起的作用，64% 的调查对象认为作用很大（13%）或较大（51%），31%的调查对象认为“一般”，仅5%的调查对象认为“很小”。

关于现行的教学质量评价体系（如本科教学水平评估）对中医药教育健康发展的作用，认为有“积极作用”的占53%，认为“作用不大”的占44%，认为有“消极作用”的占3%。

关于中医药教育入口标准、出口标准的质量控制，医师资格考试对保证人才培养质量，中医药教育政策的调控力调查显示，认为“很好”和“较好”的比例分别为5%和32%，认为一般的占44%；另有将近两成（19%）的人认为“较差”。究其原因：一是有相当一部分（大约3万人）未接受过院校教育的老中医，从事基层医疗几十年，但根据我国的行业准入制度则不具备行医资格，这样就违背了制定中医药行业准入标准的初衷。香港地区对这一部分人专门出台了更为人性化的措施。二是对中医、中药以及护理执业医（药）师国家有中医药执业资格考试制度，对针灸等执业资格考试则是空白，急需完善。

7. 中医药教育教学改革的政策分析

深化中医药教育教学改革是中医药教育发展的内在动力。中医药教育教学改革主要集中在学科建设，专业、课程设置建设，教材、教学内容、方法，以及中医药人才培养模式等方面。教育部于2003年印发了《教育部科学研究项目管理办法》，并启动了“高等学校教学质量和教学改革工程”，要求按照“巩固、深化、提高、发展”的八字方针，巩固成果，深化改革，提高质量，持续发展，把提高质量摆在突出的位置，扎扎实实地推进我国高等教育的改革和发展。教育部还开展了国家级教学成果奖的评定，表彰在教学改革领域中取得重大成果的项目，为教育教学改革提供了动力。高等学校教学质量与教学改革工程的本科教学工作水平评估、名师评选、精品课程建设、外语教学改革是“质量工程”先行启动的四个子系统工程，其中本科教学工作水平评估是影响和带动高等教育全局工作的项目之一。

教材作为教学的要素之一也是中医药教育教学改革与建设的主要内容。为加强对中医药教材建设的领导与指导，国家中医药管理局相继组织成立了“教材建设研究会”和“教材建设专家指导委员会”，对新版教材进行了整体规划、组织编写及质量监控。

对于中医药教育教学改革（包括课程体系和教学内容改革，教育模式改革等）的系列政策和措施，在提高教育质量效果方面的调查结果显示：51%和13%的调查对象认为较好或很好，31%的调查对象认为一般，认为较差的仅占5%。

中国科学技术信息研究所的调查结果显示，中医药高等教育在取得巨大进步的同时，存在的最突出问题就是教育教学改革中被动的以西医学的办学方法和特点来衡量和规范中医药教育，使中医药教育日益衰退。如2005年全国高等医药院校在校生25.6万人，西医与中医在校生之比为5：1。同时存在中医人文底蕴缺乏、中医药经典著作研读不深入，中国传统哲学与中医理论基本训练严重不足，中医的望、闻、问、切等临床硬功夫训练不多等现象。在课程建设方面，精品课程促进了课程建设和教学改革，作用是正向的，但从中西医比较而言，医学教育内部相对于西医学而言的中医学发展却是不平衡的（见表2－6－3），远低于一级学科比例和二级学科比例的26.4%。

表2－6－3　2003～2005年医学类精品课程中西医比例

年度	西医院校		中医药院校	
	课程数目（个）	所占医学类比例（%）	课程数目（个）	所占医学类比例（%）
2003	11	78.6	3	21.4
2004	27	87.1	4	12.9
2005	26	83.9	5	16.1
合计	64	84.2	12	15.8

中医药教育政策大多来源于教育部，其次是卫生部、国家中医药管理局。教育部的政策在学校规模等方面促进了中医药的发展，

卫生部的教育政策多侧重于从学科教育的角度来推行，其中一些适用于西医院校的教育改革方法未必同样适用于中医药院校的教育改革，因此出现了以西医的教育模式来衡量中医药教育的情况。各院校将西医教育分散地整合在中医药教育过程中，形成了中医不中、西医不西的局面，这种现象值得深思。

8. 中医药继续教育的政策分析

中医药在我国的预防保健中发挥了非常重要的作用。21 世纪，中医药教育将面临更多亟待解决的问题。基层中医药医疗和教育机构的设立，以及中医药终身教育体系的建立等都需要相关的中医药政策支持和制度保障。特别是中医药继续教育培训基地的建设是建立和完善中医药继续教育网络的根本。调查结果显示，76% 的调查对象认为，中医药继续教育培训基地不够，中医药继续教育网络建设有待加强；仅 3% 的调查对象认为国家在这方面的政策和保障措施到位，中医药继续教育培训基地够用。

师带徒形式一直是我国中医药实施继续教育的一个重要形式。2000 年国家中医药管理局的调查结果显示，完成了普通高校的学习又具有师带徒经历的中医师，其能力明显高于只经历了单一学习（学校学习、单纯师带徒）的中医师，说明现代学校教育与传统师带徒教育的结合是培养高质量医药人才的有效途径。

2002 年 4 月在总结“八五”、“九五”期间开展老中医药专家学术经验继承工作的基础上，国家中医药管理局对 1996 年《全国老中医药专家学术经验继承工作管理办法》进行了修改，制定出《全国老中医药专家学术经验继承工作管理暂行规定》。第一、第二、第三批老中医药专家学术经验继承工作，以师带徒的方式，在临床中面对面的传授经验，已经取得了良好的效果。国家中医药管理局启动的“优秀中医临床人才研修项目”及中医药继续教育项目等也取得了良好效果。实践证明，这些工作的开展加速了中医药人才的培养，推进了中医药学术的研究、继承与发展。

9. 农村中医药教育的政策分析

如何建立农村中医药医疗机构、教育机构始终是党和政府关注的问题。

为了贯彻落实中共中央、国务院《关于进一步加强农村卫生工作的决定》和卫生部、教育部等五部门《关于加强农村卫生人才培养和队伍建设的意见》精神，切实加强农村中医药人才培养和队伍建设工作，提高农村中医药队伍的整体素质和服务水平，国家中医药管理局制定了《关于农村中医药人才培养和队伍建设的实施意见》。2004 年 12 月国家中医药管理局组织召开了全国实施农村中医药教育项目工作会议，部署了实施农村中医药教育项目的工作。2005 年 1 月展开了《乡卫生院中医临床技术骨干培训》、《乡村医生中医专业中专学历教育》以及《农村基层优秀中医成才规律与临床经验总结及推广》三个农村中医药教育项目管理方案的推进。近期印发了《乡村医生中等中医专业人才培养指导方案》，其主要目的是通过开展对在岗无学历中医药人员的中等学历教育，使他们系统掌握中医药的基本理论、基本知识和临床技能，提高其中医药服务能力和水平。

国家中医药管理局采取了一系列的措施，以促进农村中医药教育的实施，制定了执业准入制度和相应的职业教育以及继续教育制度，由于农村中医药医疗和教育机构不足、保障措施不力以及经费投入不足，导致政策落实不到位。另外，执业准入制度还需要进一步细化，需解决历史遗留下来的部分未经过院校教育但对基层医疗作出贡献的中医从业人员的依法行医问题，以体现政策制定上的“以人为本”。

国家政策层面对农村、社区中医药人才培养的重视程度的调查显示，认为国家在政策层面上对农村和社区中医药人才培养不够重视的占 72%；认为比较重视的占 28%。

二、中医药教育发展的政策要求

（一）中医药教育与政策保障

1. 中医药教育政策的作用

中医药教育发展的历史经验表明，中医药教育的发展与国家的政策密切相关。纵观我国现有的中医药教育政策、法规及保障体系，在促进我国中医药教育事业的发展中发挥了重要的导向、指导、宏观调控及监控等作用。科学、完善的中医药教育政策体系，是中医药教育健康发展的前提和重要保障。

从中医药教育政策导向看，为了促进中医药学的发展，我国政府将中医药教育纳入现代高等教育体系，于1956年创办了第一批中医药院校，到1960年几乎每个省（市、自治区）都建立了中医学院，并在普通医学院开设中医课程。从当时中医药政策的强力支持中，我们可以体会到中医药教育政策的重要导向作用。

从中医药教育政策的指导作用看，中医药政策从行政方面给予支持，大力加强继承老中医药专家的学术经验继承工作，明确师带徒的传统中医药教育方式在现代高等中医药教育中的合法性，并与班级授课制并存。目前，中医药高等教育、中医药成人教育、中医药中等教育构成了我国独特的中医药教育体系。根据中医药高等教育在现代高等教育体系中起点低、起步晚的状况，政府以政策指导的形式使高等中医药院校确立了自身的地位；从研究生教育、学位课程教育及博士后管理相关教育政策的实施，指导高等中医药院校科学、规范、有序地进行建设，并逐步形成了具有大专、本科、研究生教育等层次完备的现代中医药高等教育体系；使中医药高等教育在浓厚的传统文化、传统医学背景中走向教育现代化，成为我国高等教育体系中特色鲜明的组成部分。

从中医药教育政策的监控作用看，我国中医药教育政策以法规、条例等形式出现居多，内容涉及中医药教育事业的计划管理政策、少数民族医学教育政策、学校思想政治教育政策、学校体育、卫生和军事训练教育政策、教育教学基本建设、劳动人事政策、中医药教育体制改革的政策等。各类教育政策对中等中医药学校、高等中医药院校发挥了很好的监控作用。

从中医药教育政策宏观调控作用看,《关于中医药教育改革和发展的若干意见》中指出,各级教育部门和中医药行业主管部门要加强对中医药教育的宏观调控,由对学校的直接行政管理转变为运用立法、财政拨款、规划、信息服务、政策指导和必要行政手段等进行宏观管理,这在一定程度上对发挥学校的办学自主权起到了促进作用。但是由于中医药教育政策体系构建滞后,相关教育政策法规不足,与中医药教育发展存在不配套的状况,有预见性、有规划性的政策措施不够,多以行政管理机制监管中医药教育事业,忽视了中医药教育自身的规律性、中医药院校的主体性和法人地位,在一定程度上制约了中医药教育的自主性发展。

2. 中医药教育政策体系的建设

党和政府历来重视中医药政策法规建设,特别是近几年来,党和国家领导人就中医药事业发展和中医药教育多次作出重要指示。国务院温家宝总理批示:"要坚持中西医并重的方针,发展传统医药。"国务院副总理吴仪在2004年全国中医药工作会议上指出:"中医药教育是发展中医药事业的根本","要切实加大对中医药事业的支持力度。"在此要求下,国家相关部门和国家中医药管理局先后出台了一系列促进中医药事业和中医药教育发展的政策法规,有力地支持了中医药事业和中医药教育的发展。但是随着科学技术的迅猛发展,加之中医药所具有的自身独特性,在传承和创新中医药文化过程中仍面临着时代的考验和挑战,现实中存在的矛盾和问题需要通过政策研究和政策完善加以解决。

(1) 理顺中医药教育管理体制,完善上下位政策的协调对应机制

我国从纵向上已建立以中央宏观调控、区域具体管理为主的中医药教育行政管理体制。国家层面有国家中医药管理局进行宏观调

控，区域层面有以地方中医药管理局为主的具体管理。现存在的突出问题是：有的地方中医药院校，特别是职业技术院校和各类培训机构，仍然分散在教育管理部门、卫生行政部门、食品药品监督管理部门、劳动与社会保障部门等，不利于中医药教育政策的贯彻落实。中医药教育与科技、文化、卫生、体育等有着密不可分的联系，而科技、文化、卫生、体育等部门缺少专门的中医药教育上位政策，影响了中医药与相关部门的横向联系。现在中医药院校大多已改由地方政府管理和统筹，理论层面上不存在管理和统筹问题。在中医药院校附属医院和临床医学教育基地建设上，因受省卫生行政部门和教育部门双重管理，存在不协调的问题。理顺中医药教育管理体制，加强中医药教育政策监督与评估，及时修订中医药教育政策法规是当前的一项重要任务。

（2）健全中医药教育政策法规，细化中医药教育政策法律内容

国家中医药管理局成立以来出台了较多的中医药教育政策和法规。特别是 1998 年的国务院机构改革，明确规定“国家中医药管理局为卫生部管理的主管国家中医药事业的国家行政机构”，按照《法规规章备案条例》规定，国家中医药管理局可以制定相关规章。1998 年经国务院批准的《国家中医药管理局职能配置、内设机构和人员编制规定》规定：按照国家医药卫生管理体制改革的总体规划，国家中医药管理局应集中力量加强中医药科技研究和人才培养。这便直接加大了国家中医药管理局的政策管理职能，有效地推进了中医药教育政策体系的建立和完善。但是中医药教育必须受国家教育大法约束，现行已经颁布的多部教育法规和纲要、意见等，虽然对政府和院校的责任义务及管理权限作出了相应规定，但针对中医药教育的内容细化不够，针对性不强，需要进一步充实。

高等教育管理体制改革已将中医药院校管理的权限下放到省一级政府，这在一定程度上给区域性中医药教育政策体系发展创造了空间，但目前还没有看到比较完备的专门针对中医药教育的地方性法规，因而需要加强这方面的工作指导。

(3) 充分重视中医药教育政策科学研究，提高中医药教育研究机构地位

长期以来，大多数中医药院校由于原有学科发展的局限性，教育政策研究一直比较薄弱，无法与中医药事业的跨越式发展相适应。事实上，有许多涉及中医药教育发展的新问题需要教育政策的科学指导。如开展中医药教育学研究、中医药教育质量评价体系研究、中医药课程体系改革研究、中医药教材建设、探索建立符合中医药教育自身规律的人才培养模式、探讨院校教育与师承教育相结合的教育模式、制定中医药教育相关标准、建立健全中医药教育质量保障机制等，任务十分繁重。

在机构建设上，尽管我国已建立了比较完整的医学教育政策研究机构，国家级、省级、市县级的组织机构条块结合，既相互独立又密切联系，形成了一个多层次、多渠道、多目标的立体交叉网络，但就其在中医药教育方面的作用而言，至今仍未得到充分的发挥。

(4) 密切关注社会人才需求状况，加强中医药教育适应性调控

目前，我国的中医药教育层次结构不尽合理。2005 年中医药研究生、本科生、专科生、中专生的在校生结构之比为 1.0∶6.7∶2.8∶11，中等中医药教育在四个层次中比例过大，呈倒“工字形”。部分专业盲目设置，脱离社会需求；作为精英教育的中医临床类专业准入门槛偏低，规模大而不精，培养的人才难以达到临床要求。造成以上情况的原因在于，政策调控机制有待健全，各办学层次之间尚没有完全形成合理的分工和有机连接，对此，必须对社会人才需求状况予以高度关注，加强宏观调控。

(5) 农村和社区中医药教育任务艰巨，机制亟待建立

党的十六届六中全会提出了到 2020 年构建社会主义和谐社会的目标和主要任务，要求“采取更直接、更有力的政策措施，建立覆盖城乡居民的社会保障体系”，“建立和完善农村基本公共服务体系”，这反映出建设城乡居民社会保障体系和农村基本公共服务体系的长期性。如何在现有基础上顺利完成这一历史重任，中医药教育

承担着重要的责任。目前，农村和社区的中医药教育资源不足，城乡居民社会保障体系和农村基本公共服务体系建设的难点在于大学毕业生下不去，现有乡村“经验型医生”在法律上又得不到确认，各级中医药教育管理人才培训经费严重不足，因而机制建立势在必行。

（6）重新架构中医药继续教育体系，满足各类受教育者的学习需求

随着我国中医药事业的发展，人才需求的多样化已成为客观事实，在这一趋势下构建社会化的中医药继续教育体系已显得越来越迫切。中医药教育必须以多样化的形式来满足社会各类成员接受中医药教育的需求。目前存在的问题是：中医药继续教育在体系上不够完善，在一专多用、多专通用教育上特色不鲜明，教学质量监控力度不够，每一层次受教育人员的素质达不到教育标准，师承教育受区域重视程度的影响发展极不均衡，现代网络教育手段受经济发展状况的影响延伸不到最需要的广大农村地区，现有培训基地示范性不强、功能不全，并缺少全日制教育、分段式教育、弹性学制教育互为补充、相互认定的管理制度和机制。

（7）提高对外教育整体水平，加快中医药教育国际化进程

中医药对外教育已成为我国高等教育国际化进程中最活跃的领域之一。在党和政府的中医政策指导下，中医药对外教育取得了巨大成绩。特别是从 20 世纪 70 年代起，随着“针灸热”的兴起，一股“中医热”逐渐地吹向世界各个角落。半个世纪以来，中医药对外教育发展迅速。近年来，到中国学习自然科学的外国留学生中，学习中医药的留学生数量一直占据首位。目前，中医药对外教育层次结构趋于完善，对外交流与合作趋于多样化和多层次，而且合作的规格已经呈现高层次、高水平，高等中医药对外教育管理规范，教育体系逐渐成形。但是中医药对外教育也存在如下一些问题：

一是中医药对外教育交流与合作的总体水平不高。中医药对外教育交流与合作大部分局限在与民间团体和个人的合作，通过政府

组织或正规大学的合作项目不多，在全日制高等教育领域合作的项目有待扩展。中医药教育在国外扩展的项目一般以短期、业余或继续教育为主，全日制学历教育还没有成为主流。除了在澳大利亚、新加坡、英国、美国、中国香港地区的部分大学开设有正规的中医药学历教育外，大部分国家和地区的中医药教育都在民间进行。在近几年全部中医药对外合作项目中，教育培训项目约占40%，但大部分为非学历教育，未纳入所在国家或地区的正规教育体系。

二是中医药对外教育交流与合作未能形成合力，需要政策机制协调。国内各中医药院校的对外教育合作一般各自为战，以各种途径自发性地进行对外联系为多，缺乏协调与合作。全国范围的中医药对外教育协调机制尚未形成，政府部门没有形成协调和促进机制。各中医药院校为发展本校的对外教育规模，在对外教育市场上相互竞争的局面日渐突出，甚至出现为吸引生源而采取降低入学门槛或不设门槛的情况，形成不良的中医药对外教育竞争局面。

三是中医药对外教育主动参与国际教育合作的竞争力不足。国内各中医药院校的对外教育发展力量不足，难以进入高层次的教育合作领域。诸如缺乏国际教育合作的人才、资金和管理经验。我们与国外的合作一般是让学生进来，主动在国外控股办学的情况几乎没有。

面对教育全球化和中医药走向世界的神圣任务，中医药对外教育的交流与合作任重而道远。

（二）未来中医药教育发展的政策需求

1. 当前中医药教育发展的政策需求分析

（1）中医药教育发展的规模、结构必须依靠政策法规的调节

从我国中医药行业人员队伍的现状来看，中医药人才队伍整体素质还不够高。教育规模不小，但整体学历结构重心偏低，整体创新水平不够高，整体分布不尽合理，规模效益不够理想。尽管造成这一局面的原因是多方面的，但最终都可以还原为政策和制度问题。

一是许多问题本身就是政策、制度缺失或不健全造成的；二是所有的教育问题最终都可以通过政策修订和制度创新进行妥善解决。

据统计，2002 年我国中医药从业人员的学历结构为硕士以上学历占 2.1%，本科学历占 31.0%，大、中专及其以下学历占 64.2%。按照世界发达国家卫生人力资源的标准，硕士以上学历在医疗卫生行业的比例一般在 15% ~20%，可以看出，我国中医药从人员的学历结构与发达国家的差距较大。

以院校中医类专业学历教育为例，1982 ~1998 年，本科增长速度为 2.9%，专科增长速度为 13.0%，中专的增长速度为 22.8%。1998 年，专科在校生总数是 1982 年的 7 倍，中专在校生总数同比增长了 27 倍。根据国家中医药管理局 2006 年 8 月 1 日印发的《中医药事业发展“十一五”规划》，到 2005 年，高等中医药院校的数量由 2000 年的 25 所增长到 32 所，中医药类在校生由 7.73 万人增长到 8.5 万人，增幅较小，规模相对稳定。而高等西医院校、非医药院校和研究院（所）培养中医药专业学生的数量则明显增加。据有关资料统计，西医院校 1999 ~2005 年，招收中医药专业本科人数从 1090 人增加到 5068 人；2005 年全国高等非医药类院校、研究院（所）中医药专业大专以上在校生人数为 3.6224 万人，中专生为 3.1612 万人。尽管中医药机构数量这些年也在增长，但机构的容纳已经有限，数量发展已不再是中医药教育发展的主要问题。

研究表明，1999 ~2005 年，中医类专业增长速度由大到小依次为中专生 > 专科生 > 研究生 > 本科生；2005 年，研究生、本科生、专科生、中专生之比为 1.0∶6.7∶2.8∶11.0。大专以上的招生规模与中专之比已经接近 85%，提前实现和超过了 2001 年《中国医学教育改革和发展纲要》提出的到“2015 年 72% 的目标”。但值得注意的是，低层次中医类专业发展过快，与 2001 年《中国医学教育改革和发展纲要》提出的逐步压缩中专医学教育的要求不符，这与医学教育属精英教育的规律也不相符。

如果中医药学历教育的规模、结构发展速度不变，我国与发达国家的距离将继续扩大。2002年《关于医药卫生类高职高专教育的若干意见》出台，由医学高等专科学校和普通本科医学院校举办的中医学专业，以培养面向农村、社区医院的助理执业医师为主要目标。随着独立设置的中医药专科学校的创办和发展，以及乡村中医执业资格标准的实行，中专毕业生就业难的问题也将日益严重。

因此，为使未来中医药教育的发展与社会需求紧密结合，必须加强对各地区中医药发展的人才需求趋势进行研究。根据《中国2001~2015年卫生人力发展纲要》提出的行业人员结构标准，“到2015年，每千人口拥有卫技人员3.64人左右，拥有执业医师数达到1.26人左右，执业护士数达到1.26人左右。到2015年医生要全部达到大专以上学历水平，护士中具有大专以上学历者不低于30%；专业人员职称结构达到合理比例”，根据各地区中医药发展的实际需要，科学地制定中医药教育发展规划。同时必须注意协调资源，优化所辖地区院校中医药专业教育的总体布局，稳定中医类专业教育规模，提高中医类专业教育层次。对中医类专业教育，重点加强培养面向农村的高职高专人才，以及中医临床专业学位人才，并逐步向高层次专业学位教育发展，注意严格控制中医类中专学历教育的规模。另外，按照《护理、药学和医学相关类高等教育改革和发展规划》，积极发展中药、护理及中医药相关类专业，配合医药从业人员执业（职业）准入的学历标准等调控手段，逐步改变中医药学历教育低层次发展的结构问题。

（2）中医药教育的内涵发展必须依靠政策法规

从中医药教育发展的实际层面分析，当前存在着一些需引起重视的政策需求。作为中医药院校重要组成部分的中医临床学院，正逐步成为中医药大学进行后期临床教学以及专业学位教育、具有中医特色的二级学院。多科性中医药大学与独立设置的中医药院校并存的局面，要求进一步调整院校建设，并理顺大学内部基础医学与临床医学教育的关系。

有数据表明，非中医药院校培养的中医药人才已逐渐超过了中医药院校。面对同一区域不同院校中医药专业教育共存、且缺乏统一管理的状况，要求政府通过政策措施进行宏观调控，以优化学科专业布局，保证中医药院校教育的主体地位，形成各自的优势和特色。

由于学科（专业）资源的分散，为了保证办学质量，不少中医药院校通过改革教育教学组织形式，加强了院校之间、院校与社会之间的合作与联系。如与综合性大学联合开展七年制教学，开展专业实践教学，以及产、学、研结合培养高层次人才等。但这种合作关系，随着产业体制结构的调整及院校专业规模的扩大越来越松散，责、权、利不清，需要制定相关政策给予规范和保障。1992 年出台的《普通高等医学教育临床教学基地管理暂行规定》，14 年没有进行修订，也没有颁布新的规章。该规定已不能适应形势发展的要求。另外，中医药知识产权制度没有得到很好的落实。

职业教育和继续教育成为中医药教育体系的重要组成部分，高等中医药院校的附属医院（或临床医学院）既开展中医学专业的后期教育，又开展继续教育，实现了职业教育与院校教育资源、医学院校与社会资源的协调。中医药实行行业管理，怎样协调教育与医疗的关系，在事业单位体制改革尚未完成的形势下，需要相关公共政策的协调，进一步形成具有中国特色的中医药院校教育体制。

目前，中医药高职高专与七年制中医类专业教育的内涵，本科同类专业的内涵面临重新定位的问题。这对中医学素质教育与专业方向、医学学士与学制定位改革提出了紧迫的要求。

中医药院校通过招收留学生、合作办学和学术交流，与国际教育的关系越来越紧密，为中医药文化传播、中医药教育国际化以及丰富国家外交关系等作出了应有的贡献。虽然我国出台了《中医药对外交流与合作十年规划》，但针对依法“走出去”办学的实际操作需要来说还远远不够。对此，应进一步制定相对完备的政策和保障措施，规范和促进中医药对外教育服务的形式、内容和范围。

2. 中医药教育发展需要科学发展观的指导

根据中医药教育发展战略目标，中医药教育的现代化建设应紧紧围绕建设法制型中医药教育、责任型中医药教育、创新型中医药教育体系这一目标，全面规划发展内容，相应制定配套的中医药政策法规，使中医药教育始终沿着依法治教、依法办学的轨道健康发展。

中医药教育要逐步理顺与教育事业发展的关系，同时理顺与政府行政行为的关系，深化自身管理制度和机制的改革，建立起与依法治国、依法行政相协调的依法治教、依法治校管理体系，形成与中医药教育改革和发展需要相适应的、层次合理、内容完备的教育政策法规体系。按照中医药教育的特点和规律制定法规标准，按照法规标准规范中医药教育行为。

中医药教育要主动适应市场经济的要求，既享有教育机构法人权益，也要承担相应的责任和义务，遵法守法。在各级政府宏观管理下，面向中医药事业和中药产业等经济与社会发展的多样化需求，加强中医药教育发展的科学探索和规划，完善专业服务、学科生产与管理服务体系，提高教育的整体效益。

创新型教育是创新型国家的重要基础和支柱。《国家中长期科学和技术发展规划纲要》（2006～2020 年）提出，今后 15 年我国要争取进入创新型国家行列。中医药教育既要根据《纲要》提出的要求，即“加强中医药继承和创新，推进中医药现代化和国际化，以中医药理论传承和发展为基础，通过技术创新与多学科融合，丰富和发展中医药理论，构建适合中医药特点的技术方法和标准规范体系，提高临床疗效，促进中医药产业的健康发展”，积极进行科学教育实践创新、科学教育理论创新，将科教兴国、人才强国等战略决策落实到中医药教育的具体实践中，推进中医药教育的全面进步。

建设“法治、创新”的中医药现代化教育，必须坚持以科学发展观为指导，结合具有中国特色、时代特征和中医药教育特点的理论和思想观念，深化中医药教育改革，推进中医药事业的发展，实现中医药教育与经济、社会全面协调的可持续发展。

三、中医药教育发展政策与保障体系构建

（一）中医药教育宏观政策保障体系

为更好地调整、规范和解决中医药教育改革与发展中出现的新情况和新问题，化解矛盾，维护稳定，实现中医药教育发展的目标和战略任务，必须不断完善中医药教育宏观政策保障体系。

1. 理顺管理体制，完善管理手段

充分行使地方政府制定地方性法规的权利，制定支持中医药教育发展的保障政策。各级政府不但要“指导、检查本地区内中医药教育机构对党和国家有关中医药教育的方针政策、法律和法规的贯彻执行”，还要依据有关规定，加紧区域中医药教育地方性法规与规章建设。

强化政府对中医药教育发展的社会管理和公共服务的职责，维护中医药教育发展的合法权益。以教育宏观调控为主（总量控制、教育拨款、院校布局等），完善立法、规划等政策手段，形成与中医药教育改革和发展需要相适应的层次合理、内容完备的教育法规政策体系。按照中医药教育的特点和规律制定法规标准，依法规范中医药教育行为，进而促进中医药教育的发展。

2. 加强法制建设，坚持依法治教

加强中医药教育法规建设，规范中医药教育行为，确立中医药教育的自主地位，保护中医药教育的积极性。修订所有阻碍发展和不公正对待中医药教育的政策条文，进一步落实《中华人民共和国宪法》和《中华人民共和国教育法》的要求。加强中医药教育地方性法规建设，为基层中医药教育治理、发展提供政策导向。

——依法治教。按照中医药自身特点和规律确立行政管理方式。加强中医药教育宏观决策的科学研究，提高教育决策的科学化、民主化水平。完善教育行政决策和管理制度，建设一支高素质的教育行政管理队伍。

——完善法规政策体系。加强中医药教育标准建设，明确对社会力量办学的管理职责，健全审批程序，规范管理行为。进一步健全中医药教育督导机构和督导制度，加强督导检查，加大教育行政执法力度，促进学校法人制度的建立与完善，逐步建立健全学校的监督与评估机制，保障中医药教育规范、持续发展。加强教育普法宣传，推进中医药教育法治执行力。

3. 转变管理职能，推进科学执政

——进一步转变行政管理职能，扩大中医药院校办学自主权。尊重中医药自身特点和规律，发挥中医药院校政策咨询作用，加强中医药教育宏观决策科学研究，同时，提高教育决策的科学化、民主化水平。不论是“依法治国”，还是“依法治教”、“依法治校”，关键要解决“治什么、怎么治”的问题。要识别、监测可能影响中医药教育发展目标实现的关键问题，研究制定解决这些问题的措施方案，制定防范这些问题出现的必要的规章制度，要在中医药教育法律法规等的指导下，不断提高中医药院校面向社会、自主办学的能力。

——加强中医药教育政策建设。教育部《关于大力提高高等学校哲学社会科学研究质量的意见》和《全国教育科学研究“十一五”规划纲要》已经出台，《中医药事业发展“十一五”规划》已将中医药教育学作为中医药教育的重大建设项目之一。这个政策及其所营造的有利环境，将成为中医药教育政策体系发展的支持。对此，应加强中医药教育政策保障体系有关问题的研究，有效落实党的中医药政策，实现国家意志，为政府制定规章制度服务。同时，为“依法治校”提供咨询；向地方政府反映广大中医药教育工作者的意志和根本利益需求，使之纳入地方性法规和政府规章之中，受到保障，并协助政府及时修订和撤销不适宜的中医药教育法规。

要不断加强基层教育组织和院校发展过程中的关键问题及其解决措施的研究，系统总结管理实践的成功经验，加强教育组织的规章制度建设。

（二）中医药学科建设的政策保障体系

学科是学校的立足之本，学科发展水平是一所高校地位的标志。多年来，各个级别的重点学科培养了一批中医药高层次人才，形成了结构比较合理的学术梯队。多数重点学科点已能自主、持续地培养高层次中医药专门人才，加强学术梯队的建设，发挥了示范辐射作用，扩大了学术交流与合作。

2001 年 3 月，教育部部署开展的高等学校重点学科评选工作，主要目的是促进我国高等学校的学科建设，进一步提高我国高等学校的教学、科研能力，形成一批立足国内培养高层次专门人才、解决经济建设和社会发展重大问题的基地，根据目前我国经济建设、社会发展、科技进步和国防建设的需要，对高等学校的学科建设方向进行引导和示范，使高等学校的学科建设进一步适应现代化建设的需要。在优化高等教育资源配置，集中国家和地方有限财力的基础上，通过重点建设，逐步在全国范围内形成布局合理、各具特色和优势的重点学科体系，巩固和扩大高等学校在人才培养、科学研究方面的综合优势。

教育部的高校学科发展政策对中医药的重点学科发展起到了积极的促进作用，但从资源分配上，就医学教育内部结构而言，中医学科和西医学科的发展存在不平衡现象。1988 年重点学科以一级学科的形式（医学类）划分，中医类学科 6 个，西医类学科 41 个，中医类学科比例偏少；2002 年按一、二级学科审批，中医类学科 20 个（占 21.3%），比例尚合理。2004 年按直属高校一级学科形式（医学类）审批，中医类学科为 6 个，仅占 9.5%。

根据“211 工程”建设的需要，国家对重点学科建设的总体目标做了如下规定：经过十年或者更长一点时间的努力，使相当一批重点学科成为培养高层次专门人才和解决国家经济建设、科技和社会发展重大科技问题的基地，在教育质量、科学研究和管理等方面处于国内先进水平，并有一定的国际影响。其中，部分重点学科点达到或接近世界先进水平，基本形成适应社会主义现代化建设需要、结构布局合理、水平较高、各具特色的重点学科点群。为实现以上建设目标，重点学科建设的具体措施必须符合以下要求：

1. 实施“有所为、有所不为”的学科建设方针

“有所为”就是要突出重点，实施重点投入、重点建设；“有所不为”是指以重点带动一般，以优势形成突破，在独有的优势下确定全局全面推进。学科是高校的细胞和基础，学科发展是高校发展的核心。“有所为、有所不为”就是要对不同学科有不同的目标要求。纵观国外一流大学，并不是所有学科均处于一流，往往是某些学科领域各有优势和影响力，从而形成了各自的风格和特色，并提升了整个学校的知名度。因此，在进行学科建设时，要根据学科发展的前景、国家的需要和学校的实际条件，对不同的学科提出不同层次的要求。实施“有所为、有所不为”的方针，评选重点学科、建设重点学科是学科建设工作的基本出发点。评选重点学科的目的在于加强学科建设，增强学科实力，为发展我国科学研究事业、培养高质量的专门人才作贡献。中医药事业的振兴与发展关键在于学术水平与队伍整体素质的提高，要做到这一点，首要的任务就是加强学科建设。对于以培养中医药后继人才为主要任务的中医药院校来说，加强学科建设，不仅是全面提高教育质量的根本保证，也是促进中医药院校自身发展的原动力。

“有所为、有所不为”就是走特色化发展道路。目前，我国高等学校在学科建设中存在的普遍现象是盲目发展、方向贪多，单科性大学想升多科性大学，多科性大学想升综合性大学，综合性大学想把所有学科都办成一流。其结果是力量不集中，重点不突出，特色不明显，竞争力不强。因此，学科建设必须立足现实，超前思维，走特色化发展道路。

2. 实施具有中医药特色的学科建设方略

（1）加强重点学科建设必须强化特色

重点学科是高校人才聚集、科研项目集中、设施先进的基地，是培养高素质、高层次人才的摇篮。高校重点学科本身就具备较好的优势和潜力。因此，一所高校要想创造出自己的特色学科，首要的任务就是要集中优势力量加强重点学科建设，从目前学科已有的优势和潜力出发，结合社会、经济发展的需要，在保持和发扬学科原有特色的基础上，不断发展和强化自身的特色。

（2）积极发展新兴、交叉学科，创造特色

在进行学科特色建设时，应根据社会、经济发展的需要，找准突破口，打破学科壁垒，克服交叉障碍，瞄准学科前沿方向，采取发散、前瞻和革新的思维；或改造原有学科，或引进高技术，进行学科交叉；或将相关优势学科进行重新组合，专注特色设计，实现优势互补，进而不断地创造出适应市场经济需求的各式新兴学科和交叉学科。

（3）在学校变迁过程中要注意保护特色、继承特色、发展特色

在教育体制改革中，有的学校归属变了，或几个学校合并了，这时保护继承原有学科特色、发展原有学科特色是一个十分重要的问题。一个学科的特色是经过长期的建设和日积月累而形成的，不能因体制调整而割断自身的血脉，轻易放弃这种无形资产，而应在新的历史条件下，注入新的内容，使其适应国际科技发展的趋势；不能因为要建设新的专业、创建有特色的学科而忽视原有学科的特色。一个学科只有经过长时间的建设，才能得到社会认可而形成特色。

3. 实施丰富中医药学科内涵的建设重点

（1）关于学科制度建设

目标管理是一个全面的管理系统，它用系统的方法将许多关键管理活动结合起来，并且有意识地、高效率地实现组织目标和个人目标。学科建设的目标管理就是在国家学科建设总体规划指导下，明确将要建设什么样的学科和建成什么水平的学科，对学科带头人的培养、学科梯队的建设、实验条件的建设、科研工作等做出统筹规划，由学科建设管理机构进行全面协调、检查、监督，使学科建

设工作有的放矢。同时，加强学科的激励机制、竞争机制和制约机制建设，为学科建设提供制度保障。

随着新旧学科的整合与分化，必然会形成一种新的学科管理体系。在该体系中，如何既强调对学科建设目标的管理，又加强对学科建设过程的调控，即如何处理好两者的关系，是学科建设的关键所在。每个学科的建设都有明确的发展目标、研究方向和系列课题。目标管理就是学校根据学科建设的实际情况，分阶段或分年度考核学科建设的目标实现情况，并采取相应的奖惩措施。过程管理是在学科建设过程中，及时了解学科建设的进展情况，督促阶段目标或总体目标按时完成。在学科建设中，只有将目标管理与过程管理有机地结合起来，才能有效地促进学科的建设。

（2）关于学科结构调整

目前，学科分布不均衡、学科力量单薄等情况在中医药教育体系中普遍存在。新形势下，高等中医药院校学科建设越来越受到社会需求的影响。为此，中医药院校的学科建设应根据本校的类型（研究型、研究教学型、教学研究型、教学型）、层次和服务对象的需求，突出地方性、现实性、应用性，加大对现有学科的整合力度，改造本校的弱势学科，大力发展新兴学科、应用学科，使学科分布更具有服务性、合理性和生命力。

中医学是一门具有丰厚中国文化底蕴的医学科学，它以生命科学作为自己的基础和核心内容，又融入数、理、化等古代自然科学知识，同时还与人文科学、社会科学交叉渗透，因而既具自然科学的风骨，又颇有人文科学的精神。单一学科的中医药院校正逐步过渡到以中医、中药为主，护、管、理、工、人文协调发展的多科性大学。在此过程中，中医药的学科建设面临着既要保持和加强中医、中药的优势和特色，又要根据学校的实际情况发展护、管、理、工、人文等多科性大学的双重任务，并且要在一定程度上实现优势、特色学科与新建学科的综合。在学科建设过程中既要体现现实性、逻辑性和创造性的统一，又要在保持现有优势和特色、普遍提高学科建设水平的基础上，积极培育新的学科增长点，在中医基础理论、中医医史文献、中医内科学、针灸推拿学、中医外科学等优势学科带动下，全面促进相关学科的教学、科研和社会服务水平的提高。

（3）关于学位制度建设

"研究生教育是强校之路"已成高校的共识。研究生教育集中了高校最优秀的人力资源，具有很强的带动性、示范性和辐射性。事实上，研究生教育是高校学科实力的综合反映。一些基础较好的地方高校开展了研究生教育，形成了研究生、本科生、专科生三个教育层次相互促进、协调发展的新局面，这对学科建设也起到了很大的推动作用。通过研究生教育，可以拓宽研究领域，拓展新的研究方向，深化研究内容，不断积累学科实力，促进学科之间的交叉、渗透、整合；有利于形成稳定的学科研究方向，整合科研资源、学术优势、人才队伍，提高学科的竞争力；有利于培养高水平的师资队伍，促使教师队伍提高学历层次和学术水平；有利于提高学科的科学研究水平。研究生教育以学科建设为基础而运作，学科建设以研究生教育为动力而发展，两者呈现互为需要的辩证统一关系。

中医学是具有中国特色的生命科学，它本身积淀丰厚、内涵深邃，是在中国传统文化与科学交织的背景下产生的，具有系统的理论体系。在当前健康观念更新、疾病谱改变、老龄化社会到来及医学模式转变的过程中，中医药学的优势和特色更加突出。在继承和发扬中医药学的基础上组织多学科协作，利用现代科学技术理论和方法研究中医药学，将为解决当代生命科学重大疑难问题作出贡献，也必将为中医药学科本身的发展提供广阔的前景。在人才培养方面，尤其是研究生教育，要坚持主体发展与多学科发展有机结合之路，为中医药的继承和发展造就各类高素质人才。只有实行主体发展与多学科交叉的有机结合，中医药的学术才有望实现全面、协调、可持续发展，培养的人才才具有国际竞争力。

（三）中医临床教学法律法规保障体系

近年来，我国有不少与医药卫生相关的法律、法规和条例相继出台，这些文件为规范医药卫生行为、避免和解决医药卫生行为中的矛盾和纠纷起到了积极的规范作用。

中医学是一门实践性很强的综合学科，其临床教学是培养学生实际工作能力至关重要的环节，其行为受到教学和医疗制度的双重制约。中医药院校的附属医院、教学医院和实习医院都在一定程度上承担着中医药的临床教学任务。现行的临床教学模式，多遵循教学大纲和部门规章制度，尚没有一部真正专门涉及临床教学的法律法规。特别是随着中医临床实习学生人数的增加、医疗制度的改革及病人自我保护意识的增强，构建中医临床教学法律法规保障体系，使临床教学积极适应新的医药卫生法律法规环境，建立和完善有法可依的临床教学模式，保障和明确临床教学的权利及义务，推进临床教学工作向法制轨道发展是十分现实的问题。

1. 认定临床教学主体的法律地位

临床教学主体是指在国家认可的教学医疗机构从事临床教学的教师（以下简称临床教师）和接受临床见习或实习的医学生。临床教师在临床工作和教学中的主体应是执业医（药、技、护）师等。医学生作为临床工作和教学的主体应是完成基础课程学习、成绩合格、具备在医疗（教学）机构接受见习和实习资格的中专生、本（专）科生、研究生或实习医生。

《中华人民共和国执业医师法》规定，执业医师可在注册的执业范围内进行医学诊查、疾病调查、医学处置、出具相应的医学证明文件，选择合理的医疗、预防、保健方案；获得与本人执业活动相当的医疗设备基本条件；从事医学研究、学术交流，参加专业学术团体；参加专业培训，接受继续医学教育；人格尊严、人身安全不受侵犯；获取工资报酬和津贴，享受国家规定的福利待遇；对所在机构的医疗、预防、保健工作和卫生行政部门的工作提出意见和建议，依法参与所在机构的民主管理等。

但目前尚未有法律法规赋予医学生拥有以上权利。根据临床教学的任务、功能、作用和对医学生培养的要求，以及从权利和义务的法律原则来看，法律应当赋予医学生在临床教学中适当的法律地位，将他们列为医疗活动中特殊的行为主体，并拥有在教学医疗机构领导和临床教师指导下从事医疗活动的权利。这些权利包括在医疗活动中与之相应的医学处置、医学文书书写、辅助医学研究、参加学术交流、接受培训和继续教育、享有人格尊严和人身安全、适当的劳务补贴等。

2. 界定临床教学主体的工作范围

从事临床教学的医院主要是医药院校的附属医院，医药院校、行政主管部门认可的教学医院、实习医院。卫生部在《关于加强部属高等学校临床教学的暂行规定》中指出，附属医院应具有救死扶伤和教书育人两个基本职能。《全国医院工作条例》规定，医院要在保证医疗质量、完成医疗任务的基础上，积极承担高、中等医药院校学生临床教学和毕业实习，以及在职人员进修培训的任务。

在临床见习、实习期间，医学生并未完全直接接触患者，主要是置身于临床实际工作环境中，通过教师的讲解和示范性操作，经过讨论和分析，加深对已学知识的感性认识。虽然现行的医药卫生法律法规并没有明确要求患者必须承担临床教学的制约性条款，但只要取得患者的理解，一般都可顺利进行。随着人们对自身权益保护意识的增强，如果不做好患者的解释工作，将会在某种程度上侵犯患者的利益。因此，医疗和教育主管部门应制定相应的法规和规章，建立知情同意制度，在保障患者合法权益和遵守医疗常规的前提下，保证临床教学工作合理、合情、合法地进行。

《全国医院工作条例》指出，医院应是在保证医疗质量和完成医疗任务的基础上承担临床教学任务。显然医院的工作基础和重点是医疗工作，即便是教学医院也是如此。为此，要保证临床教学的完成就要制定相应的法规，明确医学生在医疗活动中的工作范围，如处方权、处置权和医疗文书的法律效力等，否则将难以保障临床教学的正常进行，或影响医疗质量，甚至为医疗安全留下隐患。

3. 明确临床教学主体的法律责任

在教学方面，原国家教委的《高等学校学生行为准则》、卫生部的《高等医药院校教师职业道德与学生行为规范》，以及各院校的规章制度都规定了医药院校学生的行为道德准则，但对医学生在医疗活动中的责任目前均无明确的法律规定。

临床工作是一种高技术、高风险的职业。临床教师在传授理论知识的同时，更重要的是传授临床操作技能，这意味着临床教师在工作量增加的同时，责任也随之加大。按照惯例，除非医学生违反了临床工作规章制度要接受行政处分，对于临床教学过程中所发生的医疗事故将由临床教师承担。新出台的《医疗事故处理条例》为患者提供了更多的保护，取消了技术和责任事故之分，这也将给临床教师带来更大的压力。

根据《中华人民共和国执业医师法》，医学生所从事的医疗活动并非他们的法定职责和特定义务范围，因此不能成为医疗事故的主体。如果医学生“擅自超越职责范围”而造成医疗事故，应当承担的是行政责任还是同样负有法律责任，必须通过立法来保障医学生的权利。这种权利的范围应当既能满足在实习大纲指导下培养医学生具有基本技能和工作能力的要求，又能满足在临床工作制度约束下保证医疗质量和安全以及患者利益的要求。

同样，在临床教学中临床教师对医疗事故应承担多大的责任也应予以明确，否则将限制临床教师的积极性，难以保证临床教学质量。

研究生在临床教学活动中所面临的医疗责任问题，是当前尚未完全解决好的突出问题。作为研究生，其临床知识和技能一般都比普通医学生要高，有的已从事过临床工作，能够独立承担一些临床甚至教学工作。因此，在临床和教学活动中如何认定其在临床活动中所承担的责任，尚缺乏明确的法律依据。目前，这种状况大多是依据各医院的规章制度来认定，有的医院则无章可循。从实际情况来看，法律应当赋予研究生比普通医学生更大的权利来参与临床工作。同样，在法律责任的定性和定量的确定上，也应适当高于普通医学生。

（四）中医药教育服务农村、社区的政策保障体系

中医药有一整套完整的学术体系，在广大群众尤其是农村和社区中有深厚的基础和广泛的影响。中医药特有的优势符合新型农村合作医疗“低水平、广覆盖”的服务宗旨。

改革开放以来，在党和政府的关心下，我国已初步形成了具有时代特征的农村中医药人才培养的政策思路。但由于现阶段我国医药卫生事业正处在全面、快速的发展时期，农村中医药人才培养的政策面临不断创新和完善的任务，现有农村中医药人才培养政策在一定程度上还存在局限性，缺乏系统性。特别是社区医疗体系建立的时间不长，存在市场化取向不强、配套化程度不够、法制化导向滞后等问题，从而影响了农村、社区中医药人才培养的健康发展。通过对农村、社区中医药人才培养政策的需求分析，现提出以下建议：

1. 确定中医药服务农村、社区的政策重点

（1）坚持学历教育与非学历教育并重的农村、社区中医药教育方针，从实际出发，提升人才学历层次和素质水平

——关于学历教育的政策问题：一是调整院校专业结构。对已经取得乡村医生资格的人员开展相应的学历教育，分步提高农村中医药人才的学历层次；在部分边远、贫困和中医药教育资源相对贫乏的地区，重点发展专科层次的中医药教育；积极探索初中毕业后学习5年的中医药专科教育，为农村培养专科层次的中医药人员；在有需求又有条件的地区，中医药院校应调整本科专业发展思路，突出中医药特色，开展面向农村、社区的中医学、护理学、卫生管理等本科专业教育，为农村、社区培养本科中医药人才。二是加强

在职在岗中医药人员的学历教育。农村在职在岗中医药人员学历教育对象以乡、村卫生机构的优秀中青年中医药人员为重点，学历教育的层次以大、中专为主；学习内容以中医药基本理论、基本知识和基本技能为主，并加强农村中医药适宜技术的学习，侧重中医药临床能力的培养；积极开展中医药现代远程学历教育和成人教育，为农村在职中医药人员接受中医药本、专科学历教育服务。

——关于非学历教育的政策问题：鼓励中医药院校积极支援农村的各种培训项目，充分利用各种形式，如函授、广播电视、网络教育、讲习班等，拓宽在职在岗培训渠道，提供培训机会，提高农村中医药队伍的整体素质。同时，加强对县级以上中医医疗机构的指导和管理，使之在农村中医药人员的继续教育和岗位培训方面发挥作用。有条件的县及县级以上中医医疗机构，或具备条件的中心卫生院均要承担一定的培训农村中医药人才的任务。

（2）制定服务于农村的中医药政策

农村中医药服务体系，是我国医药卫生服务体系的重要组成部分，它的建设需要系统的政策保障与支撑。

——关于人才认定标准的政策问题：我国现行的包括农村中医药人才在内的认定标准，仍然沿用的是20世纪80年代初制定的“学历+职称”认定标准，能力和业绩未能在标准中充分体现。发达国家的人才认定标准一般强调的三方面要素：即知识（受教育程度）、能力（经历）、业绩。建议行业主管部门制定符合国情和农村中医药工作实际的农村中医药人才认定标准。该标准至少应体现两个特点：一是淡化并逐步取消现行的按学历和职称认定人才的标准，建立基于知识、能力、业绩等为要素的新的人才认定标准；二是树立大人才发展观，突出人才的多样性、层次性、针对性和实用性。

——关于配置教育资源的政策问题：积极发展以能力为本位（CBE）的高等中医药职业教育和专科层次的中医药类专业，加强高职高专学生的创业教育、中医药适宜技术、现代医学方法、中医药基础理论和预防保健知识的培训；加快中医药院校课程体系和教学内容的改革，增加农村需要的中、西医内容；扩大专科层次的培养规模，改革培养模式，探索订单式教育，采取初中毕业学习5年或高中毕业学习2～3年的高等专科教育方式，定向为农村培养适用的中医药人才。

——关于完善职业教育体系的政策问题：积极完善中医药职业教育体系，充分发挥高等中医药职业学校的作用，多层次、多形式地培养农村需要的中医药人才，并承担乡村医生中医药知识和技能的培训任务。

——关于健全培训制度的政策问题：现行的成人学历教育大多要求参加成人考试，且要全脱产或半脱产进行学习。这对文化素质相对偏低、难以离职离岗的农村中医药人员来说是非常困难的。建议一是在认真总结我国六省市农村中医药人才培养工作试点的基础上，根据全国农村经济、社会发展和中医药事业发展的需要以及中医药教育资源状况，继续扩大试点工作。二是各级卫生行政部门在制定农村医药卫生工作政策和规划农村医药卫生人才培养时，统筹考虑农村中医药人员培养问题。三是地方中医药行政主管部门在制定中医药人才培养规划和实施方案时，要加强与当地政府部门的有效衔接，积极争取其对农村中医药人员在培训经费和学习时间上的支持。四是鼓励和组织农村中医药人员参加成人教育、自学考试、远程教育等学历教育和各种形式的继续教育培训，提高其学历层次和临床业务能力。五是进一步落实国务院《关于大力加强职业教育的决定》中关于按照职工工资总额的1.5%～2.5%提取教育培训经费的规定，保证经费专项用于职工特别是一线职工的教育和培训，将农村中医药人员参加继续教育培训情况作为岗位聘任、技术职务晋升和执业注册的重要条件。

——关于开展巡回教育的政策问题：建议组建中医药院校讲师团，为农村基层中医药人员开展不定期的义务教育培训服务；编写简单实用、能够反映当代医学科技发展的教材或手册，使农村中医药人员通过自学获得并掌握一定的实用医学知识和技能。

——关于加强人员管理的政策问题：目前，农村中医药队伍不具备执业资格或不具备专业技术职务的人员较多，一些非专业人员从事中医药专业技术工作的情况较为普遍，这不仅严重影响了农村中医药服务的质量，而且损坏了中医药队伍的整体形象，危害了农村人民群众的身体健康。因此，必须将农村中医药人员的管理纳入法制化管理轨道，严格依法管理。一是要认真贯彻执行《中华人民共和国劳动法》、《中华人民共和国职业教育法》，坚持“先培训、后就业”和“先培训、后上岗”的原则，制定严格的中医药队伍人员准入制度。二是要按照《中华人民共和国执业医师法》、《中华人民共和国执业药师法》和《医疗机构管理条例》要求，依法加强对农村中医药人员的管理，对中医药技术岗位的非专业技术人员予以清退，并逐步分流达不到执业标准的人员（包括不具备执业资格和不具备专业技术职务的人员）。

——关于推广适宜技术的政策问题：建议行业主管部门组织有关专家进行专项调研，筛选一批行之有效的农村中医药适宜技术，国家给予一定的财政补贴，支持其推广应用。

——关于提供农村保障的政策问题：建议将乡镇卫生院纳入城镇职工医保定点医院管理范围，并在医保报销范围和比例中进一步向中医药倾斜，同时将乡镇和卫生院全部中医药纳入农村合作医疗报销范围。

——关于落实人才优惠的政策问题：重新审视、调整和完善现行的相关政策和法规，从保障新时期农村卫生工作取得实效出发，建议制定相关法规时切实做到城乡有别，体现对农村中医药及中西医结合人员培养与使用的重视，彰显中医中药和民族医药的特色，并积极促进对现行《中华人民共和国药品管理法》、《医疗机构管理办法》、《医疗机构制剂管理办法》、《中华人民共和国医师法》等法律法规的重新审视、调整和完善，增加中医药人才各项优惠政策法规条目，使中医药及中西医结合在新型农村合作医疗中发挥更大作用。

——关于制定农村配套的政策问题：一是建议行业主管部门与相关部委协调，制定农村中医药人才配套政策，增加对农村中医医疗机构的投入，加强县级医院中药房和中医医院以及乡（镇）卫生院中医科的建设，改善农村中医药人员的工作和生活条件，提高其待遇，为农村中医药队伍建设创造良好的政策环境。二是出台中医药院校毕业生和城市中医药人员到农村服务的相关政策，如设立“农村医学硕士”学位。对中医药专科和本科毕业生进入县级以下医疗卫生机构工作可参照目前师范院校的“农村教育硕士”的有关办法，为其制定免试入学、在职攻读“农村医学硕士”学位制度，面向农村二级甲等以下医院的基层医务人员定向招生（不含二甲医院，下同），取得学位后在农村二级甲等以下医院工作满 6 年者其学位全国有效；中医药院校毕业生志愿去农村二级甲等以下医院工作者，由国家代其偿还国家助学贷款；对在农村二级甲等以下医院工作的医务人员，给予特殊津贴，使在农村二级甲等以下医院工作者，其平均收入水平不低于同地区二级甲等医院的平均水平；进一步放宽其晋职标准，将其执业地点限定在二级甲等以下医院；对在城市工作的医务人员，在其晋升各级专业技术职务时，要有 12 个月的二级甲等以下医院工作的“卫生下乡期”，以此加强农村中医药队伍建设。

（3）建立中医药全科医学教育体系，培养为社区服务的中医药专门人才

针对我国社区中医药发展的需要，逐步建立以院校教育为基础、毕业后教育为重心的中医药全科医学教育体系，加速培养能够承担社区医疗服务的中医药人才。根据《中国 2001 ~ 2015 年卫生人力发展纲要》、《社区卫生服务中心中医药服务管理基本规范》的要求，一是加快中医药高等院校专业结构和课程体系调整改革步伐，增加与全科医学、社区护理学等相关的课程内容，使学生了解全科医学的思想、内容及全科医师的工作任务和方式，为将来成为全科医师打下基础。二是加强执业全科中医师岗位培训。逐步建立以国家级

培训中心为龙头、省级培训中心为骨干、临床及社区培训基地为基础的中医药全科医师三级培训网络，开展中医药全科医学教育、全科医师继续教育、岗位培训、管理人员培训和其他专业技术人员的中医药全科医学培训等，鼓励中医药本科院校利用当地中等中医药学校的办学条件，举办中医药分校或联合办班，建立面向农村、社区定向招生、定向就业的专门培训基地。

2. 理顺农村、社区中医药教育管理体制

当前，一项比较重要的任务是根据《关于农村中医药人才培养和队伍建设的实施意见》提出的"加强政府对农村中医药人才培养和队伍建设工作的领导和宏观管理，落实各项农村卫生人才政策，建立良好的农村中医药人才培养与管理机制"等文件精神，分析中医药教育在农村、社区卫生医疗服务中存在的问题，从政策上理顺农村、社区中医药教育管理体制。落实国务院在《新型农村合作医疗部际联席会议制度》中提出的"教育部负责农村卫生工作机构的人才培养与相应改革有关工作；中医药管理局负责在新型农村合作医疗中发挥中医药的特色与优势，培养农村卫生机构的中医药技术人员"的精神，有针对性地建立相应的政策法规，并落实到位。

根据《关于切实加强农村中医药工作的意见》精神，各级中医药教育行政主管部门要按照本地区农村、社区中医药发展的需要及教育资源现状，制定农村、社区中医药人才培养规划及实施方案，指导中医药教育结构和规模调整，突出中医药防治特色，构建适应农村、社区需要的人才培养知识模块；有计划地组织开展农村、社区中医药人员的学历教育，制定农村、社区中医药人员继续教育培训方案，认真组织开展乡村医生的中医药知识与技能培训；积极协调相关部门逐项落实有关中医药教育服务农村、社区的各项政策，建立健全农村、社区中医药教育评估制度，确保各项政策、措施落到实处。

（五）中医药职业教育政策保障体系

《中华人民共和国教育法》、《中华人民共和国高等教育法》、《中华人民共和国职业教育法》以法律的形式规定了职业教育在整个教育中的位置；中共中央、国务院《关于深化教育体制改革全面推进素质教育的决定》明确了职业教育的培养目标；《中医药管理条例》的出台标志着国家已用法律的形式对中医药事业进行规范。

2004 年和 2005 年，国务院和相关部委连续召开会议，强调职业教育在整个国民教育中的意义和作用，在提出相应政策、措施的同时，对职业教育的发展规模作出了具体规定。提出“到 2010 年，中等职业技术教育招生规模达到 800 万人；高等职业教育招生规模占高等教育招生规模的一半以上。‘十一五’期间，为社会输送 2500 多万名中等职业学校毕业生，1000 多万名高等职业院校毕业生”。

中共中央《关于制定国民经济和社会发展第十一个五年规划的建议》、国务院《关于发展城市社区卫生服务的指导意见》和《中药现代化发展纲要》等更明确地提出了中医药职业教育在建设社会主义现代化、社会主义新农村、推进社会主义和谐社会建设中的重要意义和要求。

以上方针、政策和法规为中医药职业教育的进一步发展奠定了良好的基础，但是也遇到了一些现行政策无法解决的问题，如政出多门、交叉执法等现象时有发生，无视方针、政策和法规的约束，落实与监管不力等问题还较为严重。

通过对 21 个国家和地区职业教育经验的分析，澳大利亚的 TAFE 职教模式、德国的“双元制”职教模式，以及国内的“订单式模式”、“2 + 1 模式”、“工学交替模式”和“全方位合作教育模式”等对中医药职业教育的发展有一定的借鉴意义。

国外的职业教育模式突破了传统的一次性教育的思维定式，建立了“学习—工作—再学习—再工作”的循环式终身教育模式。职业教育不再被限制在学历教育的框架里，而是从以传授知识为中心转向以培养实际工作能力为中心，终身教育理念具体化，显示出职业教育强大的生命力和对社会发展的巨大推动作用。

国内外职业教育的成功经验主要有多元化办学体制、产学合作办学的管理体制、以企业需要为主要内容的模块式课程体系、以培训技能为中心的实训教学方式、工作本位学习与学校本位学习相结合的学习方式、以学分制为主体的灵活多样的学制、以职业技能鉴定为核心的教育质量评价体系等。

国内外职业教育的许多做法虽然可以在一定程度上解决中医药职业教育存在的一些难题，但要从根本上解决，还需从建立和完善中医药职业政策保障体系入手。

1. 整合教育资源，增强职业教育发展活力

要认真贯彻落实国务院《关于大力发展职业教育的决定》，积极推进办学主体多元化、办学类型多层化和办学形式多样化，全面增强中医药职业教育的发展活力。

（1）关于办学主体

只要达到国家规定的办学条件就应允许国家、企业、社会团体、个人举办中医药职业教育机构，鼓励企业办学或与学校合作办学。同时，倡导各地职业教育机构合作办学，以整合教育资源，优势互补，实现整体提高。

（2）关于办学类型

应站在适应国际和全国中医药行业发展需要的高度，大力举办中医药中等职业学校、高职技术院校以及各种类型的职业培训学校，在集中抓好学历教育的同时，积极开展初级技术培训、岗前培训、在职人员短期培训、单项知识培训、单项技术培训等教育项目。通过政策倾斜，鼓励教育资源丰富的地区向教育资源短缺的地区输送教育人才，形成全国中医药职业教育“一盘棋”的发展格局。

（3）关于办学形式

中医药职业教育的办学形式可采取院校集中教育、远程教育、函授教育等多种形式。

2. 创新管理体制，突出职业教育特点

中医药职业教育机构应接受教育行政主管部门、卫生行政部门、中医药管理（食品药品监管）部门、社会劳动与保障部门的政策性指导，同时从领导体制、教学指导、培养模式、质量监控到学制管理、招生制度、技能认定等全方位进行创新和大胆改革。

（1）关于领导体制

公办中医药职业院校应创造条件，逐步实行董事会管理体制，积极推进教育机构民主化管理；民营中医药职业院校应不断完善现行领导体制，推行校长职业化，并加强对职业院校校长管理过程的监控，增强教育抗风险能力。

（2）关于教学指导

一是学校与社区卫生、农村合作医疗、康复保健产业和中药企业联合分别成立“中医相关类职业教育教学指导委员会”、“中药职业教育教学指导委员会”，全面负责教学指导工作，包括制定人才培养方案、专业建设方案、师资培训计划；审订教学计划、教学大纲、教材；监督、评估教育质量；调整方向性决策等。

（3）关于培养模式

从职业教育培养人才走产学结合的模式定位思考，必须改变专业建设、课程设置、教材编写等教学基础工作由教育专家或院校教师进行，没有真正实现与市场用人需求对接的现状，加大力度推进与企业的良性互动。具体建议：由企业和学校共同完成专业建设，市场需要什么专业，学校就开办什么专业；以职业岗位群所需职业能力设置课程，确保受教育者在有效的学制内充分掌握就业岗位的专业技能；调整理论课和实训课课时比例，推行实训为主的职业教育教学模式；改变教师或专家编写教材的现状，吸纳产业界人士参与教材编写，增强教材的职业技能性、实用性；发展计算机辅助教学，开发多媒体课件，利用现代化教学手段提高教学效果。

（4）关于质量监控

建立学校、职业技能鉴定部门、用人单位三方参与的教学质量监控体系，学生需修满规定的学分，操行鉴定合格，实习鉴定合格。专业课学业考核应按中医药行业职业标准要求出题、评分，理论知识与职业技能结合，结果考试与过程考核结合，从内容到形式都要由适应教育结构向针对就业结构转变。考核不合格者允许补考，直至合格，不出人才“次品”。

（5）关于学制管理

实行以学分制为核心的灵活的学制管理制度，根据学历教育、非学历教育的不同类型，分别采用学年学分制、课程（或课群）学分制、技能学分制等；允许试行学习间断进行的弹性学制，如工学结合、工读交替、先就业后学习、先学习后上岗等。学生可根据自身情况决定学习进度，自主选择提前或延长学习时限。取消招生年龄限制，既可招收已完成九年义务制教育的学生，也可招收已完成普通本科教育未就业的大学生。鼓励招收在职从业人员，宽进严出，为一切愿意接受职业教育或培训的社会自然人提供学习机会。

（6）关于招生制度

当前，无论是初中级职业教育，还是高等职业教育，求学者均来自中考或高考淘汰的考生。学生进入职业技术院校后，普遍存在自卑心理，学习压力大；教师则认为生源质量不好，师爱出现缺失；社会普遍对职业教育的重要性认识不足，认为是“二等教育”，导致就业不畅。凡此种种，使受教育者接受职业教育的自信心受到不同程度的伤害。对此，应借鉴发达国家成功的办学经验，允许中医药职业教育率先实行单独招生，以消除现存弊端。

（7）关于技能认定

部分中医药高职高专业院校实行“双证书”制度中的技能等级证书（属于劳动部门的技能等级鉴定），受教育者往往拿到的是单个或多个技能等级证书，要么技能不足，要么技能分离，或技能交错。前者显然没有体现出职业教育技能化的特点，未完成技能培养任务，影响了社会对职业教育的认可度；后者则为了追求技能最大化，使受教育者无形加大了学习负担，不利于受教育者全面素质的提高。

因此，应从实际出发，允许中医药职业教育率先试行高职毕业生能士学位证书制度，完成规定学业和实验实训，经考试考核，即可获得毕业证书和能士学位证书。

3. 加强基地建设，构建职业教育教学平台

国务院已经作出决定，“十一五”期间中央财政将对职业教育投入100亿元，重点用于支持职业教育实训基地建设，增添教学设备，帮助贫困家庭学生接受职业教育。对于中医药职业教育，关键是要抓住机遇，在争取中央财政投入和地方政府投入的同时，积极拓宽筹资渠道，重视对实验设施的资金投入，提高职业技能实训基地建设水平，从根本上保证实用型、技能型中医相关类职业技术人才培养目标的实现。

4. 提供法律保障，推进职业教育健康发展

完善职业教育立法，明确规定健康产业和中药企业应承担的职业教育的权利和义务，提高其参与职业教育的自觉性。建立、完善和落实中医相关类专业和中药行业资格准入制度。其中，包括规范中医相关类专业服务管理，规定中药农业建立中药材基地必须配备相应的技术指导人员，规定中药工业、中药商业关键岗位必须配备高级专门技能人员，一般从业人员必须分步接受专门职业培训和职业继续培训等，并加强法律监督，以引起企业及社会对中药职业技术人才的重视。

实施上述职业教育立法，需要政府、企业与学校三方的密切合作。政府的任务是通过立法、监督，深度干预职业教育过程；行业、企业的任务是严格履行有关政策法规的责任，增强参与职业教育的自觉性；院校的任务是转变教育观念，全面进行教学改革，以满足行业和企业的人才需求，充分发挥中医药职业教育对推进中医药事业发展的应有作用。

（六）中医药教学、科研、医疗服务政策保障体系

中医药教育政策和保障措施，应为高等中医药教育发挥其社会

职能服务，形成中医药教学、科学研究、医疗服务质量等一体化的保障体系。

1. 健全中医药教育教学质量体系

（1）构建中国特色的中医药高等教育标准体系

参照《全球医学教育标准》体系，根据我国中医药高等教育实际，进行中医药高等教育本土化标准体系建设。《中医药高等教育标准》体系，首先是培养高级中医药人才的教育基本标准，其次是中医药继续教育的标准，再次是中医药研究生培养的基本标准。

（2）制定科学、合理的办学质量评估指标体系

对不同层次的中医药院校、中等中医药学校的办学质量进行多元化指标的评估，而不是一个指标体系评估多种类、多层次的中医药院校（学校）。为防止院校办学趋同化和过分模仿，评估机构应由民间中介学术组织承担，或由非官方评估机构承担，避免官办院校、学校由政府评估机构自行评估的弊端，明确办学评价的客观性、公正性和科学性。

2. 明确为中医药科学研究提供法律保障

中医药教育政策应明确中医药学作为现代医学科学体系重要组成部分的合法性，肯定中医药学的科学价值与学术地位；明确支持高等中医药院校充分发挥科学研究的社会职能，并为高等中医药院校科学研究与科技开发行为提供法律保障。

3. 完善为中医药教育服务的医疗体系

中医药教育机构与医疗服务机构之间应形成互惠互利、和谐发展的“双基地”机制，即中医药院校为医疗机构培养合格的医学准人才，医疗机构为中医药院校临床教学提供实践基地和临床实习机会；中医药院校为在岗医务人员提供继续教育、进修培训等服务，医疗机构为中医药院校教师提供成为“双师（既是医学院校教师，又是有执业医师资格和临床能力的医生）”的实践平台，为培养中医药教育人才和中医药临床人才提供保障。因此，理顺办学与办医机构间的关系，是中医药教育政策应有的内容。

（七）中医药对外教育政策保障体系

对外教育是实现中医药走向世界、中医药国际化的重要途径之一。为加强中医药对外合作，保障中医药对外教育的健康发展，国家必须根据中医药发展的需要和教育全球化形势的变化，不断完善中医药对外教育政策保障体系。

1. 中医药对外教育的发展措施

在教育全球化的背景下，中医药教育机构应积极参与国际交流与竞争，实施“走出去”战略，以中医药教育为先导，推进中医药事业国际化发展。教育管理部门应充分发挥政策的协调功能，积极开展中医药对外交流与合作，并为国家总体外交政策服务，同时积极推进中医药教育走向世界。应认真贯彻实施《中医药国际科技合作规划纲要（2006～2020年）》和《中医药对外交流与合作十年规划（2007～2016年）》，积极拓展与各国政府在中医药及传统医药政策法规、医疗、教育、科技及中医药标准化等方面的交流与合作。

认真落实已签署的合作协议和项目，不断拓展新的国际教育合作项目；不断完善与世界卫生组织、世界贸易组织及联合国教科文组织等国际组织的对话及紧密合作机制；加强与世界各国中医药教育学术团体、世界有关医药学术团体间的交流与合作；进一步完善中医药教育传播网络，构建中医药对外交流与合作信息服务平台；鼓励国内中医药教育机构参与国际教育合作，努力提高中医药教育国际化水平；加强对境外办医和办学行为的指导，加大与国外科研机构和高等院校间的科技合作力度；在国外建立中医药院校教育和开展多种形式的中医药教育培训，努力传播中国传统文化；建立奖学金制度，通过学生互换等形式接收外国留学生来中国学习中医药；参考国内本科人才培养的模式，多角度、多途径、多学科结合进行中医药对外教育；根据各国留学生学历层次的特点和需要，调整对外教育的专业和课程设置；充分利用相关教学资源，为留学生跨学科、跨专业学习及实习创造条件；逐渐树立对外教育的良好形象，实现规模化经营。

2. 中医药对外教育的政策建议

第一，研究新情况，制定新机制。认真总结已有中医药对外教育的经验，研究新形势下特别是国外开始对中医药从业人员进行注册管理的新情况下，中医药对外教育的发展战略问题，为国外的中医药学历教育提供参考意见。

第二，加强政策引导，逐步形成协调机制。对各高等中医药院校的对外教育活动，建议通过政府部门协调形成整体，逐步形成政策指导，以进一步规范中医药对外教育的合作行为，减少内耗，避免不良竞争。

第三，制定灵活的政策和措施，为中医药对外教育合作提供平台。采取有效措施鼓励中医药高等教育的对外发展，在办学审批、管理体制等方面给予更加灵活的政策，在招生规模、专业设置和学位授予等方面给予自主权。

第四，规范中医药涉外教育机构的资格审查和管理。加强对中医药院校涉外教育机构的质量监控和资格认证。对开办中医药涉外教育的学校实行资格认证制度，以防止不具备条件的国内中医药教育机构随意举办对外教育而导致中医药高等教育的声誉和利益受损。

第五，制定适合中医药对外教育的人才培养方案和标准。鉴于不少国家逐渐承认我国部分中医药大学学历教育资格的情况，有关行政主管部门必须建立中医药对外教育的相关质量标准，以约束和协调各高等中医药院校对外教育行为。

第六，探索中医药高等教育国际化发展新途径。在开拓中医药高等教育国际市场的同时，应大胆尝试走出国门独立办学，探索以企业运作的方式举办中医药高等教育的路子。

第七，培养一大批能够适应中医药对外教育需要的专门人才。人才的缺乏制约了中医药高等教育国际化的规模和水平，为适应中医药高等教育国际化趋势，必须尽快培养一大批具有专业外语水平的教师队伍和教学管理队伍。

第八，制定中医药对外教育的准入标准，确保对外教育的质量。制定古汉语、现代汉语考试制度及标准，以提高外国留学生学习中医的文化素质，提高港、澳、台学生的国语学习能力，开办中医学（针灸）预科，通过预科平台筛选可深造人才，避免中医药教育资源及师资资源的浪费，确保中医药对外教育的质量；制定中医学（针灸）留学生临床实践标准，确保中医临床教学质量。

（八）中医药教育可持续发展政策

1. 中医药教育政策应体现科学发展

作为医学科学的中医药学必然适应社会发展的要求而发展。科学教育是普适性的、公开的、客观的、合理的。因此，中医药教育应由受保护状态逐步走向自我发展状态。随着政府公共管理职能的转变，过去对中医药事业的行业保护政策必然要转变为以法治作为依据的规范性政策指导。随着社会主义市场经济体制的确立和发展，行业间垄断性政策、过分保护政策均被逐步打破，中医药教育政策应为中医药教育提供良好的生存、发展空间，为中医药发展提供服务平台，提供政策指导及措施保障，保证中医药教育在我国现代大教育体系中有充分的发展空间及政策给予的合法性地位，依此而增强教育竞争力，获得自我发展的动力，成为多学科化、现代化、国际化的医学科学。

2. 中医药教育政策应体现法律权益

中医药教育政策要以教育法律为上位法，科学、合理地制定中医药教育政策，并将中医药教育重大政策体现在相关教育法律的条款或说明之中，以增强法律效果。中医药教育政策的制定应体现中医药教育的特殊性，尤其要体现中医药教育和谐发展的理念，在为人类健康服务中获得生存与发展的合法权，在发展中医药科学过程中培养中医药人才。中医药教育政策及其保障措施应遵循教育规律，重视教师及学生在中医药教育中的重要作用，体现“以人为本”的理念，办学以教师为本，教学以学生为本，将教师、学生作为国家宝贵的中医药人才资源予以保护。

3. 中医药教育政策应体现办学规律

中医药教育政策行文表达应科学、规范，加强法理研究，形成有针对性的中医药教育法律、法规和政策。中医药教育政策应明确主管部门该做什么，不该做什么，鼓励中医药高等院校进行制度研究，鼓励中医药大学进行《大学章程》建设。这是完善我国高等教育体制的重要内容，是我国高等中医药教育管理的空白。中医药教育政策应充分重视中医药高等学校的法人独立地位，将高等中医药院校内管理权限划归院校，让院校在遵循教育法律法规的前提下，遵循中医药教育发展规律，遵循大学生成长规律，以中医药教育政策为指导，依法治校，以法办学，依据规律而发展，依据政策而获得可持续发展、和谐发展的空间。

4. 中医药教育政策应体现教育特色

鼓励各层次中医药院校创特色教育，形成科学、合理、有序的发展局面。政府教育资源的分配，由上位资源竞争转变为同位资源竞争和奖励，从政策上形成合理的资源竞争机制。鼓励中医药院校科学、准确定位，集中师资优势、学科优势，创办我国一流的中医药大学。

5. 中医药教育政策应体现协调机制

明确高等中医药院校办学是为了培养医学人才，但不限于医学人才；办学机制必须遵循高等教育规律，遵循高等中医药教育规律；办学既为办医服务，又不受办医机制限制。明确办医机制，遵循医疗行业规律。办医需要办学的人才、智力支持，在两种机制之间，教育政策应强力支持办学机制的学术目标及人才培养目标，保证高等中医药院校独立的法人地位，确保高等中医药院校在市场经济中不被淘汰，而有大学的思想、灵魂和尊严。中医药教育政策对中医药教育发展应起到保驾护航的作用，中医药教育发展对调整、完善中医药教育政策应起到实践检验的作用。

附

《中国中医药教育发展战略研究》项目组成员

总 报 告： 中国中医药教育发展战略研究

承担单位： 国家中医药管理局人事教育司、教育部高等教育司

负 责 人： 洪　净　石鹏建

研究成员： 赵　明　王启明　周　杰　徐金香　吴勉华　杨天仁　匡海学　刘红宁　王　键　严世芸　范昕建　李庆生　王德蔵　王新陆　郭伟星　季伟萍　郑守曾　袁长津　邵湘宁　武继彪　周晓明　龚晋文　谢建群　林培政　张英哲　文　庠　薛铁瑛　杨振宁　胡鸿毅　徐竹林　王洪琦　林　辉　周景玉　张桓宇　高　斌　陈凌琦　袁　飞

专题研究：

一、中医药教育背景研究

承担单位：南京中医药大学

负 责 人：吴勉华

二、中医药教育现状与评价研究

承担单位：黑龙江中医药大学

负 责 人：杨天仁　匡海学

三、中医药教育服务需求与发展对策研究

承担单位：江西中医学院　安徽中医学院

负 责 人：刘红宁　王　键

四、中医药教育发展战略目标与对策研究

牵头单位：上海中医药大学

负 责 人：严世芸

（一）中医药教育发展趋势与战略目标、战略重点研究

承担单位：南京中医药大学

负 责 人：吴勉华

（二）中医药教育体系发展趋势与对策研究

承担单位：成都中医药大学　云南中医学院

负 责 人：范昕建　李庆生　王德藏

（三）中医药教育规模与结构发展趋势与对策研究

承担单位：山东中医药大学

负 责 人：王新陆　郭伟星

（四）中医药教育人才培养模式研究

承担单位：北京中医药大学

负 责 人：郑守曾

（五）中医药教育质量保障机制研究

承担单位：上海中医药大学

负 责 人：严世芸

（六）中医药职业教育发展趋势与对策研究

承担单位：山西生物应用职业技术学院

山东中医药高等专科学校

负 责 人：周晓明　武继彪　龚晋文

（七）中医药继续教育研究

承担单位：上海市卫生局

负 责 人：季伟苹

（八）农村中医药人才培养相关政策研究

承担单位：湖南省中医管理局

负 责 人：袁长津　邵湘宁

五、中医药教育国际化研究

承担单位：上海中医药大学

负 责 人：谢建群

六、中医药教育政策与保障措施研究

承担单位：广州中医药大学

负 责 人：林培政　张英哲

七、中医药教育发展纲要研究

承担单位：北京中医药大学

负 责 人：郑守曾

主要参考文献

[1] 国家中医药管理局. 中医住院医师规范化培训规定，1998.
[2] 国家中医药管理局. 中医药继续教育规定，2002.
[3] 中医药基础研究发展纲要（试行），1999.
[4] 中医药发展与现代科学技术. 成都：四川科学技术出版社.
[5] 中医临床研究发展纲要 1999 ~ 2005（试行），1999.
[6] 中药材生产质量管理规范. 北京：金盾出版社，2002.
[7] 中华人民共和国中医药条例，2003.
[8] 中华人民共和国职业教育法，1996.
[9] 中华人民共和国宪法，1982.
[10] 中华人民共和国民办教育促进法，2002.
[11] 中华人民共和国教育法，1995.
[12] 中华人民共和国教师法，1993.
[13] 中华人民共和国国民经济和社会发展第十一个五年规划纲要，2006.
[14] 中华人民共和国高等教育法，1998.
[15] 卫生部，教育部. 中国医学教育改革和发展纲要，2001.
[16] 国务院. 中国教育改革和发展纲要，1994.
[17] 卫生部. 中国 2001 ~ 2015 年卫生人力发展纲要，2002.
[18] 国务院. 关于加速科学技术进步的决定，1995.
[19] 中共中央. 关于制定国民经济和社会发展第十一个五年规划的建议，2005.
[20] 科技部，国家计委，国家经贸委，等. 中药现代化发展纲

要（2002～2010年），2002：10.
[21] 中共中央．关于完善社会主义市场经济体制若干问题的决定，2003.
[22] 中共中央，国务院．关于深化教育改革 全面推进素质教育的决定，1999.
[23] 国务院．全面推进依法行政实施纲要，2002.
[24] 教育部．全国教育事业第十个五年计划，2001：7.
[25] 教育部．普通高等学校设置暂行条例，1986.
[26] 教育部．面向21世纪教育振兴行动计划，1998.
[27] 教育部，等．关于进一步加强职业教育工作的若干意见，2004.
[28] 教育部，卫生部．关于举办高等医学教育的若干意见，2002.
[29] 国务院．关于全面推进依法行政的决定，1999.
[30] 国务院．关于发展城市社区卫生服务的指导意见，2006.
[31] 国务院．关于大力发展职业教育的决定，2005.
[32] 国家中医药管理局．关于在区域卫生规划中做好中医药规划工作的意见，2001.
[33] 国家中医药管理局．关于农村中医药人才培养和队伍建设的实施意见，2004.
[34] 国家中医药管理局．关于进一步落实中医药对外交流与合作十年规划的指导性意见，2004.
[35] 国家中医药管理局办公室，教育部办公厅．关于中医药教育若干问题的意见，2003.
[36] 国家中长期科学和技术发展规划纲要（2006～2020年），2006.
[37] 国家食品药品监督管理局．国家食品药品监督管理年鉴（2000～2004年），北京：化学工业出版社．
[38] 国家教委，卫生部．关于为农村基层培养大专层次中医药人才的决定，1997.

[39] 国家教委，国家中医药管理局．关于中医药教育改革和发展的若干意见，1997.
[40] 教育部．关于做好普通高等学校本科学科专业结构调整工作的若干原则意见，2001.
[41] 教育部，卫生部，国家中医药管理局．关于医药卫生类高职高专教育的若干意见，2002.
[42] 中共中央，国务院．关于加速技术创新，发展高科技，实现产业化的决定，1999.
[43] 国家科委，国家体改委．关于分流人才、调整结构、进一步深化科技体制改革的若干意见，1992.
[44] 科技部，教育部．关于充分发挥高等学校科技创新作用的若干意见，2002.
[45] 国家教委，卫生部，国家中医药管理局．普通高等医学教育临床教学基地管理暂行规定，1992.
[46] 教育部．高等学校本科专业设置规定，1999.
[47] 教育部．2003～2007 年教育振兴行动计划，2004.
[48] 国家中医药管理局科教司．中医药教育法规全书．长春：吉林科学技术出版社，1998.
[49] 温家宝．大力发展中国特色的职业教育，2005.
[50] 吴仪．统一思想，创新机制，积极推进城市社区卫生服务发展——在全国城市社区卫生工作会议上的讲话，2006.
[51] 吴仪．在 2004 年全国中医药工作会议上的讲话，2004.
[52] 佘靖．加强中医药继承发展工作的战略思考．中医药学刊，2005，(1)．
[53] 佘靖．以“三个代表”重要思想为指导，全面落实科学发展观，促进中医药事业全面、协调、可持续发展——在 2005 年全国中医药工作会议上的工作报告，2005.
[54] 佘靖．统筹兼顾，锐意改革，大力发展中医药事业，为维护和增进人民健康作出新的贡献——在 2004 年全国中医

药工作会议上的报告，2004.
[55] 国家中医药管理局办公室．全国中医药统计摘编（1999 ~ 2004）．
[56] 国家中医药管理局．中国中医药年鉴．北京：中国中医药出版社．
[57] 卫生部中医司．中医工作文件汇编（1949 ~ 1983）．北京：中国中医科学院图书情报中心，1985.
[58] 国家中医药管理局．中医工作文件汇编（1984 ~ 1988）．北京：中国医药科技出版社，1990.
[59] 国家中医药管理局政策法规司．中华人民共和国现行中医药法规汇编（1949 ~ 1991），1992.
[60] 国家中医药管理局．新中国成立 40 年中医药科技成就（1949 ~ 1989）．北京：中医古籍出版社，1989.
[61] 国家中医药管理局科技司．关于全国西医学习中医经验交流座谈会情况的报告（摘要）．1960.
[62] 教育管理学辞典．海口：海南人民出版社，1989.
[63] 朱华，等．论高等中医药教育现代化的实现路径．西北医学教育，2003，(4)．
[64] 周晓明，等．发扬中医药优秀文化传统，全面提高学生行业道德．中国职业技术教育，2005，(29)．
[65] 周森林，等，湖北省高等医学职业技术教育的现状及其发展对策的研究．医学教育，2002，(4)．
[66] 赵永志．高等学校管理体制的建设与思考．吉林师范学院学报，1996 (9，10)．
[67] 赵明仁．高等教育管理体制改革及实现条件．山地农业生物学报，1998，17 (3)：173 – 176.
[68] 张振英，等．新形势下高职高专人才培养模式探讨．北京市经济管理干部学院学报，2004，(1)．
[69] 张绪俊．对高校内部管理体制改革的思考．山东社会科学

（双月刊），1998，（6）.
[70] 张明明，等. 成人卫生高职教育的现状、问题与思考. 卫生职业教育，2004，（8）.
[71] 张海涛. 构建我国高校内部行政管理新模式. 河南师范大学学报（哲学社会科学版），2003，（5）.
[72] 张国芳. 我国医学高等职业技术教育研究综述. 西北医学教育，2003，（2）.
[73] 袁长津，郭子华，邵湘宁，等. 湖南省农村中医药人员现状及教育需求调查报告. 湖南中医药导报，2003，9（3）：3－5.
[74] 余甘霖. 高等中医药职业教育人才培养模式研究. 卫生职业教育，2004，（22）.
[75] 杨殿兴，邹世凌. 高等中医药教育课程体系的历史回顾与改革思考，中医教育.
[76] 薛天祥. 高等教育管理学. 南宁：广西师范大学出版社，2002.
[77] 许美德. 中国大学1895～1995一个文化冲突的世纪. 许洁英主译. 北京：教育科学出版社，2000.
[78] 徐延宇，黄元国. 技术——经济环境下的高校管理体制及其改革. 高教探索，2003，（1）.
[79] 徐传庚. 强化技能训练，培养实用性人才. 卫生职业教育，2001，（3）.
[80] 熊国治. 浙江省农村中医工作分析和对策. 中医药管理杂志，1995，（1）.
[81] 辛镜敏. 对煤炭高教管理体制改革的认识与思考. 中国地质教育，1995，（3）.
[82] 谢安邦，阎光才. 高校的权力结构与权力结构的调整. 高等教育研究，1998，（2）.
[83] 吴岩. 高等教育管理体制改革的若干问题. 江苏高教，

1996，(6).
[84] 吴同善．论高等学校管理体制改革．煤炭高等教育，1998，(1).
[85] 邬大光．办学体制：深化高教体制改革的关键．高等教育研究，1998，(2).
[86] 王世泽，等．浙江省医药高职高专升本科的调研和思考．西北医学教育，2004，(5).
[87] 王军，等．以新的理念推进中医药院校的发展和建设．中医教育，2002，(5).
[88] 王浒．面向新世纪高等职业教育的思考．中国高等教育，1999，(7).
[89] 王鼎柱．社会主义市场经济条件下高校改革的几点思考．内蒙古师大学报（哲学社会科学版），1998，(2).
[90] 万惠祥，等．医学高职院校在办学条件方面存在的问题与对策．井冈山医专学报，2004，(3).
[91] 唐骏，等．示范性职业技术学院应增强示范意识．中国高等医学教育，2004，(1).
[92] 孙涛，等．亚健康研究的现状与中西医对策．中医药管理杂志，2004，(3).
[93] 宋向东．论发展高等卫生职业教育的必要性．中等医学教育，1997，(15).
[94] 宋国仁．挑战与创新：构建新经济时代的中国高等教育．南京师范大学出版社，2001.
[95] 沈又纲．浙江省9所新建高职高专医学院校办学状况调查与思考．中国高等医学教育，2002，(3).
[96] 邵湘宁，等，对湖南中医药职业教育的几点思考．湖南中医药导报，2001，(6).
[97] 邵湘宁，徐超伍．新形势下中医药人才培养之管见．中医药导报，2005，11（4）：82－84.

[98] 邵湘宁，魏高文，聂绍通，等．我国中医职业教育现状分析评价．中医教育，2003，22（3）：58－61.
[99] 聂绍通，等，构建中医药职业教育现代教学模式的探讨．湖南中医药导报，2002，（11）．
[100] 孟庆云．中国中医药发展五十年：1949～1999. 郑州：河南医科大学出版社，1999.
[101] 罗钢，等．上海卫生高等职业教育的现状及发展思考．中国高等医学教育，2004，（1）．
[102] 刘振民，崔文志．实践与探索——中国高等中医药教育四十年．北京：中国中医药出版社，1998.
[103] 刘运喜．关于我国职业教育未来发展的宏观思考．卫生职业教育，2004，（13）．
[104] 刘平娥，等．关于加强高职专业建设的几点思考．卫生职业教育，2004，（16）．
[105] 刘德军，等．中医药职业教育改革的实践与探索．卫生职业教育，2004，（24）．
[106] 林映群．从发展趋势看高校管理体制变革．理论前沿，1998，（23）．
[107] 李振吉，等．中医药科技与经济结合问题的探讨．中国中医药信息杂志，1995，（9）．
[108] 李振吉，等．积极推进中医药现代化进程．卫生与健康，2004，（15）．
[109] 李振吉，等．大力培养优秀中医临床人才．中医教育，2003，（5）．
[110] 李占文，等．辽宁医学高职教育的现状与对策．辽宁高职学报，2004，（6）．
[111] 李守信，刘宇南．高等教育管理体制．经济改革与发展，1998，（6）．
[112] 李庆生．中医药国际化背景下当代高等中医药教育发展

的思考：中医药发展与人类健康．北京：中医古籍出版社，2005.
[113] 李庆生．我省高等医学教育教学思想改革的几点思考．云南高教研究，1998，(3)．
[114] 李庆生．教育质量简论．云南高教研究，2002，(6)．
[115] 李庆生．关于高等中医药教育改革的几点思考．湖南中医药导报，1999，(3)．
[116] 李庆生．关于高等中医药教育发展的思考．中医教育，2005，(1)．
[117] 李庆生．高等中医药教育论纲．云南中医学院学报，2004，29（增刊）：18－24.
[118] 李庆生．对高等中医药院校办学体制改革的几点思考．中医教育，1998，(43)．
[119] 李庆生．从参与多伦多大学医学教育改革的感受中谈教学评估（一）．中医教育，1991，(5)．
[120] 李庆生．从参与多伦多大学医学教育改革的感受中谈教学评估（二）．中医教育，1991，(6)．
[121] 李良．浅议中医药职业教育教学质量的监控与评估．山西职工医学院学报，2000，(4)．
[122] 李冀．教育管理辞典（第2版）．海口：海南出版社，1997.
[123] 李继延．关于发展高等职业教育若干问题的思考．北京市计划劳动管理干部学院学报，2003，(3)．
[124] 李国栋．高等职业教育培养目标定位研究．江苏理工大学学报，2001，(9)．
[125] 江滨，等．论高等中医药职业教育培养目标的特征．中医教育，2004，(3)．
[126] 黄名好．高校改革——体制、机制、规律及其关系的探讨．南京理工大学学报（哲学社会科学版），1995，8（6）．

[127] 黄关亮，等．举办高等中医药职业教育的探索与实践．教育导刊，2001，(2)．
[128] 侯振权．对我国高校内部管理机构改革的几点思考．建材高教理论与实践，1997，(3)．
[129] 洪净，等．科技发展再创辉煌．中国中医药科技，1997，(4)．
[130] 洪净．中医药解决生命科学重大问题的前景展望．中国医药学报，2000，(6)．
[131] 贺兴东．中医药教育发展与改革趋势．中医教育，2003，(1)：21.
[132] 何晓晖．构建中医药职业教育“立交桥”的思路与探讨．中医教育，2001，(6)．
[133] 韩克敬．部属高校管理体制改革与学校对策．高等工程教育研究，1994，(4)．
[134] 范效良，朱继洲，张发荣．试论高校体制改革与机制转换．机械工业高教研究，1995，(3)．
[135] 陈卓颐，等．非医学院校开办相关医学类专业办学模式探讨．中国民康学杂志，2003，(7)．
[136] 陈维嘉，张爱龙，董会泽．巩固体制改革成果，推进并校各方共赢——教育部直属高校医学教育管理体制改革的调查．中国高等教育，2005，(24)．
[137] 毕宪顺．建立现代大学制度：高校管理体制改革的目标．山东师范大学学报（人文社会科学版），2003，(4)．
[138] Willis SC，Jones A，Bundy C，et al. Small - group work and assessment in a PBL curriculum：a qualitative and quantitative evaluation of student perceptions of the process of working in small groups and its assessment. Med teach，2002，24 (5)：495 - 501.
[139] Robert Balfanz，James McPartland，and Alta Shaw. Re -

conceptualizing Extra Help for High School Students in a High Standards Era. Journal of For Vocational Special Needs Education. 2005, 25 (1): 24.

[140] Kaufman DM, Mann KV. Comparing students' attitudes in problem - based and conventional curricula. Acad Med, 1996, 71 (10): 1 096 - 1 099.

[141] James Stone, Brenda Kowske, and Corinne Alfeld. Career and Technical Education in the Late 1990s: A Descriptive Study.

[142] Hitchcock MA, Mylona ZH. Teaching faculty to conduct problem - based learning. Teach Learn Med, 2000, 12 (1): 52 - 57.

[143] Helen C. Hall, Bettye P. Smith. Explanatory Style of Secondary Vocational Educators. Journal of Vocational and Technical Education. 1999, 15 (2): 98.

[144] Gerzina TM, Worthington R, Byrne S, et al. Student use and perceptions of different learning aids in a problem - based learning (PBL) dentistry course. J Dent Educ, 2003, 67 (6): 641 - 653.

[145] Beverly A, Farrell and Joe W, Kotrlik. Design and Evaluation of a Tool to Assess Strategical Information Processing Styles. Journal of Vocational Education Research, 2003, 28 (2): 141.

[146] Chris Zirkle. Distance Education Programming Barriers in Career and Technical Education in Ohio. Journal of Vocational Education Research, 2004, 29 (3): 157.

[147] Burgun A, Darmoni S, Duff FL, et al. Problem - based learning in medical informatics for undergraduate medical students: An experiment in two medical schools. Int J Med Inform, 2005.

